癌症不是病

暢銷經典完整版

它是身體的療癒機制

《神奇的肝膽排石法》暢銷書作者　阿育吠陀醫學醫師

安德烈・莫瑞茲 Andreas Moritz◎著　　皮海蒂◎譯

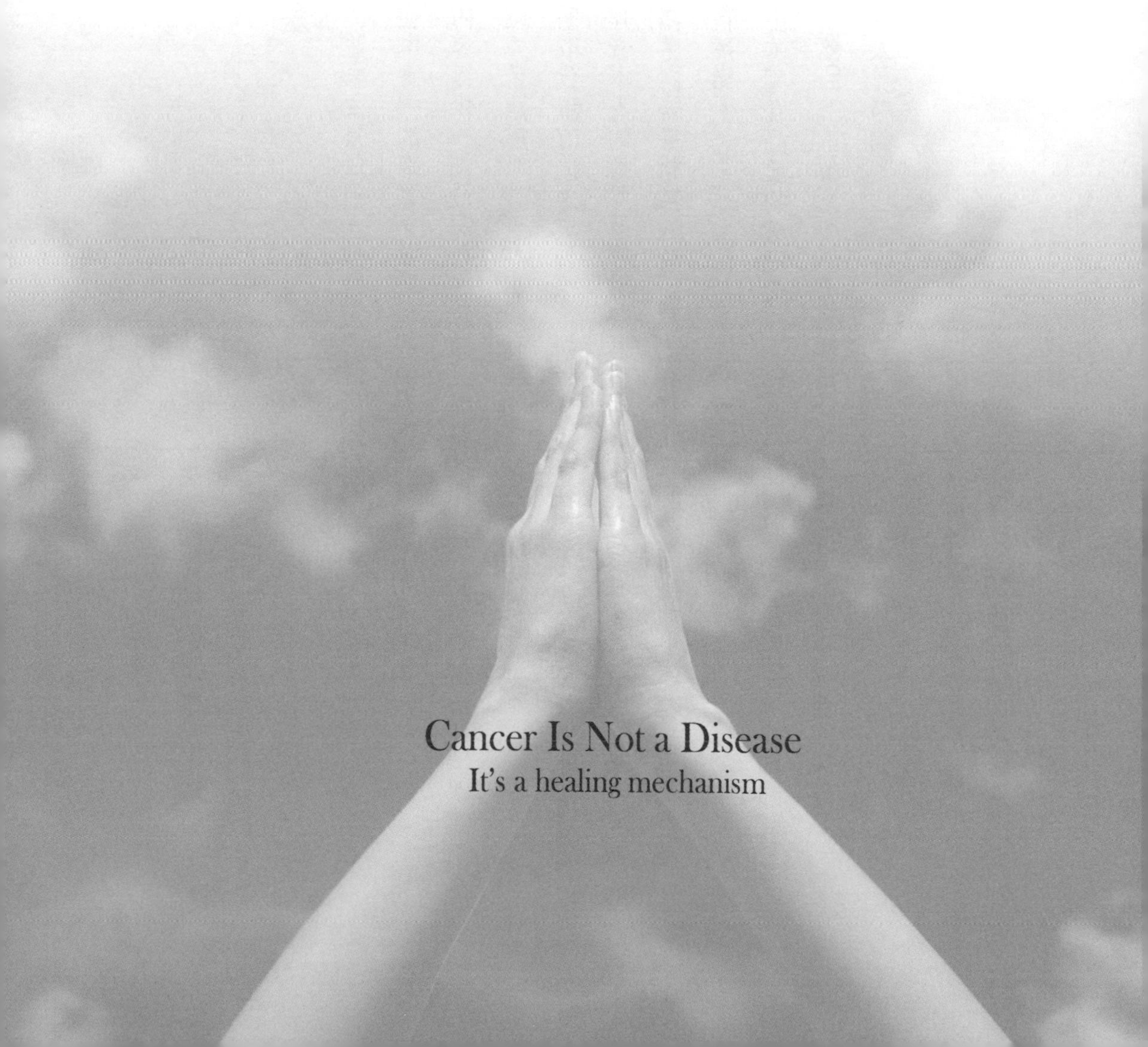

Cancer Is Not a Disease

It's a healing mechanism

特別聲明

本書作者安德烈莫瑞茲，並未主張任何一種特定的健康照護形式，但相信對希望改善自己健康狀態的讀者來說，呈現在本書中的事實、數據和知識都應該被每位讀者知悉。作者嘗試對本書的主題內容提供一個最深入、正確且完整的訊息，但對於部分來自外部的參考資料，若有缺漏、不精確或矛盾處，作者和出版社誠心接受指教。

本書所提的方法並不試圖取代現有的主流醫療，讀者在取採任何方法之前都應自己審慎評估。書裡的所有陳述都是以作者本身的意見及理論為基礎。讀者在採取任何飲食、營養、草藥和同類療法營養補充品前，都應向醫療執業人員諮詢，在停止任何療法前也是一樣，作者在此並未試圖提供任何醫囑或替代建議。

此外，本書的陳述未經由美國食品藥物管理局（Food & Drug Administration）或聯邦貿易委員會（Federal Trade Commission）的審查，讀者在採用任何特定的方式來治療個人問題前，應靠自己的判斷或向醫療相關人員諮詢。

癌症不是病

目錄

第二章 癌症的成因

第五章 其他主要的癌症風險

第六章 自我療癒須知

〔專文推薦〕◎姜淑惠醫師（無著健康之道推廣中心創辦人、腎臟科專科醫師）

癌的另一個新面向

根據統計資料，全球約有一千五百萬人罹患癌症。在台灣，每八分鐘就有一位新癌友，一年為治癌耗費健保給付約為四百億。在美國，西元一九〇〇年，癌症發生率為八千分之一，二〇〇八年已逼近二分之一，也就是終其一生，每兩個人中，就有一個人會罹患癌症，意指百年來成長四千倍。

雖然全世界投入數十年的癌症研究，但至今尚無絕對有效的治癌方法。為什麼？事實上，人類對癌症的實相認知，猶如群盲摸象，各說各話，各執己見。雖有燃眉之急，卻苦無對策。

既然這輩子與癌相逢的機會有如擲銅板般，那麼面對癌症時如何能更有把握？機會永遠留給準備充足者。依循《內經》「上醫治未病」的防癌策略，無疑是最為明智的健康保險。累積對癌症正確認知與見解，是防癌第一步，準備功夫下得愈深，機會當然愈高。

在資訊爆炸時代，各種訊息在網路四處流竄，能穿透過濾無法勝數的無用雜訊，不被光怪陸離的邪知邪見誤導，更能為廣大閱讀者作眼目，誠為優質的出版業者獨到與具慧處。能以抉擇眼，汰除糟粕，擇選珍寶，這是我樂於推薦本書的動力之一。

其次，本書作者窮畢生三十多年行醫經驗，凝結為一句箴言：「癌症不是病：而是一種療癒的機制」，我懷著無比好奇心與隨喜心，先睹為快。

全書遣詞用語，淺顯易讀，擅長將深奧醫理，透過深入淺出的基調，藉譬喻、佐實例，呈現豐富的科學論述、多彩的人文觀察，更不時點出生活中許多被人忽略的觀察點，把癌症的另一種面貌，描述得淋漓盡致，實為難得的癌症科普書。

「癌症不是病」，而是身體所能掌控的最後一著，且最為孤注一擲的生存機制。癌症絕對不是身體要自我毀滅的徵兆。它為了執行保護心腦等重要器官的救亡圖存計畫，委身為癌細胞以便誘引致命的致癌物質，遠離淋巴液及血液，進而保護生命重要器官。

曾幾何時，這個窮凶惡極的癌症，竟是我們生命中不可多得的大貴人。

曾經何時，不斷反覆提出警訊，不厭其煩的嚴師，竟遭到無以名狀的冤枉。

地球是方？還是圓？不也曾爭論不休數百年之久嗎？

癌症是病？癌症不是病？消滅癌症或善待癌症？與癌共存或與癌俱焚？在真理實相未全面昭然之前，或可容許有不同的觀點與聲音。

〔專文推薦〕◎趙鴻丞醫師（台南拉法自然診所院長、阿南達瑪迦玉井生態村蔬果淨化營講師）

學習健康，讓疾病消失

安得烈．莫瑞茲的這本書，是人類探索癌症真正起因的努力之一。

我從年輕的時候就對癌症的成因與治療很有興趣，它畢竟是人類一道難以攻克的牆。除了在醫學院的學習之外，一直到我從事自然醫學，到今天，我還是只能說：不知道。人體太複雜了，同樣的條件下，有人會得癌症，有人不會。同樣的治療方法，有人就痊癒了，有人卻無效。

人體的生存，仰賴六十兆的細胞的合作無間來達成，仔細想想，這其實很不容易的事情。一旦有些細胞拒絕再合作，只求自己的生存，癌細胞因而產生。癌症有很多危險因子，包含環境毒素、病毒等微生物、飲食習慣、生活習慣等，但這些都不是得癌症充分且必要的因素。每個人引發癌症的決定性因素都不一樣。外在與內在的環境，或許會影響疾病的發展，但癌症的引爆點，是每個人都不同的。

不過根據我的觀察，很多可以在癌症威脅之下長期存活的病人，都有一些共通點：那就是他們一定做出了一些「改變」。也許是改變了飲食，也許是改變了工作，也許是改變了關係，也許是改變了個性。這些長期存活者，可能接受了不同的治療，西醫、中醫、或自然療法，但一定都努力做出了改變，達成了人生的成長。

「學習健康，疾病會消失」這是我行醫的理念。我相信即使是癌症，這個道理也是適用的。在我的診間，我更像是一個老師與教練，幫助大家學習：健康飲食、生活用品、生活環境、生活習慣、情緒、人際關係、身體的鍛鍊、心靈的鍛鍊、幸福的能力等這些健康之道。只要願意學習與練習好習慣，包含癌症在內的種種症狀與疾病，都會得到程度不一的改善。

《癌症不是病》這一本書，在我剛進入自然醫學領域時，提供了很多我從來沒想過的觀點，對我幫助很大。時隔多年，原水出版社加入許多原作者寫的增訂內容後再版這本書，包含了醫療輻射的危害、醫學研究的限制、癌症治療的代價、有些感染反而能預防癌症等。閱讀這些內容，也許可以提供大家從不同的觀點，反思當今癌症治療的不足之處。願在不久的將來，癌症可以從人類社會絕跡。

〔專文推薦〕◎梅襄陽醫師（全球華人防癌長鏈倡導人）

健康如修行，要找到善知識

當原水出版社邀我為《癌症不是病》一書做推薦，我提醒，作者最出名的是另外一本書，出版社從善如流，很快出版了《神奇的肝膽排石法》且成為暢銷書。當時我為該書寫了推薦序，其中兩段重要內容皆引述自《癌症不是病》，包括癌症病人必須做到「清肝」＋「清腸」＋「清腎」，才能啟動「自癒力」，順利走上康復之路。

二〇二三年，世界已進入「後疫情時代」，健康議題，尤其要如何「化解癌症」，更是許多讀者及其家庭所關切的。我在此就直接了當的說了：「看書很重要，看對書更重要！」《癌症不是病》是一本很重要的書。拿到書後要仔細地讀，尤其是第四章「為什麼大多數的癌症會自然消失」，更要有「正確的理論」、「有效的作法」，和「良好的見證」。

我們更期待，善心人士可在團體裡好好地善用此書來進行重點討論與分享。因為幫助了更多人看懂本書，你會發現「救人一命，勝造七級浮屠」，絕對不是一個空洞的口號而已。

最後祝福所有有緣有福閱讀此書之人，皆能產生大智慧，進而大發功、大發達。

致台灣讀者

親身接觸到台灣文化的熱情、令人驚奇的創造力及廣大的支持，我感到十分開心，能與您們分享關於自然健康醫學及疾病的深入觀點。我確信，您能從這本書裡提到的觀念及方法中，獲得共鳴，因為您的思考和理解，已有了長足的進展。您一定感受到書名裡蘊藏的真理，並被它所吸引，促使您來讀這本書。

癌症在全球已變成了一個嚴重的問題，甚少有國家不被它影響。然而，在本書中您會發現，癌症並不是隨機發動攻擊的。此外，您也將學到，癌症並非是等著隨時取人性命的致命疾病。如果我們都想活得健康、活得精彩，那麼了解癌症為何發生，以及辨識它的真正成因，將是最最重要的事情。

「癌症不是病，而是個療癒的機制」，這個訊息已被很多台灣人接受了。我深深希望，台灣能夠成為世界上第一個沒有癌症的國家。

祝福各位健康、快樂、富足！

——安德烈莫瑞茲

〔前言〕癌症是不是病？

你即將閱讀到的內容，也許會震撼甚至瓦解你對身體、健康及治療的基本信念。書名「癌症不是病」也許會擾亂大多數人、惹惱一些人，但是卻會激勵所有的人。如果你充分接受「癌症其實不是一種疾病」這樣的想法，則這本書能幫助你改變人生。你最終會明白一個結論，那就是癌症是身體為了在環境許可下盡可能存活下來，所做的努力，你也會發現，一切都是你能掌控的。

一個人若受到引發癌症的主要原因的折磨（包含真正的疾病），將會很快步入死亡，除非他長了癌細胞。你知道這個事實後，可能會感到很震驚。在這本書中，我會提出邏輯性的說明，讓你了解癌症是一種我們應該支持，而非抑制或對抗的療癒過程。我也進一步提出證據，非主流醫學治療癌症的方法，會比那些以破壞為主的療法來得有效。

我進一步主張，癌症這個身體最精密的治療機制，只有在以下前提下才會發生：

1. 身體主要的廢棄物移除系統和解毒系統已經失效。
2. 心理情緒方面重大的壓力情況已經解決，或者不再與個人的生活相關連。

這兩種會導致癌症的主要原因需要深入的解釋說明，而我會在本書中詳細闡述。第一種情況對於已經熟悉毒素和癌症關聯的人而言，應該很合理，而第二種情況對現在的你來說，可能一點道理都沒有，但我保證你之後會讀到相關的說明。

現在我要指出的一點是，**壓力導致的癌症並不是出現在壓力事件發生的當下，而是在情況獲得某種程度的解決之後**。壓力包括失業、痛苦的離婚、所愛的人患了可能致死的嚴重疾病，精神或身體上受虐、意外受重傷、失去房子或財產等。如果癌症是一種療癒機制（我主張它的確是），那麼例如腫瘤成長的療癒症狀會發生在心理情緒的危機或衝突之後而非當下，也就顯得合理了。

已可證明這種機制不只對癌症的發展有作用，對其他多數疾病也有用。雖然這兩者經常同時發生，但它們其實沒有必要。在極端環境下接觸到大量的致癌物，會在幾個星期或幾個月內摧毀身體的防禦系統，讓癌腫瘤得以快速且侵略性地生長。雖然這通常得耗上好幾年，甚至好幾十年，那些被稱為「惡性腫瘤」的物質才會在診斷時被發現。

不幸的，基本的錯誤觀念或對腫瘤生長的背後原因毫無所悉，會讓「不正常」的癌細胞轉變成凶惡的怪獸，別無選擇的只能殺了我們，以報復我們的罪惡以及我們對自己身體的虐待。然而，就如同你將發現的，癌症其實是站在我們這一邊，而不是反對我們的。除非我們改變對癌症本質的看法，否則它將會繼續反抗治療，尤其是最「先進」、最常用的方法。

找出根本問題的答案

癌症確實是身體複雜生存反應的一部分，而不是一種病。如果你得了癌症，如同我建議的，你必須找到以下重要問題的答案：

- 什麼原因迫使你的身體發展癌細胞？
- 一旦你確認了這些原因，你能夠移除它們嗎？
- 是什麼因素決定你所罹患的癌症的種類及其嚴重性？
- 如果癌症是一種療癒機制，應該做些什麼來防止身體在現在或未來為了求生，而採取如此激烈的自我保護方式？
- 既然身體原始的基因設計就是傾向維持生命、並抵禦各種災難，為何身體會允許自己進行自我破壞？
- 為何大部分的癌症在沒有藥物介入的狀況下，會自行消失？
- 放射線、化學治療和外科手術真能治療癌症？還是癌症倖存者是因為其他原因而痊癒，而非這些激烈且有副作用的治療方式？
- 恐懼、沮喪、自我價值低落和壓抑的憤怒等情緒，在癌症的產生及結果扮演了什麼角色？

✲ 為何現在有那麼多兒童罹患腦瘤或白血病？

✲ 癌症背後的心靈成長課題為何？

要處理癌症的根本原因，你必須找到上述問題滿意且實際的解答。一旦你找到答案，就會擁有別人無法否定的自信，從內在明白真相，伴隨著信念甚或是狂喜。如果你內心渴望讓這個改變生命的事件（癌症）合理化，你將從閱讀這本書中獲得極大的利益。癌症可能是幫助你重新找回生命中所有面向的平衡的最大機會，但如果你將它視為對生命的威脅，它也可能變成嚴重創傷及痛苦的前兆。不管是哪一種，你會發現**你永遠能掌控自己的身體。你或許無法改變某些情況，例如被診斷出癌症，但你可以掌控你回應它的方式**。你的回應最終能決定你能再度成為完整的個體，還是成為一個可怕疾病下的殘破受害者。

「住」在人類的身體中，你必須擁有一定程度的能量來支撐生命，因而你可能會以營養和自我維持的方式，也或許是消極、衰弱的方式來使用這種內在力量。但若你有意識或無意識地選擇忽略你的身體（或與之對抗）和自虐，而非關愛及自尊，甚或自暴自棄，你的身體將可能會停止為生命而戰。主要問題不在於你是否有癌症，而是你如何看待癌症以及如何應對它。

心靈健康在治療上扮演的重要角色

癌症是身體試圖改變你認識及對待自己（包括你的身體）的方式之一。你可以把癌症當成是一種加害於你、讓你失去力量的東西，也可將它視為是你重新建立你個人、你的價值和自尊的機會。這必然會談到心靈健康的議題，因為在談到癌症時，心靈健康扮演了與身體、情緒等一樣重要的角色。

癌症以一種令人高度困惑以及無法預期的失調姿態出現。它攻擊的對象囊括了非常快樂或極度悲傷者，富者或窮人，抽菸或不抽菸者，健康以及身體欠佳者。雖然以往癌症在兒童身上不常看到，但現在兒童罹患癌症已不再是新鮮事。

不論何種身分地位及職業的人，都可能得癌症。然而，如果你探究其身體症狀面具的背後，像是癌細胞的種類、表現、現象和行為，你會發現癌症之所以發生，並不像表面看起來那麼的巧合和不可預測。

是什麼讓百分之五十的美國人口易於引發癌症，而其他一半的人卻毫無任何罹患風險？怪罪基因只會讓人們忽略了真正的原因，或只是誘使人們進入昂貴治療計畫的痛苦中。

在後面的章節，我將談及針對基因遺傳因子與乳癌、肺癌和身體其他部位癌症之關聯的最新研究。你將會很驚訝地發現，就算基因真的對同一個家庭的數代成員罹患同一種癌症有影響，那種影響也是非常微小的。事實上，**頂尖的基因研究者目前已證實，基因的行為最終會受我們飲食、思考、情緒和生活的方式所影響**。基因並不是在某一天突然就失去功能、讓我們生病，然後在我們孩子和孫子身上也造成同樣的疾病。事實上，新的研究結果與「基因會造成癌症或讓癌症擴散」這個長期的信念完全相反。

除了在工業化國家之外，癌症在過去的五、六十年來，一直都是種極端稀少的病。人類基因數千年來並沒有顯著的改變，但為何基因在現代改變如此之大，而且瞬間襲擊並傷害全球將近一半的人口？這個問題的答案，簡單得令人驚訝：雖然基因會因某些原因產生變異，但已毀損或有缺陷的基因是不會殺死任何人的。我會在內文中做進一步詳細闡述。

雖然許多人因癌症而死亡，但重要的是，要知道其實癌症絕少致死。除非腫瘤導致某個重要器官的主要機能喪失，或是嚴重阻礙血液流向該器官，抑或阻礙淋巴排除該器官的毒素，但儘管如此，癌症病患多死於癌症所引起的細胞突變和腫瘤增大，而非死於癌症本身。

所有的癌症療法皆應聚焦於造成癌症的根本原因，然而，大多數腫瘤科醫生對此卻視而不見。舉例而言，以不具營養價值和能量的垃圾食物所構成的日常飲食，會對身體帶來等同於肉體經歷實際飢餓所造成的混亂和創傷的情況。在本書中，我會站在人體的角度，詳細說明這種自我毀滅的過程和因而需要重大療癒反應間的必然關係。

愈來愈多的證據顯示，幾乎所有的癌症都和過去的某些創傷有關，例如離婚、親愛的人離世、意外、失去工作或財產、和老闆或親人間持續的衝突、嚴重的全國性災難或是暴露在劇毒之下等。我們的身體除了對這些深刻的壓力因素做出反應外，別無選擇。在可預見的情況下，生物的生存或應對機制可能會造成暫時性不正常的細胞增生。儘管大多數醫師仍認為腫瘤是一種疾病而不是一種療癒機制所造成的結果，但並不代表這是事實。

癌症腫瘤只不過是由某些起初並不明顯的因素所造成的疾病的症狀。然而，顯而易見的是，它們並非無緣無故就冒出來的。事出必有因，**持續的情緒性衝突、怨懟、焦慮、罪惡感及愧疚感，任何一個都會輕易的使人體的免疫系統、消化功能和基礎新陳代謝受到抑制，進而形成癌腫瘤增長的條件。**

幸好，這種心理壓力和癌症之間的關聯，不再被歸於虛幻和未知的領域。在大量科學證據支持下，疾病管制與預防中心（Centers for Disease Control and Prevention, CDCP）在官網上發佈了重大聲明：「長期和強大的壓力會對健康造成多種長短期的不良影響。可能會對早期腦力發展產生干擾並危及神經和免疫系統的功能。除此之外，童年的壓力會對人生未來的健康造成問題，例如：酒精中毒、憂鬱症、進食障礙、心臟病、癌症和其他慢性疾病等。」（註1）

儘管有著無可否認的證據支持疾病管制與預防中心的聲明，但大多數醫師對這些病根不是毫無所悉就是未曾試著對症下藥，而是將精神放在症狀的處置上。或許在整個醫療領域中對壓力和疾病間關聯的無知，是造成這嚴重而潛藏致命誤判的根源；在醫學院中肯定沒教授過身心間的關係。

過去三十多年來，接觸過數以千計的癌症患者之後，我發現其中大部分人的思考、信念和感覺具有共通性。具體而言，我幾乎沒見過哪個癌症患者，不會因為自我價值低下、無法解決的痛苦和擔憂，而備感負擔沉重，有的甚至連過去的情緒衝突和創傷，仍然在其潛意識和細胞記憶中徘徊不去。癌症，這種生理疾病，若不是因為強烈的情緒不安以及深層挫折的助長，是不會自體發生的。

成年的癌症患者通常陷於缺乏自尊或缺少存在價值的苦惱，且他們生命中通常都有被我稱之為「未盡之志」的遺憾。癌症其實就是反應這類懸而未決的內在衝突的一種方式。更有甚者，癌症可能助長了這樣的衝突，甚至和它合而為一。斬草必須要除根，這才是對付癌症的正確做法；否則，它們終將再起。

我常聽到這樣的論調：情緒壓力和癌症間的連結可能適用於成年的患者，但對患有白血病和腦癌的年幼孩童來說，絕不適用。我不能苟同。疾病管制與預防中心的立場證實了我的認知。根據疾病管制與預防中心的說法，童年的創傷會導致癌症，而眾多研究也顯示人類可能在生命早期甚至在出生前就會經歷創傷。

科學證實，某些孩童曾經歷過最重大的影響，是發生於母親懷他的時候。母親的生理和心理所經歷過的一切都會對胎兒身心健康產生影響，這已被清楚證實。我曾在另一本著作《健康與回春之祕》中引用過一個研究，詳細描述過胎兒對婦科超音波產生嚴重的反應，而對他日後

（註1） http://www.cdc.gov/violenceprevention/pub/healthy_infants.html

的成長造成問題。

更有證據顯示，非經自然生產而採剖腹的方式生產，會對嬰兒造成創傷影響。此外，非經母親親自哺育，或者和母親隔離而被安置在獨立房間的嬰兒，可能會患有生物分離創傷，甚至會導致嬰兒猝死症。感受不到母親心跳的嬰兒會引發嚴重的焦慮；早產兒會因為分離的焦慮產生心理創傷。

更嚴重的，疫苗接種除了會將寶寶暴露於疫苗中所含的多種致癌物質外，還會引發生物休克反應，這和輕微中風雷同。愈來愈多兒童對疫苗成分產生強烈的過敏反應，這不但會使他們心理受創，更可能導致他們死亡。對敏感的兒童來說，注射的疼痛和疫苗所導致的療癒反應會引發創傷。

我們已經知道未經母親乳房直接授乳，會對年幼的孩童造成心理、情緒和成長的問題。不論在子宮中或離開母體之後，讓孩童直接暴露於手機的輻射下，都會對他們的健康產生深刻的影響。（見第二章，「致命的手機及其他無線設施」）

不適當的飲食，包含糖分、經巴氏滅菌法消毒的牛乳、動物性蛋白質、炸物和其他速食／垃圾食物等，也都對孩童有著重大的影響。如果母親在懷孕期間飲酒、吸菸、食用垃圾食物或使用藥物，抑或自己接受疫苗接種，也會對胎兒的健康和成長產生不良的影響。

一項令人不安的發現顯示，照射X光會使年輕女性罹患乳癌的風險增加。最近的研究報告指出，成年人接受了過多的診斷檢查。新研究的結論警告，這些檢查不單單會使孩童致癌，也可能使正在接受癌症治療的孩童引發新的癌症。舉例而言，位於紐約的史隆凱特琳癌症紀念中心（Memorial Sloan-Kettering Cancer Center）的研究員在報告中指出，因孩童癌症而接受胸部放射治療的女童，為早年罹患乳癌的高風險族群。科學家指出，即便接受比一般癌症療程還低劑量的患者，其面臨早年罹患乳癌的風險仍會增加。

在英國期刊《刺胳針（Lancet）》中另一份不同的報告中指出，電腦斷層掃描也會使孩童致癌。進行電腦斷層可以為腦部受創、複雜的肺炎和胸腔感染等患者提供救命所需的影像。但是，若孩童曝露於兩、三次照射的放射線下，就會得到三倍罹患腦癌的風險。而五至十次的照射，會使白血病的致病風險到達三倍。

除此之外，使用抗生素為感染的嬰兒進行治療，會嚴重傷害他們正在成長的免疫系統。由環境工作小組（Environmental Working Group, EWG）執行的一項研究顯示，新生兒的血液樣本中平均含有二百八十七種毒素，這些毒素包含汞、阻燃劑、農藥、食品添加劑、身體護理產品中的化學物質、空氣汙染物、有毒塑料化合物和鐵氟龍化學品。這些毒素中有許多都具有高致癌性。

根據ＥＷＧ的報告，在出生前一個月，臍帶將相當於至少二百八十五公升的血液從胎盤轉移到發育中的孩子身上。這表示，新生兒身上帶有和母親相同的化學物質。再者，若不健康的母親持續為嬰兒授乳，實則是持續帶給他們汙染。

我們發現單單雙酚Ａ（bisphenol-A, BPA）這種會對內分泌產生干擾的塑料化學劑，就可能會使發育中胎兒的染色體產生錯誤，而引發流產和基因的損害。而百分之九十六接收檢查的孕婦身上都有這種有毒化學物質的蹤跡。

總而言之，該研究發現在百分之九十九到一百的孕婦身上，都出現了實可名為「化學調酒」的現象，這種化學混合物足以在未出生胎兒身上誘發初期癌症。

此外，於二〇〇六年進行的一項大型流行病學研究，在一百五十一項獨立的研究中發現了明顯的證據指出，為了對抗兒童疾病而為孩童進行疫苗接種，使得爾後罹患癌症的風險顯著增高。我會在第一章中詳細地說明此項重要的研究。

在一系列研究中發現，美國等國家，在市民飲用水中添加的有毒氟化物，與引起骨癌（骨肉瘤）以及其他類型的癌症之間有顯著的關聯性。好消息是，在為飲用水中添加氟化物背書幾十年後，CDCP終於在二〇一一年一月發出緊急聲明，警告目前飲用水中的氟化物含量會對兒童造成嚴重的傷害。不幸的是，許多不知情的母親還在使用氟化自來水為嬰兒沖泡配方牛奶。

提早夾緊臍帶，而不在出生後四十至六十分鐘才將臍帶夾緊的方式，會使嬰兒血液的氧合作用減少百分之四十以上，也無法使胎盤中的毒素過濾。人們發現這種相對較新的做法會對兒童的成長產生嚴重的負面影響。

孩子生理上受到的影響也會影響情緒和心理。換言之，人們應該有免於在情緒創傷羈絆下成長的自由。研究結果也顯示，童年時的壓力可能會對成年期的健康產生影響。「不良的童年經驗（Adverse Childhood Experiences, ACE）研究」是同類型研究中規模最大的一個，它顯示出以下兩者之間的關聯性：

1.和特定暴力相關的壓力源，包括童年受虐、遭受忽視和反覆處於親密伴侶的暴力之下。

2.成年時期的危險行為和健康問題。（註2）

ACE研究是由CDCP和聖地牙哥的凱撒醫療機構的健康評估診所（Kaiser Permanente's Health Appraisal Clinic）合作進行的研究，時間從一九九五年到一九九七年，共有超過一萬七千名成年人參與。該研究收集並分析了參與者的詳細資料，包括過去的受虐史、遭受忽視的情況和家庭功能缺乏以及他們目前的行為和健康狀況。

ACE的研究結果已在超過三十篇科學性的文章中發表。這些文章顯示童年受虐、遭受忽視以及暴露於其他不良經歷的狀況相當常見。近三分之二的研究參與者回報至少有一次不良的童年經歷，五分之一以上的參與者更表示曾有三次以上的不良經歷。ACE研究結果指出，特定的經驗是導致疾病、死亡以及美國生活品質不良的主要危險因素。

要知道，長期的情緒壓力可能會讓免疫系統遭致損害，而使身體容易染上近乎所有種類的疾病（包括癌症）。稍後我會再回到這個重要的課題。

最後，在孩子頭上發現腫塊後進行電腦斷層掃描，而將他暴露於游離輻射之下，是一種非

（註2） http://www.ncbi.nlm.nih.gov/pmc/articles/PMC3232061/

常危險且往往是不必要的醫療行為，這會輕易且快速地導致腦癌並造成其他嚴重的疾病。根據一項對超過四萬名頭部經歷創傷的兒童進行的大型研究發現，簡單的觀察是最好且最健康的方法。這結果刊登在二〇一一年六月的《小兒科（Pediatrics）》雜誌上（二〇一一年五月九日於線上發表）。當然，還在發育中的兒童，其大腦對游離輻射幾乎沒有任何保護作用。

重新認識癌症的意義

本書的第一章，將從身體的觀點，帶你深入了解癌症到底是什麼，以及它所代表的意義。對於癌症，你將會有一全新的認識。這個對癌症所做的，新穎且永恆不變的詮釋，讓新的治療方法能確實地把目標放在治療引發癌症的原因，而不是僅止於處理其表面的症狀。

在這個章節，你將會很驚訝地發現，頂尖的癌症研究者證明了癌症並不是單獨因細胞突變而引起，而是需要整個有機體的支持和參與。此外，你也可以看到一些報告，說明為何癌化腫瘤事實上完全無害且會自行消失的原因。

第二章和第三章分別探討身體和心理／精神的因素。為了清楚說明，我試著將它們做如此分類，雖然這種分類相當武斷且不存在。而之所以如此分類主要在於強調：要有效治療癌症的成因，必須包括患者身體、情緒以及心靈的健康。漏掉任何一個因素，都會讓完全康復的機會被暗中破壞，最終導致癌症的復發（多數的藥物治療都會讓癌症復發）。最後，像這樣不完整的治療方法將會嚴重地影響一個人在心智及身體上的健康，更重要的，將影響一個人的快樂狀態及自我價值。

接下來的文章，則是整本書的主軸，是對於癌症非常重要的觀念：「**癌症不會使一個人生病，是因為人的生病而引發了癌症。**」對此我還要補充：「**一旦癌症發生了，它的主要目的是要讓這個生病的人回復到身、心、靈的平衡狀態。**」

這與主流醫學和媒體要你相信的觀點大大地矛盾，你聽到我的說法可能會感到驚訝無比。然而，癌症究竟會治癒你或者將你帶向死亡，事實上較取決於你個人的生活上發生了什麼，而不是癌症本身的進展有多快，或者它有多早被偵測出來。

舉大偉為例，他在五十八歲的例行健檢時被診斷出肺癌，雖然他在診斷前覺得自己很好，但他的健康卻在接下來的兩個星期急轉直下。他食慾喪失，無法入眠，呼吸變得很淺，且感到劇烈的焦慮及胸痛。他在診斷後的二十天死亡。死亡證明上說，他的死因是肺癌，但很清楚的，若沒有診斷出癌症，這些令人窒息的、壓力導致的效應不會發生。

情緒壓力會關閉你的免疫系統，不僅讓你的身體無法痊癒，事實上還會讓你病得更重。這點已經毋庸置疑。醫學證據顯示，在重大的壓力下，人們可能會在先前毫無心臟疾病或血管阻塞的狀況下，發生心臟病而死。

想要恢復健康，你需要讓自己的生理、心智和精神等所有層面成為一體。當引發癌症以及阻礙感覺一體的根本原因被找出來後，該如何做以達到完全的康復就變得非常重要；這是第四章的主題。

在人的一生中，體內隨時都帶有癌細胞，這是醫學事實。體內的癌細胞並非意味著我們的身體出了差錯，相反的，它是身體要維持健康平衡的必要手段。這些癌細胞在標準測試下無法被偵測出來，直到它們分裂成數十億個。當醫生對癌症患者宣布他們所做的處置已成功地消滅了「所有」的癌細胞時，其所指的其實只是能被測得的癌腫瘤。常規的癌症療法也許能把癌細胞的數量降低至無法測出的標準，但這並不表示真的根除了「所有」的癌細胞。只要引發腫瘤生長的原因仍然存在，癌症就會隨時以不同的速度再度形成。

遠離癌症治療的陷阱

消除一堆可被偵測出來的癌細胞，對於治療癌症幾乎沒有任何幫助。諸如化學治療、放射線治療等方式，當然能夠毒死或燒死許多癌細胞，但也同時毀滅了在骨髓、消化道、肝臟、腎臟、心臟、肺臟等處的健康細胞，而那通常會導致全身器官和系統永久性且無法復原的損壞。

你是否曾經想過，化學治療的頭號副作用是癌症？事實上，因化療導致新癌症而致死的人數，遠多於化療治療的癌症患者人數。透過縮小腫瘤，化療藥物鼓勵了較強的癌症細胞成長、分化並繁殖，且變得具有抗藥性，這就是繼發性癌症變得如此危險的原因。此外，化學治療常發生的知名、具毀滅性的副作用，就是幾乎每個接受這些細胞毒素的人，都出現了壓力蛋白HSF-1，或稱熱休克調控因子—1。熱休克調控因子—1讓被這些藥物損壞的癌細胞得以自我修復，並且重啟它們的癌化活動。

這點在放射線治療上也是一樣。每年接觸一百毫西弗（註3）的輻射會增加罹癌機率，這已有證據了。根據研究，一萬毫西弗的劑量就足以致命。（註4）視癌症的不同，放射線治療讓身體處於兩萬至八萬毫西弗劑量底下。沒有任何事物比放射線治療更致命的了。相較之下，二〇一一年日本大地震所洩露出來的輻射量，根本就可視為是無害的。

單只是化療藥物的毒性，就能造成身體每個細胞非常嚴重的損害，甚至連毛囊都無法留住髮絲。一個對癌症的真正治療，並不須以毀滅身體其他維持生存的部分為代價。只有把焦點放在癌細胞過度生長的原因，且透過自然的方式提供身體足夠的支持，才可能達到治療的目的。癌症是身體為了重新建立平衡狀態所選擇的治療機制，如果沒有認清這點，可能會致命。

（註3） 毫西弗是測量輻射劑量的基本單位。

（註4） 更多資訊請參考亞當斯（Mike Adams）在NaturalNews.com網站上的文章：http://www.naturalnews.com/032136_radiation_exposure_chart.html

這本書的主題，是放在處理癌症的成因，而不是它的症狀。把癌症當成疾病來治療，是個已有數百萬人掉入的陷阱，而他們得為了沒有處理它的根本原因而付出極大的代價。

我強烈相信癌症是最後的療癒階段，而不是疾病。我知道多數人認為癌症是一種可怕的疾病。我無意主張我對癌症的認知是唯一的真理，但是我認為它是眾多正確觀念中的其中一個。

有人說，「知識在不同的意識狀態之下是不同的。」這指出了事實是心智活動下的產物，無論是有意識或下意識的。換言之，如果你堅持癌症是會取你性命的可怕疾病，這種恐懼死亡的信念就會實現你對死亡的期待。記住，情緒的創傷會抑制免疫系統，阻礙療癒過程。同樣的，如果你接受癌症是一個處理背後不平衡的療癒過程，那麼這個信念將幫助你獲得正面的結果，一個符合你正向期待的結果。最新的大腦研究揭示了，正向期待的力量是身體療癒的唯一一個真正的誘發物。（註5）

不幸的是，醫療業卻不鼓勵病患參與或影響他們自己的治療。病人本身鮮少被涵括在治療的過程中。取而代之的，醫療被宣傳為是現今對疾病的唯一解決之道。事實上，一個人是否能被治癒，很大程度是受到他本身身體、心理和精神的控制。接受這個事實能帶來強大的自我強化效應，而我認為這是治療有效的必要條件。

請注意：你在本書裡看到所有我提到癌症是個致命的疾病、人們會被癌症殺死、或癌症是種具侵略性或終結性的疾病等，請明白我這麼做只是為了呈現醫療研究和理論的官方說法。然而我希望澄清一點，就是我對於癌症的理解和解釋，和現今醫療模式並不相同。我並不認同他們說癌症會殺死人的說法，我在本書中會不斷地詳述我的立場。

除非癌化腫瘤導致了威脅生命的阻塞或腫脹和繼之而來的器官阻滯，否則癌症不會傷害或殺死人。相反的，癌症是一種療癒或生存機制，只有當某個人的生命因為某種或數種原因而備受威脅時才會發生。癌症是一種指標，告訴你身體已經嚴重失衡，而若任由失衡狀態持續則會致死。如果你知道游離輻射或阿斯匹靈藥物會造成許多嚴重或侵略性癌症，請了解這個癌症的結果其實是身體的生存及療癒企圖，而非疾病。

本書清楚地區別出癌症的成因和它的症狀。像是「癌化腫瘤成長」這個症狀，僅僅代表身體開始試圖對抗癌症的背後原因。除非我們透過這個療癒過程來支持身體，而不要以有害的藥物來攻擊它，否則癌症這個療癒過程將無法完整，而癌症可能繼續成長並因而無法治療。

本書的目的是讓你明白身體本身的智慧，並對它具有信心。如此一來，療癒才得以發生，而身體也才能回到它原本平衡和具備生機的狀態。

（註5）欲知細節，請參考我在網站上關於正向期待的文章：http://www.enerchi.com/articles/positive-expectation-a-medical-miracle/

第一章

癌症不是病

癌症能獲得緩解，並不是因為去治療一個可怕且自我持續的疾病所獲得的結果，也不是個奇蹟。它僅是一個讓身體回復到最自然及正常平衡狀態的簡單步驟。

「癌症」這個詞，真能主宰你的生死？

癌症是美國人的第二死因。根據美國癌症協會（American Cancer Society）的統計，二〇一〇年有超過一百五十二萬人（1,529,560）被診斷出癌症，超過五十六萬九千名（569,490）的美國人將因此而死亡。男性排名前三名的癌症為攝護腺癌、肺癌以及結腸直腸癌。女性癌症前三名，則是乳癌、肺癌及結腸直腸癌。

無論你是否曾接受過醫學訓練，這些數字都似乎顯示了癌症殺了不少人。而儘管有數百萬人因此喪命、我們也花了數十億元在研究癌症，但癌症發生率卻沒有減少。

然而問題並非出在像是對癌症根本成因的誤解，或怎樣才是最有效的治療方法那麼簡單。艾普斯坦博士（Dr. Samuel S. Epstein）在他的著作「國家癌症研究院和美國癌症協會：規模癌症預防和利益衝突之罪行」（National Cancer Institute and American Cancer Society: Criminal

國家癌症研究院（National Cancer Institute, NCI）羅列了前十大致死癌症（在2003年至2007年間死亡），名單如下：

1. 肺及支氣管癌：792,495人
2. 結腸直腸癌：268,783人
3. 乳癌：206,983人
4. 胰臟癌：162,878人
5. 攝護腺癌：144,926人
6. 血癌：108,740人
7. 非何杰金氏淋巴瘤：104,407人
8. 肝臟及肝內膽管癌：79,773人
9. 卵巢癌：73,638人
10. 食道癌：66,659人

Indifference to Cancer Prevention and Conflicts of Interest）中明白闡述了，在我們社會中癌症的增長，正應歸罪於像是國家癌症研究院和美國癌症協會這些由美國政府資助，要來幫美國打贏對癌症這場仗的機構（由美國納稅人的稅金支付）。這些機構裡充斥了利益衝突，且隱瞞了太多可以真正幫助美國人預防並治療癌症的寶貴資訊。事實上，經過粗略估算，美國癌症協會董事會成員大概有一半是由和國家癌症研究院有著緊密關係的醫生和科學家所組成，而他們當中有許多人同時向兩邊收取金援。

這造就了什麼結果呢？花在癌症研究的聯邦資金和慈善基金增加了二十五倍，從一九七一年的兩億兩千萬美金上升到二〇〇〇年的四百六十億美金。儘管國家癌症研究院總裁艾森巴赫（Andrew von Eschenbach）在二〇〇三年發下豪語，誓言要在二〇一五年前消弭癌症的發生並終結癌症造成的死亡，但癌症成長率依然增加了百分之十八，而且沒有減緩的跡象。

結果是，近乎每兩位男性就有一位受癌症的影響，而女性中則是每三位就有超過一位；然而，數十億的稅金和善款只集中於癌症治療的研究，至於癌症預防的研究上，幾乎沒有進展。雖然古諺說「進攻就是最好的防守」，然而在癌症上，卻恰好相反。

得到這樣的結果，可把部分原因歸咎於對製藥和醫療產業來說，維持療程的獲利遠大於以癌症預防為基礎的方式，以及不願意觸及個人生活形態選擇以外的癌症成因。換句話說，當諸如吸菸和不良的飲食等被視為致癌的因素的同時，其他的致癌因素，例如環境汙染、消費品中的汙染物和有毒的醫療等，則因為可能會對特定產業造成負面影響而被忽視。

當藥物被視為是治療疾病唯一的適當選項時，使病患持續處於生病及過度治療就變成了一門利潤豐厚的生意。既然如此，那麼醫療產業和癌症學會，會對另類療法及未經核准的療法進行系統性的詆毀也就不那麼令人驚訝了。若拒絕遵守國家癌症研究院和美國癌症協會嚴重偏頗的「指導方針」，反而倡導自然療法並指出全面癌症預防有莫大益處的那些醫生，愈來愈常受到騷擾並被貶為「江湖郎中」。再講白一點，食品藥物管理局（ＦＤＡ）已經核准了大約四十種治療癌症的藥物，但從未對任何一種非專利的另類療法背書。

事實很明顯，現行癌症文化下的唯一受益者是那些醫療專業人員和有權力的遊說者，而不是他們的病人。正如同前國家癌症研究院董事布洛德博士（Dr. Sameul Broder）在一九九八年《華盛頓郵報》專訪中所坦承的：「國家癌症研究院已經成為政府的製藥公司。」事實也的確如此，美國納稅人繼續以稅金資助所費不貲的藥物臨床試驗，最終這些藥物再以高昂的價格賣回給納稅人。無論資金是因誤導而投入錯誤的方向，還是因為新的研究或替代治療方法被選擇性地忽略，抑或是肇因於事實被徹底掩蓋，癌症患者都沒有受到那些原本應該保護他們的機構的庇護。

總而言之，在過去的幾十年中，我們的社會已經被灌輸了史上最多對癌症不必要的恐懼，因此大多數癌症患者只能乖乖照著醫生要求他們的：投入更多藥物甚至接受有害的療程來對抗這可怕的疾病。但是，由於如國家癌症研究院這樣表面客觀的機構，並沒有把心力放在花費不高且低毒害的預防上，反而一味尋求昂貴和毒性極高的療程，反而惡化了原本該由他們解決的問題。因此，不單癌症確診率處於驚人的水平，並仍繼續攀升，除了已經確診的癌症病例之外，還有成千上萬患有癌症的弱勢族群，由於無法負擔醫療保險或醫生的診療費用，因此可能永遠都無法得到就診的機會。

不用說，每個詞本身都具有強大的力量，「癌症」這個詞也不例外。「癌症」（cancer）不只是一個名詞，還是一種狀態，指的是身體細胞不正常或不尋常的行為。不過，在不同的解釋中，「cancer」也可用來指星座。當有人告訴你，你是「巨蟹座」（巨蟹座英文為Cancer）時，你會害怕即將死亡嗎？當然不會，因為這代表你是「巨蟹座」，而不是你有「癌症」這個病。但如果醫生在診療室跟你說你有癌症，此時你極可能會突然腦筋一片空白，感到驚愕、恐懼、沒有希望，或全部都有。「癌症」具有讓你感到煩惱且危險的潛力，其中之一就是向你發送「死亡宣告」。雖然成為一個癌症病人似乎是從被診斷出癌症的那一刻開始，但它的成因可能在很多年前病人感覺不舒服時就已經出現。「癌症」一詞，在一瞬間就可以將一個人的世界整個翻轉過來。

那麼究竟是誰或什麼事物，賦予這個簡單的詞或宣告如此強大的力量，讓它能主宰我們的生死？或者說，它真的擁有這種能力嗎？我們的社會堅信，癌症是一種致命的疾病。此外，在診斷後隨之而來的侵略性治療，是否該為目前癌症在西方世界如此快速增加，負起最大的責任？你或許會說，這種想法太難理解了。然而，在本書中，我將指出癌症沒有這種能力或能控制你，除非你允許它因為回應某種信念、觀感、態度、想法，以及你所擁有的感覺而生長，就如同你對生命所做的選擇一樣。

如果你知道了癌症的成因，或了解它潛在的目的，你還會這麼怕它嗎？應該不會。當你知道了事實，或許會盡一切所能來移除癌症的成因，甚至提供讓身體具有自癒力的先決條件。一個你可能會認為「無知」的小知識，事實上可能是件危險的事。幾乎所有人，至少在工業社會裡，均了解飲用來自汙穢池塘的水或受汙染的湖水，會引發威脅生命的疾病。但很少人了解到怨恨、憤怒、恐懼、缺乏日曬而導致維生素D過低、經常睡眠不足、或經常使用手機、經常暴露於X光、乳房攝影或斷層掃描下，或吃了垃圾食物、化學添加物及人工甘味劑，其危險性並不亞於飲用受汙染的水。這些生活習慣導致一個人死亡所花的時間，會比任何毒素或微小的變形蟲所花的時間長一點，但無疑的它們會令人死亡。

錯誤的判斷

我們都知道，如果一間房子的地基不夠堅固，就會很輕易地被外來的挑戰摧毀，例如暴風雨。如我們所知，癌症只是一種徵兆，代表了身體及生命中的某種東西正在消失。癌症顯示出我們的生理、心理和心靈正處在一個不穩固的基礎上，至少可以說，十分脆弱。

對於園丁而言，把水澆在枯萎的樹葉上，是一件愚蠢的事。因為他知道，表面所見的並不是真正的問題，也就是枯萎的葉子並非問題所在之處，葉子枯萎只是這株植物較不明顯的部位——它的根部——缺水的徵狀。園丁自然會關注在主要原因上，替植物的根部澆水，那麼整株植物就會恢復生機，並繼續正常地生長。園丁老練的雙眼看出了葉子枯萎的徵狀，並不是致死的疾病。他知道這些葉子的缺水狀態只是一種表徵，表示了它們正缺乏供應全株植物生存所需的養分。

雖然這個自然界的例子相當淺顯，但它卻能讓我們對人體裡某些非常複雜的疾病進程，有深入了解。它明確地描述出，控制著地球上所有形式的生物的原則中，強而有力且基本的一項。然而，我們運用對抗醫學（allopathic medicine）這種療法來控制身體的功能，妨礙或違反了這個基本的自然定律，因此得付出沉重的代價，那就是身體、情緒和精神等層面副作用的折磨及痛苦。

對於癌症是一種人類疾病的這個觀念，我充滿高度質疑。因而，我將進一步說明癌症根本不是病。許多被宣判「癌末」的患者確實違抗了醫生的預後，甚至完全獲得緩解。喬治——我的第一個腎臟患者，就是其中一例。他來尋求幫助之前，曾在德國一家著名大學附設醫院就醫，那裡的醫生「給」他三個星期的壽命。根據他們的說法，他的癌症相當嚴重且已擴散，施行任何化學治療或放射線治療助益不大。

治療癌症vs.對抗癌症

喬治一年前因癌症失去了一顆腎臟。在進行手術後，醫生們給他一張「健康清單」（意指他的身體變健康了）。他們用了眾所周知的「我們把它全部清乾淨了」（we got it all）這句話來告知喬治，這句話對喬治而言意義重大。畢竟，他的一顆腎臟已經跟著腫瘤一起被清除了。然而數月之後，他的第二顆腎臟也開始布滿癌細胞，而他們所能給他的唯一「合理的」忠告，就是要他妥善處理後事。

很幸運地，喬治還活得好好的。由於完全違反了醫生對他的死亡宣判，喬治覺得一定還有其他事可做，至少可讓他多活幾個月。在針對他的癌症原因做處置的三個星期後，其癌細胞縮小成一個很小的微粒，且當他在六個月後再度到那家德國醫院進行詳細檢查，那個「致命的」癌症竟然完全找不到。十五年後，喬治仍然享受著良好的健康狀態，另一顆腎臟也沒有失去功能的現象。

我沒有給喬治任何診斷結論或預後。告訴他情況有多糟、多無希望，用意為何？此外，醫生「客觀地」陳述其病人已是癌症末期（瀕臨死亡），事實上純然是對高度不可預期的情況所做的主觀判斷。醫生如此具有自信的論斷，很大部分是連結到他之前對有同樣類似症狀的病人所做的觀察。然而，這些所有的評斷，阻斷了接受另類療法而康復的可能機會。相關的新興西方醫療系統無法成功地治療癌症，並不表示東方的醫療方式也是無用的。這可以說明為何東方全人醫療形式並未式微：它們經過數千年，證明是有效的。所以為什麼不能對它們的潛力敞開心胸呢？主流醫學並不鼓勵病人期望他們的癌症會自然消失，醫生想要避免給他們一個「不切實際」的希望。然而我質疑這樣的態度。因為無論如何，都不會有所謂「錯誤」或「虛假」的希望。

抱持希望，能產生像強力安慰劑（註6）一樣的作用，往往強過任何癌症治療藥物。此外，希望也能將危險的化療藥物轉變成一種安慰劑，從而降低藥物的副作用。研究更清楚地指出，給病患希望和鼓勵的醫生，其治療癌症及其他疾病的成功率比起其他醫生還要來得高。希望、鼓勵和歡樂的情緒，若和完全天然的治療方式結合，可以想見它能達到的效果！

未來並非既定事實，醫生也不是神仙可以知道他的病患未來會怎樣。世上的任何人均無法完全正確地預測待會兒或未來會發生什麼事。一個人或許可以預測最可能發生的事，但這些都無法有確切的保證。

有一個年輕人得了極為罕見且無法動手術的大腦瘤，他的故事在二〇〇七年美國電視黃金時段的現場節目播送。醫生預言他的時間不多了，但他在那之後繼續相當活躍、健康地活了好幾年，後來甚至結了婚，而這只是許多類似案例的其中一個。很多人在被告知生命毫無希望之

（註6） 若想要深入了解安慰劑效應為何是身體重要的療癒力，可參考我的《健康與回春之祕》第一章。

後，重新獲得了健康，完全不符合醫生的期望。醫學史中充滿了許多這類無法解釋的奇蹟。我們會盡力解釋它們，甚至最好能再次創造它們。

回到喬治，也就是我那位腎臟癌末期病人身上。為了避免疾病診斷後導致的複雜化，例如讓一個人相信他是無痊癒希望的受害者，所以我只有鼓勵並說服喬治去面對並處理造成他癌症生成的最初原因。事實上，我在他面前也幾乎沒提到癌症這兩個字。喬治是個聰明且成功的生意人，他很快地了解到，一直執著在癌症這件事上，只會讓癌症牢牢抓住他、把他拖向死亡，對他來說一點用也沒有。他也知道這種受害者情懷會讓他更快死。喬治早就明白自我賦權及正向思考的價值，而我著重的焦點是讓他的身體健康、有活力的最基本、最實用且最有力的方法。就我看來，喬治甚至不算一個病人，他只是忘了如何維持健康的生活習慣。喬治立刻了解他不再是個倒楣的受害者，他應該為自己的身心負起責任。這種自我賦權的想法讓他感到欣喜，也讓原本為他感到傷心沮喪的親友，共同分享了他在生命中發現的新滋味。之後，他的身體開始自然地接手處理其他細節，包括緩解症狀——癌症。

喬治的癌症能獲得緩解，並不是因為去治療一個可怕且自我持續的疾病所獲得的結果，也不是個奇蹟。它僅是一個讓身體回復到最自然及正常平衡狀態的簡單步驟，喬治就這樣輕易地終止了其身體必須為生命奮戰的原因。就是這麼簡單，他透過對生命中包括身體在內的所有面向負責，而治癒了自己。我們從喬治的經歷學到一件事，唯有停止戰鬥才能獲得真正的療癒，如我們所看到的，戰鬥會妨礙真正的治療。

尋找解答

不論癌症發展到何種程度，癌細胞都無法在不透過任何人的狀態下生存。如果有人成功地治癒了自己的癌症，一定有其療癒機制，就像癌症的形成一定也是某種機制所致。這個星球上的每個人都有能力做到這兩者。因此，當你被診斷出有癌症時，或許無法改變這個診斷，但你確實也可以透過自己的力量來改變這個具毀滅性的結論（診斷），就像喬治一樣。你接受癌症的方式，以及在診斷之後所選擇的處置方式，是決定你未來健康的最有力，或最缺乏的因素。（請參考第三章，「揭開癌症的神祕面紗」）

提到「癌症」，無論是專家或門外漢，都一致認為它是一個疾病殺手，對現今大多數的癌症患及其家屬而言，癌症是一種有著悲劇性結果的疾病。癌症變成了極度折磨、痛苦和死亡的同義詞。這個認知不斷地延續，以致忽略了事實上有百分之九十至九十五的癌細胞，會在出現後又自行消失。人體在每一天中，都會製造出百萬個癌細胞。有些人在短暫的極度壓力下，會比平常製造出更多的癌細胞，且聚集成團。但當他們的壓力降低、療癒反應發生後，癌細胞就會再度消失。根據醫學研究，DAN的強力抗癌物—白血球間素2（Interleukin-II），在身體及精神上受到壓迫時分泌會下降，而當人們放鬆或快樂時，會再度增加。白血球間素2的分泌低下，會增加癌症發生率。不過，通常人們並非所有時間都處於極度壓力下，因此大多數的癌細胞會自行消失，而不需任何醫療的介入，也不會造成任何真正的傷害。**就在此刻，數以百萬走在路上的行人，一點兒也不知道他們的身體裡正帶著癌細胞。同樣地，也有數以百萬的人們，在毫不知情的狀況下癌症自然痊癒。**總括而言，自然消失的癌症，比被診斷出來和治療的癌症還多。

紐約時報在二〇〇九年十月刊登了一篇文章，引提出了幾個問題，涉及的事實令癌症機構和其倡導者感到不開心。該文標題是：「癌症能不經治療而消失，但要怎麼做？」（Cancers Can Vanish Without Treatment, but How?）在這篇文章中，科拉塔（Kolata）指出，大家假設癌症的軌跡是朝向一個方向，就像時間軸一樣，只會一直成長並惡化。然而二〇〇九年一篇在《美國醫學學會期刊（Journal of American Medical Association, JAMA）》的報告提出，「二十年乳癌和攝護腺癌的篩檢資料對這個觀點存疑。」

有很多精密複雜的篩檢技術發現了許多小腫瘤，這些腫瘤若未被檢查出來，你不去理它們，也不會造成問題。這些腫瘤就像是皮膚上靜止且無害的小疤痕。就像在報告中不得不承認的，這些腫瘤最終一定會自己停止生長或縮小，甚至消失，至少在某些乳癌病患的案例是如此。

「癌症是一種線性過程，這是舊的觀點。」克萊默博士（Dr. Barnett Kramer）表示，他是美國國家衛生研究院癌症預防部（Division of Cancer Prevention at the National Institutes of Health）的副部長。「細胞一旦突變，就一點一滴逐漸產生更多突變。而突變是不應該會自然恢復的。」

直到最近，癌症研究人員和醫師們還一起做出錯誤的假設（並推測他們的假設是有科學根據的事實），認為癌症起因於細胞突變（細胞的基因組成產生變化），之後細胞就開始難以控制了。但是現在最新的癌症研究則顯示癌細胞無法控制、無意義分化的情況完全不會發生。

正如克萊默醫師所指出，癌症要進展，需要的不僅僅是細胞的突變而已，這一點現在是日趨明朗了。癌症需要周圍細胞一起合作，他表示，「甚至需要整個生物體、整個人」的免疫系統，或像是荷爾蒙濃度來對腫瘤進行壓制或提供養分。

克萊默醫師表示，這一點讓癌症成為一種「動態過程」。他的言論顯然引發了一個很重要的問題：如果癌症唯一的功能只是細胞突變的一種終極致命順序，那麼為什麼整個身體，包括腦、神經系統、免疫系統、內分泌系統以及個性、和細胞周圍的各個細胞都會支持這種生長呢？這個重大問題的答案既令人著迷又能激勵人心。

正如本書書名所示，癌症根本不是病；相反地，它是一種療癒的機制。只要符合最大利益，整個身體都會支持癌症的生長。當致癌的根本原因治療完成之後，整個身體與心理都會恢復到適當、平衡的狀態，而當癌症不再負有目的，也會轉型成為良性、休眠的狀態，或甚至完全消失。

癌症的新觀點，也就是癌症並不會採取可預期的單向路徑，從突變演變成疾病，對於某些癌症醫師和研究人員來說是很難接受的。但很顯然的，愈來愈多抱存懷疑態度的人已經開始改變並了解到，從前認可的關於癌症的種種似乎正好背道而馳，事實上癌症是可以自行消失的。

信念被改變的其中一員包括了卡普蘭博士（Dr. Robert M. Kaplan），美國加州大學洛杉磯分校（School of Public Health at the University of California）的公共衛生系系主任。卡普蘭博士表示，「到頭來，我不確定自己對這一點有多少把握，但是我的確相信，這份證據的份量讓人有相信的理由。」

另外一位癌症專家，約翰霍普金斯大學醫學院的愛普斯坦博士（Dr. Jonathan Epstein）也表示，睪丸癌的腫瘤會逐漸消失的情形已經是眾所皆知的事了。據愛普斯坦博士表示，當男性的睪丸癌在進行開刀時，外科醫師有可能會發現原先被診斷為大腫瘤的所在之處只剩下傷疤組織，這是已經被承認的。

愈來愈多證據顯示癌症可以自行終止，或甚至以反方向進行，這已是無法否認的，而研究人員也在無可選擇的情況下，不得不重新去評估癌症的本質及其發展過程。就我來看，除非他們認可癌症是一個由整個生物體協調指揮的療癒機制，目的是要修正體內的不平衡狀況，否則他們還是會繼續去找尋各種對抗癌症的方法，而不會透過療癒過程去支持它。無論如何，這種作法需要信任，信任身體的智慧以及自然療癒能力，而非懷疑是身體內在出了毛病或是崩壞。

單單細胞突變並無法致癌，周遭其他細胞以及整個生物體都必須給予支持，這項發現是不辯自明的。我一直把癌症視為身體之友，會在身體混亂時刻給予協助。當然了，身體似乎也把癌症視為朋友，而非敵人。我相信我們也該採取相同的作法。

柯拉塔在文章中寫過一段由加州大學舊金山分校病理學教授，也是世界最傑出的癌症研究學者之一，提爾斯堤（Thea Tlsty）說過的一段話，這段話相當吸引人。提爾斯堤博士表示，癌症細胞與癌前細胞實在太常見了，幾乎所有人在中、老年之前都會充斥體內。這是對其他死於與癌症不相關病症的人進行切片後發現的，他們生前並不知道自己身上有癌細胞或是癌前細胞。他們也沒有大腫瘤或是癌症的徵兆。「真正有趣的問題，」提爾斯堤博士說道，「倒不是我們為什麼**得到**癌症，而是我們為什麼**沒得**癌症？」

相同的道理，我想要提出一個最令人感興趣的問題：同樣都有癌症，為什麼有些人病懨懨，而有些人卻正常、健康地活得好好的？在本書中，我會進一步闡述這項極為重要的課題。

柯拉塔還提出令人好奇的另一點：「研究人員表示，細胞愈早朝侵略性癌症的方向發展，就愈可能恢復正常。舉例來說，子宮頸癌早期的癌前病變細胞很可能會恢復正常。一項研究發現，百分之六十透過抹片檢查發現的子宮頸癌前病變細胞，會在一年之內恢復正常；而百分之九十則在三年內恢復正常。「這不是和之前癌症理論家提出的趨勢不一樣嗎？」

當然了，這又引發許多癌症事實上是否不要治療比較好的爭議，看看是不是讓癌症進入休眠狀態，變得無害，或是讓其自行消失。數十年來，醫師和衛生機構一直在對一般大眾推廣癌症盡早發現、盡早治療的重要性。他們主張這樣的作法能使治療的效果較佳、也更成功。不過，再陳述一次，他們所持的假設可能一直都是錯誤的。

柯拉塔進一步說明，「癌症發展的動態過程，正是乳癌和攝護腺癌篩檢之所以在早期大量發現，但是後期癌症數量卻無相對減少的原因。」換句話說，透過又新又好的篩檢方式多發現如此大量的癌症，並未減少晚期癌症的發生。這明顯與「早發現早治療」的假設產生矛盾，早發現一般就會早治療，如此一來應該能見到癌症發生情況減少的整體防治效果或是長期效果才是。這也暗示了，許多癌症或許先別去管比較好。這給許多早期的癌症後來消失無蹤的說法提供了支持。至於乳癌，有非直接的證據顯示，某些乳癌最後就真的消失了。進行乳癌和攝護腺癌的篩檢以降低其發生率的作法，顯然是失敗的。

基於好理由，約翰霍普金斯醫院提供有攝護腺小腫瘤的男性一個選擇，讓他們決定是否要對腫瘤進行「主動式監管」，而不是將攝護腺切除或破壞。萬一癌症變得更大了，他們還是可以進行切除的。不過，聽到自己被診斷有攝護腺癌一事令人驚恐，大多數的男性都沒勇氣選擇這條等等看的路徑。「大多數的男性都想要將它去除，」約翰霍普金斯大學醫學院的愛普斯坦博士表示。我把這情況歸因於過去幾十年來專業醫學人員無意義製造恐慌的行為，以及病人想要立即修補這種不幸情況的執意心理。

我還要補充一下，癌症篩檢裝置，像是電腦斷層掃描和乳房攝影所散發的高劑量游離輻射對於各種不同類型癌症的發生確實是有所影響的。與暴露於這類放射線有關的癌症包括了白血病、多發性骨髓瘤、乳癌、肺癌以及皮膚癌。（參見第五章，「游離輻射」）

在加拿大的一項研究中，研究人員檢視了小腎癌（腎細胞癌，renal-cell carcinomas）的行為，這種癌症在諸多癌症之中被報導是偶而會復原的，即使在癌症末期亦然。在這項由溫哥華綜合醫院泌尿科的葛利夫醫師（Dr. Martin Gleave）主導的雙盲控制研究（註7）裡，將免疫調節藥物干擾素gamma-1b，與安慰劑在腎癌已經擴散到全身的病人身上進行比對。

除了沒有安慰劑的實驗組之外，白血球間素2和干擾素成為轉移性腎細胞癌大多數免疫調節藥物治療策略中最主要的用藥。這項研究原本想顯示這些免疫調節性藥物可以控制或使腎癌逆轉，而這類癌症對化療是很有抵抗力的。結果，兩組之中，百分之六的受試者腫瘤都有縮小或保持穩定的情況。這樣的結果讓研究人員做出治療並未取得改善的結論。這百分之六受益的參與者多少顯示出，無論他們是否有接受藥物治療，結果並無差異，除了一點——接受安慰劑的組員平均起來，比接受藥物治療的組員多活了三個半月。

葛利夫醫師表示，有更多病人是因為與癌症不相干的原因進行了超音波或電腦斷層掃描，因此得知體內的某顆腎臟上有小小的腫瘤團塊。病人接受以手術方式切除腫瘤，但是根據他的發現，他懷疑手術是否真的有其必要性。

《紐約時報》的一篇報導指出，葛利夫醫師的人學正在參與一項全國性的小腎腫瘤病人研究，研究中會問及當腫瘤以掃描方式進行例行性檢查，查看是否有變大的情況時，發生了什麼事。很明顯的，大約有百分之八十的比例在接下來的三年之內沒有改變，或是實際上有復原的情形。

事實是，只有非常少的癌症會變成「末期」，有很大部分的癌症是直到屍體解剖時才被診斷出來或發現。很典型地，這些人不是死於癌症，他們甚至沒有出現任何症狀，因而醫生也未

（註7）《新英格蘭醫學期刊（New England Journal of Medicine）》338:1265-1271, April 30, 1998

對他們下任何癌症常規檢查的醫囑。下面這個事實也許會讓每個人瞪大眼睛：屍體解剖發現的甲狀腺癌、胰臟癌和攝護腺癌案例，是被醫生檢查出來的三十至四十倍。英國醫學期刊《刺胳針》在一九九三年刊登了一項研究，顯示早期的篩檢往往導致非必要的治療。這對製藥公司或許是好事，但對病患而言，幾乎沒有任何好處。

舉例來說，雖然解剖後發現有百分之三十三的人罹患攝護腺癌，卻只有百分之一因此而死亡。在七十五歲之後，半數的男性都會有攝護腺癌，但死亡率卻只有百分之零點一至二點四。更精確地說，一九九五年至二〇〇二年攝護腺癌相關的五年存活率有百分之九十九，白人男性的攝護腺癌相關的五年存活率有百分之九十九點九，黑人男性則有九十七點六，且不管是白人還是黑人，他們都未顯示出攝護腺癌的徵兆及症狀，他們沒有疾病感，也未接受治療。官方建議（二〇〇八年八月），呼籲腫瘤科醫師不要再替七十五歲以上的患者治療攝護腺癌，因為對他們而言，治療所帶來的傷害比好處多，其優點甚至比不曾提供任何治療還少。

不過需注意的是，這些低死亡率只適用在那些沒有被診斷出癌症，也沒有接受任何癌症治療的人身上。然而，當癌症被診斷出來且加以治療時，死亡率卻顯著地提升，這清楚地顯示了誰才是兇手。一旦被診斷出來，絕大部分的癌症不會有自我消失的機會，它們會突然被大量的致死武器瞄準，例如化療藥物、放射線及手術刀。「沉睡中」的腫瘤並不會對身體造成真正的傷害，將它們喚醒並不會使身體產生強大的防禦力，反而使其變得具有侵略性，就像無害的細菌被抗生素攻擊時，最後演變成連常規醫療方式都無法消除的超級細菌。當你需要強化身體最重要的治療系統——免疫系統時，卻讓自己接受實際上會削弱或毀滅免疫系統的放射線治療，實在是一點道理都沒有。

癌症患者常是被診斷結果嚇壞了，於是他們把自己的身體交給那些切／燒／毒等醫療方法，並因此更快地被引導至醫生做最後宣判的這一天：「我們深感遺憾地告訴你，現在已經無法再做任何事來幫助你。」

最迫切的問題不是：「我的癌症到第幾期或多危急？」而是「我該做什麼或不該做什麼，才不會讓我的身體處於必須為生存而奮戰的狀態？」為何有些人會像感冒一樣安然度過癌症？是因為他們比較幸運，或是有任何可以啟動自癒的機制？同樣地，阻止身體癌症自癒的背後因素又是什麼？它讓癌症變得如此危險，究竟它是否真的這麼危險？

這些疑問的答案都在癌症患者身上，而不是在一個特定的癌症「惡性程度」或它被診斷出來時「發展的期數」上。你相信癌症是一種病嗎？你很有可能會回答：「相信」，這是數十年來醫療產業及大眾傳播媒體灌輸給大家的觀念。但更重要卻不曾被問過的題目：「你為何認為癌症是一種病？」你可能會回答：「因為我知道每天都有許多人因癌症而死亡。」我接著會再問你：「那你怎麼知道是癌症讓人死亡？」你或許會爭辯說，大多數有癌症的人最後都死了，所以明顯地他們一定是因為癌症而死。除此之外，你也許還會有另一個理由，就是所有的專業醫生都這麼說。

讓我再問你一個更奇怪的問題：「你怎麼能確定你是你父親的兒子／女兒，而不是另外一個人的？」是因為你的母親這麼告訴你的嗎？是什麼讓你相信她告訴你的是實情？也許因為你相信她，而且你沒有理由不這麼做。畢竟，她是你的母親，母親不會欺騙你。但如果她騙了你呢？雖然你永遠無法真正確定那個你認為是你父親的人，是否就是你的父親，然而，你已將你主觀相信的事情變成你「知道」的事，變成一個無法改變的真理。

雖然沒有科學證據顯示癌症是一種病（與治療意圖相抗衡），大多數人仍堅信它是一種病，因為這是別人告訴他們要相信的。至目前為止，這個信念仍只是個以其他人的意見為基礎的傳聞。而這些其他人也是從另外的人那兒聽到相同的「事實」。追溯到最後你會發現，「癌症是一種病」這個「絕對正確」的信條，是從在一些回顧性文章或醫學報告上，發表他們所觀察到的主觀感受和信念的醫生那兒來的。其他的醫生認同他們的觀點，很快地，「癌症是一種惡性疾病、且會抓住人們並殺了他們」，就變成了「既定的事實」。然而，這個事實的本質也許與你所認識的相當不同，且比它更合理且科學化。

基因與癌症的迷思

根據一份刊登於德國醫學雜誌《Deutsches Aerzteblatt》的報告，加州大學柏克萊分校

（University of California, Berkley）分子和細胞生物學教授迪斯貝格（Peter Duesberg）指出，惡性腫瘤是源於基因突變的理論，並無立足點。迪斯貝格發表了現代突變—癌症理論的重大瑕疵，後來也刊登在知名的期刊《細胞週期（Cell Cycle）》上。（註8）

多年來癌症科學家皆假設，當三至六個基因突變，稱為致癌基因，會讓正常細胞變得不正常，造成惡性腫瘤形成且不受控制成長。在腫瘤細胞的染色體內發現的基因為致癌基因，在正常細胞開始並持續轉變成癌細胞時，會活化致癌基因。

多數健康細胞在十天至四個月的時間內，會死亡並被新的細胞取代。舉例來說，漿細胞存活十天後就會被取代。骨細胞的自然壽命是一個月，而血液細胞則能存存活四個月。現今的「癌症—突變理論」認為致癌基因可防止細胞因時間到了而死亡，導致細胞存活並增殖。也就是說，它認為基因突變是惡性細胞變化的必要因素。

這個理論的問題在於，染色體不正常（非整倍體）的惡性腫瘤，通常不含任何這些被稱為會致癌的基因。此外，真正含有突變致癌基因的同種癌瘤，通常有的卻是不同類型的突變致癌基因。

石棉這類的致癌物能導致腫瘤生長，即使沒有突變的致癌基因也一樣。所以假設染色體不正常是異常細胞生長的先決條件，是充滿誤導的。現今突變理論的另一個問題是，早在癌化

（註8）　《細胞週期（Cell Cycle）》2011;10 (13) ; 2100-14

腫瘤形成的數十年前，染色體異常就已經存在，或甚至即使有染色體異常，卻永遠不會形成腫瘤。所以染色體異常將無可避免的導致惡性細胞成長的這個想法，是未經證實的理論，它所造福的對象只有靠這點來營利的人。

魚與熊掌不可兼得。要嘛基因突變導致不正常的細胞生長，要嘛它不會。如果突變的致癌基因不會導致癌症，即使時間長達四十年，那麼一定有其他的原因存在。

當然，有數十億元商機的藥物產業並不想了解癌症的真正原因。他們注意力的焦點是放在用來預防基因突變的極昂貴藥物，即使基因突變很明顯的壓根不是造成癌症的原因。再次強調，我們都被騙了，並付出了高昂的代價。到目前為止，這種方法的成功率實在低得可憐。

細胞生物學領域在過去十年來已進行大量的科學研究，證明基因不會形成疾病，但是會被環境變化所影響或改變，從在母親子宮裡的最初時刻，到成人生命中的最後一刻。我們已經從頂尖的癌症研究者，例如克萊默醫師那邊得知基因突變若無周遭環境的因素加入，是不會造成癌症發生或加重的。

細胞生物學家已經確認了，外部環境和內部生理的狀態及變化，以及更重要的，我們對環境的感知，直接控制了我們基因的行動。這意味著我們的每個思考、感覺、情緒、信念和經驗，以及我們吃的每一口食物、呼吸的空氣、與他人互動的方式以及我們對待自己的方式，會立刻衝擊我們的基因。如同克萊默博士說的，癌症是一個動態的現象，而非獨立的狀態或既定的事實；也就是說，它是一個會被環境──你和你的環境持續改變的過程。

了解細胞不是因為對於身為「正常」細胞感到很「無聊」所以發生突變，是很重要的一件事。事實上，它們是在別無選擇的情況下被迫突變，那能讓它們在一個被基因之外的其他因素所創造出來的不友善、有毒的「腫瘤環境」（tumor milieu）中生存下來。這完全是因為身體需要好好治療他自己而發生的情況。在後續的章節中，我將會說明微生物在令癌細胞消失這件事上所扮演的重要角色。

或許有人不認同，但研究已清楚證實有缺陷的基因不會是癌症的成因。基因突變可能是癌症生成的因素之一，但事實上，也有數百萬有著缺陷基因的人，並未出現這些基因被預設可能會有的疾病。全球知名的細胞生物學家，同時也是紐約時報暢銷書《信念的力量（The Biology of Belief）》作者立普頓博士（Dr. Bruce Lipton）在實驗室的研究證明了，癌細胞的細胞核是可以被移除的，而這個被移除細胞核的癌細胞，還能像以前不正常的時候一樣，繼續生活和動作，持續數個星期或數個月。生物學家以「靜默」（silencing）這個詞，來描述環境和行為調控基因的表現，以及環境轉變引發癌症的過程。基因由複雜的藍圖組成，它會持續適應外部的改變或影響。如果基因藍圖劣化，那麼就會產生基因突變。

基因藍圖（genetic blueprints）無法造成疾病或讓疾病永遠存在。如果它們可以，細胞會在你移除細胞核裡的基因時，立刻失去功能或死亡。一個健康細胞會持續完美且正常地活著好幾個星期直到死亡，即使細胞核已被移除。而無論有沒有基因，一個不健康的細胞都會繼續表現出不健康的行為。

你的DNA的主要角色就是製造一個它基因藍圖的複本（RNA），且利用這個複本去生產許多不同的蛋白質，以提供身體無數的功能和活動所需。為了了解癌症究竟是什麼，我們必須了解這個重要事實：只有在透過外部環境在細胞內引起的持續性壓力反應，傳遞到細胞上時，藍圖（細胞的基因密碼）才會以一個不正常的方式改變。實際上這代表什麼意思？

身體裡的每個細胞都有能力製造腎上腺素和其他的壓力荷爾蒙，當你面對一個外部或內部威脅，需要「打或跑」的反應時，它就會這麼做。人們常形容當感到害怕時，會有一種緊張不安的情緒通過全身。他們感覺全身的細胞都因恐懼而顫抖。

所謂的外部威脅包含來自身體外的任何影響，像是阿斯巴甜或味精（MSG）等食品添加物、抗生素或類固醇藥物、通過交通繁忙的高速道路、面對憤怒的配偶或權威人士時的恐懼、失業，以及深深的不安全感等。

在這些壓力荷爾蒙分泌的影響下，正常的細胞功能會受到妨礙。事實上，基因藍圖（DNA）接受扭曲的資訊，並因此改變了細胞的基因行為。繼而，DNA產生的天然化學物質，像是抗癌物白血球間素2，和抗病毒的干擾素（Interferon）就會開始立即且顯著地下降。如果這個威脅壓力持續一段較長的時間，而不是幾分鐘或幾小時，細胞的健康和防禦能力就會受到嚴重的牽連（這種壓力是現今世界中數百萬人的普遍現象）。當被持續折磨了幾天、幾個月甚至幾年之後，細胞就會無法達成它們正常應盡的責任。對抗療法將此種細胞因處於長期壓力下所出現的正常反應，稱為「慢性病」。

當身體吸收了人工的藥物（所有的藥物含有有毒的化學物質，以抑制或操控身體的自然運作），身體細胞就會受到傷害。經常且持續的負面思考、感覺、情緒、行為等壓力，以及缺乏營養素、睡眠不足、缺乏日晒、脫水，或毒物等，均會改變所有六十至一百兆個細胞的行為。當細胞的平衡受到威脅，而細胞必須採取更極端的手段以防禦或保護它自己時，癌症就會發生。最脆弱的細胞會最先被影響。由一個正常細胞的基因突變成癌細胞，僅僅是為了預防細胞因為根據原始基因藍圖來運作而造成對身體的威脅，所產生的正常生存反應。為了適切地應付這個威脅，身體必須改變基因藍圖。如果將這個必要的基因突變解釋成疾病，實在是牽強且誤導的想法。

「癌症是一種生存機制」這個可能性，在過去從未被考慮到，也不是現今癌症的討論範圍。到今天為止，這是、且一直是一個無可挽回的結果。

不久之前，專業科學家還認為地球是平坦且不會動的。畢竟，他們親眼見到太陽每天晚上從地平線「掉落」，然後每個早晨又從另外一頭「升起」。這個牢不可破的「真理」很難被根除，因為那是所有人每天都見證到的現象。他們非常知道整個自然界是倚賴日升日落、日夜循環的，但沒有人明白他們親眼所見到的其實並未真正發生。

今天，我們對於這種無知的概念會一笑置之。直到一四九二年哥倫布航行到美洲，以及麥哲倫在一五一九至二一年環繞地球，才為「地球是圓的」提供了一個最終且實際的證據。然而，對於現代的疾病和癌症，我們仍然有著代代相傳的相同舊迷思。我們不也掉入盲目相信其他人已接受成為他們主觀、個人的真理的陷阱裡嗎？

「但現今是不同的，」你也許會爭辯，「因為我們有客觀的、可證實的科學研究來證明什麼是真的、什麼不是。」在這裡，我恐怕必須讓你失望了。

首先，幾乎所有的科學研究都是建立在科學家進行實驗時的主觀想法、感受和思考的基礎上。其次，研究會受到幾乎有無限個可能且通常具有高度變數的影響，而以多種不可預測的方式改變實驗的結果。

第三，科學很少找到任何不被預期找到的東西。研究人員傾向於研究一些他們主觀認為值得發現的事情。舉例來說，加州大學（University of California）在二〇一〇年十月在《醫學年鑑（Annals of Medicine）》刊登了一個發現，指出二〇〇八年至二〇〇九年間，一百四十五個臨床試驗中有百分之九十二是無效的，因為他們並未揭露他們使用的安慰劑是什麼。如果他們選擇了一個實際上會提高膽固醇的安慰劑，那麼研究人員當然可以很輕易地「證明」史嗒汀類（statin）藥物例如立普妥（Lipitor）比安慰劑來得有效。然而食品藥物管理局卻認可這個顯然完全不具科學的作法，把它當成是客觀的科學發現。他們的研究目的，僅僅是為了實現他們對於實驗所預期的結果。如果你尋找某件你主觀預期是真實的東西，你就很有可能找到客觀的證據來支持你的假設。

這些帶著偏見且錯誤的研究出現，已經夠糟了。但通常這些令人質疑的研究卻被用來支持新的研究，連帶造成新的研究也是錯的。更糟的是，這串科學謊言對病患的照護帶來的負面影響。舉例來說，梅約醫學中心（Mayo Clinic）揭露了不只有一個在二〇〇九年的重要研究完全是偽造的，而該研究還可能導致十年裡其他研究是無效的，而且它已經影響了醫生提供癌症病患的醫療行為，這震驚了癌症機構。

即使該詐騙行動已經被揭發，而製藥公司已因操控研究的進行或未揭露已知的嚴重副作用而被罰款，但其營運卻一如往常地持續。像是默克或輝瑞等大型、公開上市交易的製藥公司規模大到不能倒，即使他們因進行大量的醫療詐欺而入罪。

期望由大藥廠所進行的臨床試驗會刊登對他們不利的結果，這是不可能的。利益上的衝突十分清楚——藥廠會贊助眾多的大型研究。這種以利益為基礎的壟斷企業決定什麼樣的研究適合去進行，形塑了我們高度讚揚的「具科學根基」的證據。這之中的利益衝突實在太大，以致於沒人敢說出來。

第四，雖然仍舊有誠實的、為他人利益著想的研究者，他們的科學研究並沒有財務、職業或名聲相關的利益來源，但現今的科學很少機會能發現不在科學家希望找到或認為正確的事。科學家在進行研究時需要贊助經費。為了能夠合法地獲得這些贊助金，並以此謀生，他們必須不斷讓步，以持續獲得贊助者或投資者的財務支援，而後者當然希望研究結果能讓他們的投資有大大的回報。

當基因科學家假設身體和行為是由基因所控制時，他們發展了人類基因體計畫（Human Gnome project）以確切證明這個假設。因為由製藥公司付費，所以這些科學家只有一個主要的目的：他們必須實現大製藥集團的期望，取得新的、昂貴的「突破性」基因治療專利，以創造大筆的財富。

人類基因的圖譜被廣為宣傳成是研發新藥及其他健康照護概念的重要步驟。人類基因體計畫仍然是現代科學裡最大的單一研究計畫之一。由於對人體的基因修補幾乎沒有限制，基因體學將現代科學放在一個完美的位置，以更精確地預測那些有更高風險發展出基因疾病的人。

不令人意外的，多數的醫師、健康相關組織和病患，都認為人類基因體計畫對所有人而言是真正的革新。誰可能有正確的心態去反對基因是疾病的肇因這個發現呢？這也就是為什麼除了製藥公司之外，多數疾病相關的擁護團體、基金會、政府單位、研究人員、大學和生物科技公司，莫不著手進行並支持人類基因體計畫。

我當然不反對用基因體學以提升革新性藥物的範圍和有效性，這些藥可以用於治療急性的損傷例如脊髓損傷，甚至能重生失去的肢體和器官，但我的確看到一個重大的問題：對所有人口進行大量的基因疾病篩檢，無疑地至少會讓需要醫藥治療的病患人數達兩倍或三倍，讓他們「合理地」生病了。美其名為預防疾病，數百萬人做了基因檢測，只為了確保他們未來不會患病，但過度熱衷於基因研究來進行治療，只會傷害他們的身體。

不幸地，很多工業化國家中的人們已敞開大門迎接基因體學，把它當成是長壽且無病的安全之道。受到醫療產業的灌輸及被極度恐懼可能罹患基因疾病所迫，他們於是相信自己完全無法掌控身體，因而必須將自己送去做基因檢查。我認為這是被醫療所奴役了，然而，卻似乎受到眾人的愛戴。

而透過幾乎在每個受測者身上發現問題基因（多數人都有一些有瑕疵的基因）來修補新的疾病，或透過為既存的疾病重新命名為基因性疾病，這種方法已然固定下來了。舉例來說，由於辨識出乳癌的可疑基因BRCA1和BRCA2，引發有這些基因突變風險的婦女們進行基因檢測。在已被檢查出有這些突變基因的婦女中，有超過一半的人自願進行乳房切除。他們選擇切除自己的乳房，只因為想確保他們不會發展出乳癌。

但當然，切除某個人的乳房不能保證她的潛在問題就此結束。一個刊登在《新英格蘭醫學期刊（New England Journal of Medicine）》（註9）的荷蘭研究中，研究人員警告，「預防性乳房切除的保護效果，須與手術併發症及心理上的問題進行衡量。」根據這個研究，進行手術的婦女中，有高達百分之三十出現了手術併發症，就看她們進行的手術種類和後續追蹤的時間長度。一個對預防性乳房切除的長期研究指出，有百分之四十九的婦女必須進行意料之外的重複手術。該研究也發現，這個方法大概只降低了百分之五十的乳癌風險。最令人震驚的，一個二〇一〇年的研究指出，這個愈來愈受歡迎的預防性乳房切除手術，對百分之九十五的婦女都沒有好處。

雖然這對患病的婦女而言是不幸的，但它卻給醫療產業，包括整形外科醫師帶來巨大的財

（註9）　《新英格蘭醫學期刊（New England Journal of Medicine）》July 2001, 345:159-164

務增加。但進行這些激烈、侵略性且無效的手術，而不去鼓勵婦女把重點放在乳癌的真正成因，就我看來就像在玩俄羅斯輪盤，其風險實在太大而不該去做，無論它的潛在利益如何。

多數人都會認為，為了預防可能發生的骨折而切除手臂或腿，一點邏輯也沒有。自願切除健康的乳房以預防它們可能會發生乳癌，實在一點也不合邏輯。切除整個乳癌或許能降低乳癌發生的可能性，但唯一的好處只有幾乎不會有乳房組織殘存下來。這幾乎無法被視為易感基因會真正造成乳癌的證明。乳房中出現這些基因代表可能有相關性，但若假設它們有因果關係，則這個跳躍式的邏輯令人質疑。這種基因突變對身體要調整或治療背後成因的情況也很重要：身體的環境造成易感基因在一開始就要突變。

因為單純只有突變的基因不會造成癌症，而是關係到細胞的外部環境，當整個有機體必須讓癌症成真，其實是因為基因突是細胞環境不正常改變的效應，這才是癌症的直接原因。雖然突變的基因可能是形成癌症的必要輔因子，如果癌症真的在體內出現了，它僅是代表你的（及／或你父母的）環境、飲食習慣、生活型態以及精神狀態，以及尤其是暴露於有害的醫療放射線，已經減損了你的整體健康和活力。這會讓基因突變成為癌症的結果，而非癌症的成因。

由《美國醫學學會期刊》刊登的一個令人驚訝的研究，指出所謂的疾病的基因基礎完全是造假的。不要相信醫生所說，你的疾病單純是你的基因編碼所造成。這都是騙子的行為。

根據史丹佛大學醫學院的約安尼迪斯博士（Dr. Ioannidis）所做的研究，關於以警戒的心態進行檢測是預付即將發生的基因疾病，這這個迷思已被過度強調了。他堅稱同期的醫學研究充滿了錯誤，造成「統計學上不可預料的變化結合了人類的天性和科學出版品的競爭特性」。雖然並非故意造假，但很多研究存在著醫學的不正確性，因為他們解釋資料以符合特定的假設，或以其他未完全被醫學界認可的資料為基礎。

約安尼迪斯博士寫道，「這並非造假或不良的研究設計，這只是統計學上的預期。有些結果比較站得住腳，有些則基礎薄弱。」研究人員對資料的分析，即使是來自設計良好的研究，也通常帶有他們自己偏見的色彩，或者亟欲創造出醫學產業接受的結果，讓他們自己和他們的工作能獲得支持。

致命的X光

乳房攝影和電腦斷層掃描等醫療用X光設備所產生的游離輻射，造成電子被拋離軌道，並和原子或分子分離。這令電子游離化，具有高度反應和破壞性。這些高頻的電磁輻射（EMFs）會製造足以傷害身體DNA的自由基，破壞你體內的細胞並損害細胞的繁殖能力。

根據紐約哥倫比亞大學醫學院的輻射研究中心（Center for Radiological Research at Columbia University Medical Center）指出，游離輻射也會透過離子化或分裂DNA分子（雙股斷裂）而直接損壞DNA，造成突變、染色體易位以及基因融合。游離輻射破壞了細胞，進而導致癌症。而如果癌症——這個療癒機制——無法矯正或修復這樣的損壞，就可能導致死亡。多數科學家相信死亡是直接由癌症造成而非輻射；但像我解釋的，癌症只是企圖處理輻射造成的損壞並拯救自己而已。

根據一個刊登在二〇〇七年十一月《新英格蘭醫學期刊》的研究指出，自從電腦斷層掃描在一九七〇年代啟用以來，估計美國每年大概就做了六千兩百萬次的電腦斷層掃描，其中至少有五百萬次是用於孩童身上。一九八〇年代也才三百萬次而已，可說是急速增加。該項研究的領頭研究人員，哥倫比亞大學的大衛布萊納博士（Dr. David Brenner）也估計，後來的二十至三十年間，因為過度使用電腦斷層掃描做為診斷工具，可能導致癌症病患新增了三百萬個。

電腦斷層是讓美國人民暴露在醫療用輻射線的最大貢獻者，而這種游離輻射特別容易傷害孩童，如國家癌症研究院所指出的（註10）：「對於小孩子來說，暴露在同樣的電腦斷層掃描之下，其發生放射線相關的癌症之機率，將數倍於成年人。」

事實上孩童對於放射線的敏感度，十倍於成人，這讓他們罹患白血病和其他癌症的機率比成年人還要高。以白血病來說，從暴露於放射線到出現疾病的期間（潛伏期）最短是兩年。而若是固態的腫瘤，則潛伏期估計超過五年。

這消息對父母及他們的孩子而言，的確令人擔憂。這消息進一步獲得了負責評估輻射風險的大型國家及國際機構的證實。他們都「同意導致癌症等疾病並沒有所謂低劑量的『閾值』。

沒有任何數量的輻射線應該被視為是絕對安全的。」國家癌症研究院指出。根據這個網路上的報導，「從原子彈倖存者及其他遭受輻射的人那兒得來的最近資料顯示，即使只是小兒科電腦斷層掃描的低劑量輻射，都出現少量但意義重大的癌症風險的增加。」

換言之，關心孩子的父母帶著他們的孩子到醫院去做電腦斷層掃描，無論理由是什麼，事實上都是拿孩子的生命做為賭注。他們必須在小的併發症和不確定的血癌及其他癌症風險之間，做個權衡。至少，若是胃痛或輕度的頭部外傷，可以要求做超音波檢查，因為在診斷疾病上，它和電腦斷層掃描一樣有效。

不過這並不是說超音波就百分之百安全。很多研究都顯示，產前超音波可能會損害孩子的生化系統、免疫系統和神經系統。知名的醫療研究者艾莉絲史都華（Alice Stewart）也在她的牛津孩童癌症研究（Oxford Child Cancer Study）中發現，接受過產前超音波的孩子，患有幼年型白血病的機率較高。

然而這個風險仍舊比電腦斷層掃描強力的X光來得低。電腦斷層在一九五〇年代就被證實會導致白血病。如同哥倫比亞大學的布萊納博士告訴《今日美國（USA Today）》的：「現今所做的電腦斷層掃描中，大約有三分之一並非是醫療上必須的……幾乎所有因肚子痛而躺在急診室裡，或有長期頭痛的人，都會自動被做電腦斷層掃描。這是公平的嗎？」

（註10）　http://www.cancer.gov/about-cancer/causes-prevention/risk/radiation/pediatric-ct-scans

在照顧孩童時了解這些風險，尤其重要，因為他們在接受這些診斷方法時，比成人更加脆弱。一項於二〇一一年的研究發現，一個嬰兒在接受腹部的電腦斷層掃描後罹患致命癌症的風險，比一個接受同樣程序的五十歲老人還要大八倍。

這個研究的結果被刊登在二〇一一年一月三日《兒科與青少年醫學檔案（Archives of Pediatrics and Adolescent Medicine）》（註11）的網站上。在這個研究中，來自密西根大學（University of Michigan）的研究人員檢查了對孩童使用X光、電腦斷層掃描以及其他醫療放射線的情形，發現平均而言，孩子在十八歲之前要接受七種利用輻射線的影像技術（此一研究還不包含另一個額外的風險——牙科X光）。

這個研究不僅發現孩童比成人對放射線更敏感，更發現為了獲得清晰的圖片，孩子接收的輻射量是大人的二至六倍，因為給孩子的電腦斷層掃描通常採用的劑量和大人相同。即使現在已經出現要降低給孩童的輻射劑量的安全警告，但他們卻沒有完全遵守。

根據另一個刊登在《內科醫學檔案（Archives of Internal Medicine）》的研究（註12），光是電腦斷層掃描，一年就能造成將近三萬個不必要的癌症案例，導致大約一萬四千五百人死亡。

美國國家環境保護局（U.S. Environmental Protection Agency）在一九九九年九月曾公布一個被認為是由放射線產生的癌症清單（註13），包括食道癌、胃癌、結腸癌、肝癌、肺癌、骨癌、皮膚癌、乳癌、卵巢癌、膀胱癌、腎臟癌、甲狀腺癌和白血病。換言之，透過常見的診斷設備吸收到非必要的輻射線，可能發展成任何一種癌症。

還有另一種鮮少被考慮到的風險，就是放射線的掃描方式有可能產生誤判和偽陽性的情況，增加了追蹤掃描和隨之而來的輻射量，可能因此開啟了惡性循環。

游離輻射不只會增加癌症的風險，也會造成動脈ＤＮＡ的損傷，導致冠心性疾病。記住，一次胸部的電腦斷層掃描產生的輻射是傳統胸部Ｘ光的一百倍。這已足以對已經發炎的冠狀動脈造成無法回復的ＤＮＡ和細胞損傷。事實上，它還會進一步惡化動脈狹窄的情況並降低動脈彈性，進而提高動脈阻塞的風險。

即使一次的電腦斷層掃描不會立即殺死細胞，然而每一次額外的暴露於Ｘ光或其他的游離輻射就會變得致命。我因此認為對任何有病痛，特別是癌症、心臟病和糖尿病的人施予游離輻射，風險是非常高的，游離輻射對任何人來說一點都不安全。

（註11）《兒科與青少年醫學檔案（Archives of Pediatrics and Adolescent Medicine）》DOI: 10.1001/archpediatrics.2010.270

（註12）「癌症風險與電腦斷層掃描之輻射暴露」（Cancer Risks and Radiation Exposure From Computed Tomographic Scans）, 2009;169(22):2049-2050

（註13）Federal Guidance Report No.13, EPA 402-R-99-001

●牙科X光

三十年來，我總是警告病患和牙醫關於牙科X光所帶來的風險，並要他們利用替代方式來檢查牙齒的問題。根據已刊登的研究，牙科X光能造成致命的腦腫瘤。

醫學診斷——最常見的死因之一？

近期的一位醫學研究者約翰高夫曼（John Gofman, M.D., Ph.D, 1918–2007），他是加州大學柏克萊分校分子與細胞生物學的榮譽教授，他根據證據指出，至少有百分之五十因癌症或有百分之六十因冠狀動脈疾病而死的，是因X光所引起。根據疾病管制與預防中心在二〇一〇年所提供的這些疾病的死亡率資料，這包括了至少每年有二十八萬一千四百三十七人死於癌症，以及三十六萬九千六百四十人死於心臟病。也就是說，在這一年總計因放射線傷害導致的死亡人數，就有六十五萬一千零七十七位。

醫療上所使用的游離輻射除了導致這麼人因此而死亡，高夫曼博士也指稱，證據顯示它也造成了百分之七十五的新癌症。由於這是個極為驚人的發現，因此值得花點篇幅再多討論一點。高夫曼是多本著作的作者，也在核子／物理化學、冠狀動脈心臟病、人類染色體和和癌症的關係，以及輻射線的生物效應、癌症和遺傳損害的因果關係等領域的同儕審查期刊上發表過超過百篇的醫學報告，

二〇〇一年一月二十二日，一篇刊登於《新聞雜誌（Report Newsmagazine）》，名為〈輻射線：治病或致病？（Radiation: Cure or Cause?）〉的文章中，作者郭馬尼（Marnie Ko）敘述了高夫曼博士的研究，並提出許多我們早就應該詢問醫療產業的問題。高夫曼博士是首位勇於對抗科學界，提出游離輻射是癌症和冠狀動脈心臟病主要因素之證據的傑出科學家。

高夫曼博士的研究結果，對那些宣稱他們在與癌症抗戰的人來說，十分不受歡迎，因為事實上他們正是那些導致戰爭的人。其他從癌症產業獲取暴利的人尤其嚴厲指責這個研究，其中之一是加拿大放射科醫師協會的理事長約翰瑞唐姆斯基（Dr. John Radomsky）。雖然他承認自己從未讀過高夫曼博士的研究，且雖然有大量關於輻射線會造成癌症風險的研究已被發表，但他仍舊堅持：「輻射安全不是問題」。

有些人不能承認他們直接讓很多病人暴露於致命的光線中而死亡，儘管他們並不是故意的。一九九六年，英國的放射科醫師試著不讓高夫曼博士的報告出現在〈20／20〉電視節目中。皇家放射科醫學院院士（Royal College of Radiologists）說他的結論「無根據、不正確、誤導他人，且危言聳聽」。然而他們卻無法對高夫曼博士的研究的正當性提出評判，因為無論高夫曼是否做了結論，那些都是既定的事實。

高夫曼博士絕非一個陰謀論者，他也不是個需要為自己謀求名聲的怪人。他從一九四七年就在加州大學醫學院（University of California School of Medicine）擔任講師。他也是便攜式VIDA心臟監視器的共同發明者，用來偵測病患的心律並在有狀況時發出訊號警告，他同時是心電圖電極的發明者，目前這儀器仍在全美國的許多醫院裡被使用。早年他是個核子科學家，與他人共同發現了鈾—233，而且也協助分離出鈽。之後，在一九四〇年代，他領導了一個研究團隊以了解脂蛋白——也就是現在所稱的膽固醇——的角色。高夫曼博士對於輻射線危害的研究，突顯了他對未來人類健康的關注。

他提出警告說，多數新的癌症病患是由那些看起來非侵入性的診斷工具，包括X光、電腦斷層掃描、乳房攝影和螢光攝影等產生的醫療放射線所造成，他的說法並非只是臆測，而是有存在的研究資料和證據可佐證。基本上，他所做的就只是去分析所有在這個研究領域裡存在的科學資料，只是以往從未有人去做這件事。而這揭櫫了諸多逐漸浮上檯面的問題。

高夫曼博士發現了心臟病和低劑量輻射之間的致命關聯，引導他進行人口統計學的分析，以評估醫療輻射對全體人口的影響。一九九九年，高夫曼博士完成了他長達六百九十九頁的研究報告，並由位於舊金山的核安責任委員會（The Committee for Nuclear Responsibility, CNR）來出版。報告的結論指出，「自從一八九六年被導入以來，醫療輻射已經成為許多致命的癌症和缺血性心臟病（IHD）的必要輔因子。」X光、電腦斷層掃描等醫療輻射與其他的風險因子，例如不良飲食、抽菸、墮胎和避孕藥結合，是癌症死亡的主要原因。高夫曼仔細地分析了所有可能的致病因子（輔因子），並將游離輻射的致癌效應與其他的風險因子分開來。

必要輔因子的概念對現代科學已不是什麼新鮮事了。一九六四年著名的衛生總署報告（Surgeon General's Report），提出抽菸是肺癌的原因之一，作者寫道：「現在已認定在疾病發生時，在數個因素中通常需要有個共同存在的因素，而那個因素扮演了主導的角色；也就是說，如果沒有它，其他因素（例如基因的易感性）鮮少會導致疾病的發生。」

高夫曼博士對於每個癌症案例不只有一個原因的假設，後來被克萊默博士和其他具領導地位的癌症專家所證實。雖然遺傳有乳癌易感基因（BRCA1或BRCA2）的婦女患有乳癌的機率，比沒有遺傳到此基因的婦女來得高，但「遺傳因素當然不能保證每個乳房細胞發展成乳癌，即使每個乳房細胞都有突變。」高夫曼博士說。

克萊默博士指出，單單突變並不足以造成癌症或讓它有所進展。高夫曼斷言，一定需要額外的一個或多個原因，才能讓那些乳房細胞變成癌。在第二章、第三章和第五章，我提出了所有的輔因子的清單，它們必須存在才能讓癌發生或有進展。因此我們可以從高夫曼博士的觀念中得出，游離輻射絕對是導致癌症形成的原因之一。

換言之，光是輻射線並不能導致癌症。此外，光是貧乏的飲食也不能造成癌症。就像前面所說的，單單抽菸這件事，不會造成癌症。而單單情緒壓力，也不足以引發癌症的成長。癌症牽涉到一個人的所有面向：飲食、生活習慣、人際關係、社群化程度以及環境。

了解這點非常重要。如果缺少了其中一項必要的輔因子，癌症就不會發生。若又加上長期因為未經常晒太陽而導致維生素D低下、每兩年做一次乳房攝影、吃含有氫化植物油的垃圾食物、因離婚而遭受極大壓力，就足以引發乳癌。這樣的結果可以不發生，舉例來說，如果這位婦女攝取健康的飲食，且不去照乳房攝影。而且如果她花很多時間晒太陽，那麼得到癌症的可能性則會大大降低。

「原則上，缺乏必要輔因子可預防這種結果。」高夫曼博士說。了解這點，可能讓任何人預防甚至逆轉癌症，單純只要移除某些或全部的既存輔因子。顯然地，某些輔因子造成的結果比其他的還嚴重。高夫曼博士發現，醫療輻射尤其是癌症和缺血性心臟病死亡的最重要輔因子。他說很多或大多數接受醫療輻射後死亡的案例，若是少了醫療輻射，其死亡就不會發生。他的研究產生了這個深痛且驚人的結論：醫療輻射並非導致這些案例的唯一因素，但它們卻是這些案例的**必要**輔因子。

在他的研究中，高夫曼博士比較了美國九個人口普查分區中，癌症和缺血性心臟病的死亡率，與每十萬人口醫師的平均數目。他假設，因為醫師處方了包括X光在內的檢測或治療，所以X光的申請應該大致上和醫師服務的人數成比例。他的研究揭露了一個驚人的連結：在每個人口統計區中，缺血性心臟病和癌症的死亡率增加，和醫師的人數有直接相關。相較之下，醫師所占的比例愈高，幾乎所有原因造成的死亡率也愈高。換言之，只要是X光進行愈多的地方，就會發現那裡有愈多人死於這兩種「致命的疾病」。

在一八九五年倫琴（Wilhelm Conrad Roentgen）發現X光、且X光的應用趨於普遍之前，癌症和冠心性疾病是很罕見的。雖然X光從那時起救了許多人的性命，但它們也奪去更多人的性命。雖然X光對某些特殊的診斷情況是很有用的，包括骨折，但還是有替代的方法，例如超音波，或甚至更好的，熱影像科技——它們至少都是有效的，而且不會有相同的影響。

熱影像技術是一種非侵入性、不具破壞性的檢查方法，我認為它遠優於X光和超音波。它能偵測到腫瘤的發展，通常在X光能偵測到的數年之前，卻不會有其他診斷方式等跟輻射線相關的有害副作用。熱影像中看到不平衡，意味著乳房的循環不良，能幫助人進行必要的改變以防止不平衡的狀況在日後變成腫瘤。

熱影像技術是一種醫療科學，透過高解析及高靈敏的紅外線（熱影像）攝影機，取得可供具診斷品質的人體紅外線影像，作為診斷指標。乳房熱影像就是例用這種原理，作為臨床中偵測早期乳癌的診斷技術，或用於監測日後的治療成效。

乳房熱影像技術完全不須接觸身體，且不會發送任何形式的輻射線到身體上或身體裡。它在偵測乳房腫瘤的正確率（在二〇〇九年）是百分之九十四點八，根據一篇刊登在《醫藥系統期刊（Journal of Medical Systems）》（註14）的比較研究。相較之下，乳房攝影的正確度卻只有百分之四十五至五十。

熱影像攝影機與CT或類似的影像科技相較，是相對便宜的。因此，它們無法為醫療產業

（註14）《醫藥系統期刊（Journal of Medical Systems）》April, 2009;33(2):141-53

謀取暴利。或許這就是他們鮮少被醫院和一般的報對者採用的原因。

非常多人都同意，對於癌症，預防是最好治療。此外，儘管現在已有危險性低（且通常更有效率）的診斷和預防方法，但醫療界卻仍堅持只有CT和超音波可用。而這種態度，只在意能在財務上獲利，卻使情況益加惡化。多數情況下，避免游離輻射及一些其他的癌症輔因子對於遠離癌症是是非常有效的。

我們現在開始見證到因過度依賴現代診斷科技卻不相信人體診斷技術和醫療直覺帶來的後果。後者對於古老的醫學如阿育吠陀和傳統中醫，是重要關鍵。現今，讓一部機器來檢查疾病的症狀，而不是利用人體的觀察及問診技巧以找出這些症狀的成因，看起來似乎簡單許多。精密複雜的醫療檢查可降低醫療診斷的錯誤，它應可以減少醫師被告的發生率或可能性。醫療診斷應該要能拯救性命。然而醫療疏失現在卻是如此頻繁且嚴重，醫療錯誤的訴訟也非常多。

事實上，根據約翰霍普金斯衛生及大眾健康學院（Johns Hopkins School of Hygiene and Public Health）的史塔菲爾德博士（Dr. Barbara Starfield, M.D., M.P.H.）所寫的文章，被通報的醫療疏失在美國可能是死因的前三名；美國每年至少有二十二萬五千人死於醫源性的原因（在二〇〇〇年）。（「醫源性」意指由醫師所造成，無論是因診斷或醫療處置過程）（註15）。

既然根據FDA所說，只有百分之一至十的醫療誤失被通報，那麼每年因為醫生所導致的死亡人數有數百萬，高於癌症和心臟病加起來的死亡率。根據該報告，最低估計，死於醫療疏失者比死於高速公路意外、乳癌或愛滋病的人還多。

當然我個人並不會責怪醫師這種過度擔憂的狀況。多數醫師都是很厲害的治療人員，他們承諾要盡其所能去幫助他們的病患，無論是根據他們被教導地去做，或是他們「沒有」被教導的。在一項刊登在《新英格蘭醫學期刊》建議醫學院應該將非傳統療法和臨床社會科學（人類學和社會學）資訊納入學校的課程。新成立的國家非傳統醫學實務研究健康機構（National Institutes of Health Office for the Study of Unconventional Medical Practices）應該幫助推廣這個領域的學術研究及教育。」

傳統醫學裡最普遍的態度就是，在醫學院裡所教導的現代醫學，是唯一一個科學的、經實證且值得信任的醫療形式。同類療法、阿育吠陀、傳統中醫、脊骨療法、藥草療法、針灸、太極、瑜伽、冥想、運動和甚至是禱告，都不屬於「**真正**」的醫療，即使在一些案例中，它們都被證實遠比西醫來得有效得多。

不像傳統醫療，非傳統醫療並不會每年殺死數百萬人。令人瞠目結舌的是傳統醫學仍然扮演著有史以來最新進的醫療系統的角色，然而事實上其背後並無科學根據。

一篇由《英國醫學期刊（British Medical Journal）》的編輯史密斯博士（Dr. Richard Smith）所編寫的文章〈智慧何在?‧醫療證據的貧乏（Where is the Wisdom? The Poverty of Medical

---

（註15）《美國醫學學會期刊（Journal of the American Medical Association, JAMA）》，Vol. 284, No. 4, July 26, 2000

Evidence）〉（註16），說明了我們醫療系統的困境。該文引述了知名的健康政策顧問艾迪（David Eddy）一段嚴肅的陳述，他是北卡羅來納州杜克大學（Duke University）健康政策及管理的教授：「全球可能有三萬種生物醫學期刊，而自十七世紀以來，每年穩定成長百分之七，」史密斯博士寫道，「**但只有百分之十五的醫療干預有穩固的科學證據的支持。**」艾迪博士說。

「這一部分是因為醫療期刊裡的文章只有百分之一是有科學根據的，一部分是因為很多的治療從未被評估過。」史密斯博士說。為什麼呢？史密斯博士指出，原因之一就是之前我們在書中提到的，那些文章多數都是從那些毫無證據及根據的其他文章中引述來的。

艾迪博士也對此提出更多更惱人的觀點。因為諸多原因，他開始質疑過去在他執醫的生涯中被迫進行的治療的邏輯性及合法性。艾迪博士在加州的史丹佛大學（Stanford University）展開了他身為心胸肺外科醫生的生涯。很快地他開始研究標準的醫學治療以評估能支持那些治療的詳細證據。

為了尋找這類證據，他往回搜尋了至一九〇六年出版的醫學報告，但無法找到對於大部分標準治療的隨機對照試驗。接著他往回追溯教科書和醫學期刊對標準療法的慣用陳述，發現它們只是一代一代地流傳下來，包括從單純的青光眼到大腿和膝後動脈的治療，以及結腸直腸癌。換言之，他發現幾乎沒有「真正」的科學；多數只是口述的傳統及傳聞。「非傳統的（非主流的）」自然療法的執業者和擁護者可能可找到這種極度相似的指控。

已有無數的案例證明了主流醫學是問題重重的，然而他們卻還是照常開立處方給數百萬個病人。在文章〈信任無效的治療〉（Believing in Treatments That Don't Work）（Well, 2009），急診室醫師紐曼博士（Dr. David H Newman, M.D）說明了主流醫學的意識形態是如何取代了有證據的醫療。

舉例來說，醫學的意識形態指示應提供乙型受體阻斷劑給冠狀動脈突然阻塞而發生心臟病的人，通常遲緩的心臟會很快地被迫跳動。幾十年來，醫生們都是開立乙型受體阻斷劑來平穩過勞的心臟。然而這個「有邏輯性」的方法，完全沒有科學證據的支持。相反的，二十八個研究中有二十六個顯示在早期給予心臟病患乙型阻斷劑不但不能救他們一命，事實上反而還害死了他們。

舉例來說，在二〇〇五年，針對藥物的最大型研究顯示，乙型阻斷劑在心臟病患脆弱且早期的時刻，會造成心臟衰竭的明顯增加。（註17）「只有當血液動力狀態穩定下來之後，才能考慮開始逐漸、小心地使用乙型阻斷劑。」該研究的工作人員說。

相對於醫療社群的絕大多數，我一直抱持著信念，就是在心臟病發作之後，心臟的被迫反應，是拯救心臟及身體的最佳方法。用乙型阻斷劑來降低心臟對於有限供應的氧氣的消耗，

（註16） BMJ 1991 (October 5); 303: 798-799
（註17） 《刺胳針（Lancet）》2005 November 5; 366(9497):1622-32

卻在這個關鍵時刻抑制了心臟的功能，這樣的作法不僅令人質疑，也具有高風險。如果要解除阻塞，心臟必須加更用力地跳動，而不是跳得更少。再次強調，身體擁有它自己完美的生存策略，若被人工的藥物加以干預，將落入危險境地。

雖然立即使用這些藥會帶來心臟病，也已經被科學證實會增加致命心臟衰竭的發生率，但多數醫師仍然相信這些是經證實有效、有科學證據支持的治療方法。我稱其為「合法的醫療騙術」。以下是其他一些醫師的意識形態與科學實證相抵觸的例子：

- 抗憂鬱藥物，例如「百憂解」（Prozac），縱使有不良的副作用，還是繼續提供給數百萬人，即使有無數研究已經指出它們對抗憂鬱的效果不比安慰劑好。
- 現代癌症療法的成功率，明顯低於即使是最弱的安慰劑反應。平均來說，癌症消失只會發生在大約百分之七的癌症病患身上。
- 證據指出用於耳朵感染、支氣管炎、鼻竇炎和喉嚨發炎的抗生素，事實上帶來的傷害比幫助還大。然而醫生卻持續開立這些藥物給他們的病患，每年平均七位美國人會有一位以上吃這些藥，造成大量的副作用進而需要更多的治療，除了每年須花費約二十億元，更導致足以抵抗所有已知藥物的超級細菌形成。
- 醫生每年約施行六十萬個背部手術，花費超過二百億元。儘管事實上，大多數的案例顯示，這些手術未被證實比不施行手術的治療還來得有效。
- 研究顯示以關節內視鏡手術治療膝蓋的骨關節炎，並不會比「假」手術來得有效，外科醫

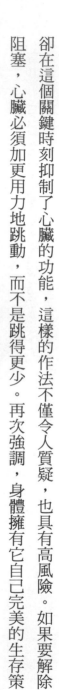

師在假裝手術時會為病人施以淺度麻醉。這些手術也不會比非侵入式的物理療法來得有效。此外，每年有五十萬個美國人進行了這些手術，花費接近三十億元。

※雖然咳嗽糖漿未能證實有效益，甚至還顯示會嚴重傷害並殺死孩童，但醫師還是慣常建議使用。對於年幼的孩童，開架式的感冒及咳嗽藥會造成嚴重的副作用，包括心律不正常、癲癇、呼吸停止及死亡。事實上，疾病管制及預防中心的研究人員在《小兒醫學》期刊發表，這些所謂安全的開架式藥物，因其併發症及劑量過重，總計占有孩童被送進急診室的數量的三分之二（二〇一〇年十一月）。這些案例中有三分之二是將藥品放在孩童可以取得之處而未注意，而三分之一的人雖然服用了醫生開立的正確劑量，卻還是進了急診室。儘管二〇〇七年ＦＤＡ禁止開立咳嗽藥物給四歲以下的孩童，但這些案例仍舊在發生。

這些高昂的治療花費以及極低的成功率，讓我們不禁要問，為什麼我們要繼續使用它們？這種建築在現代醫學「任何病都有藥可醫」心態之下的療法，其吸引力是明顯的。我們讓自己接受檢測和治療，因為在我們的信念中他們就是標竿，而不管他們實際的效用。因為不了解、也不信任身體是個複雜精細的系統，有它自己天生的療癒機制，所以我們在快速修復的概念裡找安慰。

但這卻沒有提到令人不滿的事實，也就是這些昂貴的、侵入性的、無效的且／或有害的治療，最終看起來似乎只會讓我們病得更重。我們必須轉而問自己這些尖銳的問題：這個抗生素真的能幫我治好我的鼻子感染？我真的需要進行這個手術嗎？化學治療真的是我擺脫癌症的唯一方法嗎？我已經準備好去看資料，而非只是意識形態嗎？我準備好面對證據了嗎？真相又是什麼？

雖然醫療產業想讓你以為經過時間考驗的自然療法和預防法單純只是騙局，但不只有非主流的醫療「異教徒」呼籲應重新評估現代醫療的態度。不斷增加的證據不言而喻：我們對於現代醫療的信念正在害死我們愈來愈多人。

那些負責監控醫療產業的機關單位即使偶爾會依病患的實際需求做決定，但這些決定通常緩不濟急，或甚至無法找出這可怕情況的根本原因。

舉例來說，ＦＤＡ在二〇一一年三月宣佈將撤下已被允許販賣數十年的約五百種未被核准的處方藥物，頓時成為新聞焦點。包括Pediahist、Cardec、Rondec以及其他數以百種藥，很多都早在ＦＤＡ甚至尚未建立它的核准程序時就已經開立給病人了。他們宣稱這些新的作法是根據他們的不良事件（adverse event）通報系統產生的，這也意味了現在將有數百種藥物需要通過ＦＤＡ的核准，帶來數百萬元新的收益。同時，ＦＤＡ對於從已核准的藥物衍生的併發症似乎著墨甚少，例如ＨＰＶ（人類乳突病毒）疫苗「嘉喜」（Gardasil）。

我們有選擇治療方式的自由嗎？

很明顯的，政府的看門狗單位並不總是把病人的最佳利益放在心上。因此，在一個利益凌駕於病患情況愈趨惡化，並建立一個由竄改的科學證據和似是而非、搖搖欲墜的根基形成的醫療環境下，個人的知識就成了我們最佳的防衛。然而現今醫療環境最令人害怕的可能是，因為主流的醫療診斷被視為如此神聖且不可侵犯，病患對於如何處理並治療他們身體的選擇愈來愈少。儘管正統療法具有有害副作用，但選擇另類療法以治療疾病的個人自由，卻也愈來愈受到打壓，特別是當父母必須去分辨何種方法對他們的小孩最有利時。

醫療產業在前幾年克莉絲汀．拉布利（Kristen LaBrie）的案例中，獲得了前所未有的勝利。三十八歲的拉布利，育有一個患有自閉症且被診斷出癌症的兒子，身為母親的她只因為單純想保護她的兒子不受有毒的化學治療傷害，卻被控訴企圖謀殺、未注意危險以及數個其他的罪名，最終也被定罪。她表明，在她兒子被癌症殺死之前，可能會先被化學治療害死，為了不讓她兒子遭受疼痛以及化療帶來的痛苦，她停用了藥物。但這些證詞卻徒勞無功，她對兒子的全心關懷讓她被判監禁四十年！這個案例不禁讓我們感到困惑，到底政府和醫療產是如何決定什麼才是對孩童最好的？即使有愈來愈多的資料及證據指出，正統治療是無效或甚至會得到反效果。

面對愈來愈多這樣昂貴、無效且通常還有害的主流醫學「智慧」，也就難怪有愈來愈多人轉而尋求另類療法。醫療產業對此的回應是，更努力地發揮他們的辯才以對抗這些通常是常識的療法。另類療法愈來愈受歡迎，成功案例也增多，在過去三、四十年改善了數百萬人的生活，但主流醫療卻說另類醫學不僅好鬥且傲慢，宣稱只有主流醫學是唯一經過科學驗證的方法，而另類療法在醫療照護上的貢獻是沒有任何根據的。他們多數確實相信這個謬論。他們仍然宣稱那些醫療方法有科學證據支持，雖然根本不存在這樣的證據，而只是非常細微的片段。

二〇〇三年一篇由納爾（Gary Null）醫師等人所寫的文章——〈藥物致死〉（Death by Medicine，作者為Gary Null, Ph.D; Carolyn Dean M.D, N.D; Martin Feldman, M.D; Debora Rasio, M.D; and Dorothy Smith, Ph.D.）描繪出了不同的樣貌。他們提出的參考報告證明了：

- 每年有二百二十萬人經歷了因醫院的處方藥物而產生的不良副作用
- 每年有二千萬非必要的抗生素被開立出來以對抗病毒感染
- 每年有七百五十萬件非必要的醫療和手術
- 每年有八百九十萬人非必要的住院
- 每年有七十八萬三千九百三十六人死於醫療錯誤和醫療的副作用

很弔詭的是，我們卻似乎比較信賴一個較年輕且大部分未經證實的醫療系統，卻不相信數千年來讓全部人民維持健康的古老醫療系統。現今主流醫學高度進階的診斷工具和治療方法，很容易帶來癌症的盛行，並抑制人們的免疫系統長達好幾世代。同時，疾病診斷和治療的天然方法被漠視，甚至被有目的地壓制。

我在二十多年前學習阿育吠陀醫學時，我們學到六千年歷史的古老方法「診脈（pulse reading）」，它讓我們可以在一分鐘之內，偵測出身體任一部位的任何一種失衡狀態。此外，一個優秀的阿育吠陀醫師能追溯到疾病的根源，而不需使用所費不貲的血液檢查、心電圖或X光。我們醉心的焦點在於疾病的肇因，而非它的症狀。

現代人卻被教導現代醫療是救世主。每年要花費數十億元在研究會造成我們生病的一切東西，包括細菌、病毒、毒素，甚至是陽光！高夫曼博士和其他人所進行的工作顯示，醫療輻射毀滅性的破壞效應，目前已超出所有疾病和死亡肇因加起來的總和，包括藥物副作用、醫療疏失和意外。疾病的診斷是為了預防疾病或幫助我們恢復健康，不是讓我們病得更重甚至死亡。

所有醫師在執業之前，都必須宣誓希波克拉底誓言，它是這麼說的：「我將依據我的能力及判斷，為了病患的福利而開立處方，並且絕對不傷害任何人。」它也說，「我絕不將致命的藥物提供給任何人，即使有人這麼要求我。」

根據醫學總會（General Medical Council, GMC）的規定，醫生的責任必須包括以下幾點：

- 把對病患的照顧置於第一考量
- 保護並增進病患和大眾的健康
- 讓你的專業知識和技能與時俱進

希臘人是第一個將「謀殺」和「救人」完全分離的種族。在那之前，許多原始世界的醫師和巫師都是同一人。他擁有殺生的力量，也擁有治療的力量。儘管醫療領域在技術方面有所進步，但諷刺的是我們竟走回頭路，回到那個那些有力量治療的人也被允許殺人的原始世界。再次強調，現今的醫師也被允許殺人。他們可以忽視游離輻射殺害許多病患、疫苗會造成他們意欲預防的致命疾病爆發（註18），或者處方藥物無法真正治癒疾病等種種證據，他們只是在抑制症狀並創造出因為他們產生的副作用而創造出的疾病。

美國醫學委員會懲罰那些希望不傷害他們的病患且不希望開立危險的藥物或診斷用的檢測給病患的醫生（如同前述案例，喪子的母親萊布利）。這些具有道德倫理醫生的執照會被撤銷，還會被控告醫療疏失。

我個人在十七歲那年，體會到診斷和嚴重疾病之間的致命連結。我父親被誤診為患了罕見的腎臟病。醫生開的藥產生可怕的副作用，讓他原本精瘦的身體在一週之內腫脹到原來的四倍大，讓我幾乎認不出他。

最後，醫生承認他誤診了，但這個輕率的治療已經造成傷害，損傷了我父親的心臟。後續的治療刺穿了他的胃，而在一年令人不堪回首的久病之後，他在五十四歲時過世。為什麼這些醫療技術在首次被引進醫院，讓醫師和病患使用前，並未檢測它的副作用？我在之後的章節會回來討論這個重要的問題。

每日接觸到的輻射

事實上，有害的輻射不只來自醫療儀器，它還以眾多形式入侵我們的日常生活，特別是透過科技化的小器具和新的電器等方式。舉例來說，根據我將在第二章提到的研究，近距離接觸行動電話，即使是發散出來的非游離輻射也會造成單股和／或雙股ＤＮＡ斷裂，並製造所謂的熱休克蛋白（heat shock proteins, HSP）。

我們的細胞製造這些蛋白質，以應付有害的刺激。經常暴露於這些非自然的輻射，會導致嚴重的壓力傷害及無法計數的基因突變。換言之，反覆或經常暴露在輻射線之下，無論是離子化或非游離輻射，都會導致範圍廣泛、被歸類為基因造成的疾病。

基因學者發現，罹患癌症以及其他疾病的人當中，有基因突變的數量增多，這些發現轉移了我們的注意力，讓我們無法了解到底傷害我們身體的真正原因為何，因而種下了「人類基因體計畫（Human Genome Project）」的真正危機。即使在人類ＤＮＡ研究上投下巨大資源，但對於如何針對特殊基因治療癌症的知識，卻所知甚少。如同之前醫學科技所做的承諾：「我們即將找出治癒癌症的方法」，但基因體醫學卻仍舊無法有突破性的進展。

（註18） 可參考我的著作《Vaccine-nation: Poisoning the Population, One Shot at a Time》

無論是研究學者或門外漢，都不約而同相信基因研究將為未來的醫學帶來革新，但沒人能清楚定義其中的涵義。有些人希望我們和基因體計畫的投資者相信同樣的事，但基因研究並不是那樣簡單。

二〇一一年二月十三日，一篇發表在享有聲譽的德國報紙《南德日報（Sudddeutsche Zeitung）》上，名為〈頂級技藝（State of the Art）〉的文章對基因研究提出了實際的概述。根據該文，雖然三十二億DNA鹼基對的序列已有多數被解碼出來，這也僅涵蓋基因的建構材料。事實上，對於DNA、RNA、蛋白質、生命狀況和外在環境交互作用及關係，我們幾乎一無所知。這份報告指出，我們所知道的只有人體有多少基因，估計大概是二萬至二萬二千。

如果這個估計是正確的，我們有超過六百億DNA鹼基對，然而我們對它們的了解卻很有限！基因解譯之所以這麼不可信及其很有可能會造成誤導，是因為一個人的基因序列和另一個人一定不同。任兩人不會擁有相同的基因——這很明顯。但這個無法預測的因素讓決定基因體中什麼是正常、什麼又是不正常變得不可能。畢竟，我們不是相同的機器，我們在各方各面都是獨立的。

一個很普遍的假設是，人體只利用百分之一點五的基因體以製造蛋白質。而其他百分之九十八點五的DNA，被我們傲慢地取了「垃圾DNA」這個綽號，這些DNA到底扮演什麼角色，我們卻不知道。如果我們就此認為身體未曾利用這些DNA，既魯莽又愚蠢。再次驗證了，人體以一種無比複雜和深刻的方式運作著，但我們卻沒意識到我們對其運作的方式連基本知識都沒有。將一個全新的科技建立在我們幾乎完全無知的事物上，是很不負責任的。

我們已經開始看到，製造基因改造食品帶來的毀滅性後果：現今有數百萬英畝的基改作物因為試圖插手操控大自然的偉大法則而一一倒下——這要「感謝」不負責任的短視及企業的貪婪。很多人已經熟悉因為竄改我們食物的基因所帶來的嚴重後果。

每一天，在不知情的狀況下，千千萬萬的人吃下了可能造成ＤＮＡ永久改變的「怪物食物」。這些ＤＮＡ裡的突變令我們能夠處理這些過去不存在於地球上的食物，但這個「調整」最終將造成令人費解卻永久的異常。基因改造食物從科學的觀點來看對任何人都是不安全的。事實上，也從未有針對基因改造食物對人體健康的影響的臨床研究的同儕審查被發表。我們就只是被要求去相信那些製造這些基改食品（並從中獲利）的人。然而，有非常多研究都顯示以基改食物餵給動物會造成癌症或胃腸的損傷，以及無數因體內平衡被嚴重破壞而導致的症狀，甚至是死亡。

為什麼我們要吃這些食物？幸運的，全球目前有了一些正向的作法。多數歐洲國家已禁止基改食物的進口。然而，這卻嚴重地惹惱了美國政府，也就是全球基改食物最大的推廣者及製造者。而因為美國基改食物的製造商並無義務標示基改食物（截至二〇一二年），基改食物和人類基因的聯結幾乎無法被建立起來。

看起來很合乎邏輯，**如果我們連最基本的食物都還無法做到安全的基因工程，我們當然談不上能以基因治癒疾病**。然而儘管我們對基因的所有運作及其內涵只有膚淺的了解，基因體醫學仍被廣泛地審查成為這個世紀的新解方。

事實上，基因體學在診斷、監控和治療疾病方面扮演愈來愈重要的角色，也創造出新穎且昂貴的診斷技術，以及所費不貲的化學藥物。

不令人意外的，生物科技公司對於懷疑是基因突變造成特殊情況，已積極利用診斷檢測以確認醫療的見解。而既然所有的疾病都含有基因的元素——無論是遺傳來的或是因身體對輻射線、病毒或毒素等環境壓力產生反應而造成——那麼增加基因體醫學的範疇和影響（以及財務上的獲利）當然就有很大的發展空間了。

藥物的設計方向，已經轉而朝向創造與基因序列和蛋白質結構相關資訊的新藥種類，而非傳統反覆試驗的方法。這些新藥只針對身體的特定部位，因此宣稱其副作用比現今諸多藥物都還要少，使得醫師和病患雙雙提高了使用它們的意願。此一新的藥物分支就是所謂的藥物基因體學，已被運用在所有的嚴重疾病上，例如癌症、冠心性疾病、ＨＩＶ、結核病、氣喘和糖尿病。

基因療法，是用正常基因去取代或補充缺陷的基因，被認為是ＤＮＡ科學裡最振奮人心的應用。雖然我不否定這個方法對於修復某些特定遺傳性疾病，例如血友病患者身上的基因缺陷是有用的，但我抱持強烈保留的態度，例如，藉由加入抑制腫瘤生長的基因來提升免疫系統。這是因為我相信健康是關乎整體的。舉例說明，如果一間房子的地基已經腐蝕並開始下陷，那麼我們換掉它的地板有意義嗎？當然沒有。更明智且具意義的方法是先處理地基：修復蛀掉的部分，防止進一步的損壞，並恢復它承載建物其他結構的能力。同樣的，把一個炫亮的新基因植入一個因毒素、營養不良和壓力而損傷的身體裡，並不是治療疾病的聰明辦法。

要真正、完全地治癒一個人，必須恢復全身的平衡狀態，而非只是處理諸多部位的其中一個或幾個部分。用非自然的方式提升免疫系統，就跟抑制它一樣危險。我們真的不知道對我們及後代子孫而言，竄改我們的基因會帶來什麼長期影響，因為這是前所未有的作法。

若天生就因遺傳性基因缺陷而患了罕見疾病，例如地中海貧血、血友病、唐氏症、肌肉萎縮症、血鐵沉積症或神經纖維瘤等，這是一回事，但人因為多年的生活型態改變或環境的有害影響導致基因突變，那又是另外一回事了。

大部分的疾病是多種因素或多種基因造成的，意思就是它們是受到了基因結合生活型態和環境變化等多項因素之影響。這些疾病包括癌症、心臟病、糖尿病、多發性硬化症（ＭＳ）、氣喘、高血壓、肥胖以及不孕。雖然這些疾病有家族史傾向，但它們遺傳的模式卻不能和真正的基因疾病混為一談。然而「基因體計畫」卻企圖在根本不存在之處製造連結。有愈來愈多疾病在發作時或發作前，因為發現了突變的基因，而被納入「基因體計畫」中。然而，這只會讓人們與他們自己的身體愈來愈疏離。畢竟，專家說我們無法控制我們的基因，是基因控制著我們，但真的是這樣嗎？

我國的研究人員不斷的想要證明基因能被修復且器官能夠重生，無需採取幹細胞療法或其他昂貴的治療方式。當我們說話，或者只是有個想法，我們的ＤＮＡ就會聽到並給予回應。

「基因體計畫」的科學文獻中並未提及已證明的生醫事實，那就是單單是基因並無法控制任何事。基因的主要功能和目的是繁殖細胞，進而為身體的器官和系統的健康及表現負責。而基因的效率如何，很大的程度依賴你以及你讓自己接觸了什麼東西。

在影片中，立普頓博士解釋了透過一種稱為「表觀基因調控機制（epigenetic mechanisms）」的程序，我們可以開啟一個單一的基因圖譜，並創造超過三萬個不同的產品版本，例如蛋白質和酵素。我們持續地在做這件事，我們的心智（包括意識和潛意識），在腦中及全身啟動了大量的生化反應，它是開啟或關閉基因的最大負責者。

基因並非真正地被「開啟」或「關閉」，這只是基因醫學喜歡使用的辭彙。實際上，基因既存在，也不存在。基因圖譜並不會不見，也不會關閉。讓它們活躍或者靜止的，是它們被讀取與否，而讓它們被讀取或被忽略的關鍵，是我們的想法、感受、行為、飲食、環境和生活型態。據此，與別人的衝突或丟掉工作或金錢（這些會構成分離衝突）能快速造成細胞內的分離衝突，因而讓基因無法被讀取。無法被適當讀取的基因會導致細胞行為面臨挑戰，稱為細胞變異。就因為我們能導致基因變得「無法讀取」，我們也可以重寫基因的呈現方式並將它改回「可讀取」狀態，就是意味著平衡和健康。

即使在基因缺陷的情況，例如唐氏症（註19），也一定是因為某個原因造成了罕見、突然的DNA損傷。每一個結果背後都有個原因，即使它躲在科學發現不到的地方。一個成長中的胎兒會面臨到非常多的環境影響因子，其中任一個都會造成問題，舉例來說，多了一條染色體就會造成唐氏症。現今世界上能造成ＤＮＡ及其基因變異的來源有太多了。

我們可以很清楚地看到，縱使我們從父母身上遺傳了不正常的基因，也不代表我們就一定會遺傳他們所患的疾病。主導我們健康的原因並非只有基因，而還有其他因素。事實上，身體內所有基因都由細胞的環境所控制，而它對我們的影響包括個人的觀點及信念。事實上，如果體內出現一個錯誤的基因，就如同克萊默博士和證實的，並無法造成癌症成長，每個一個罹患重大疾病的人其體內都有變異的基因。這是因為細胞環境的改變，而不是意外發生的。且無論基因是否變異，最重要的是它們不會造成癌症或其他我們推測的疾病。一定有其他的因素在作用，造成人體的平衡和自我療癒系統瞬間失衡而生病。

去假設生病乃是基因缺陷的責任，當然容易得多。舉例來說，兒童發生的先天性白內障。白內障是眼睛上的雲狀物，當發生在孩童或新生兒身上時，會導致他們在生命早期就眼盲。懷疑早期白內障是基因造成的，在擁有同樣問題家人的孩童上，尤其令人信服。

另一方面，這等同於不得不去相信若母親本身長期缺乏營養和荷爾蒙，會造成她的孩子罹患白內障。一份在一九九六刊載於《刺胳針》（註20）的報告指出，若母親缺乏維生素Ｄ會令她

（註19）　唐氏症是一種因為多出第21號染色體，而造成的認知異常疾病。請見：http://www.cdc.gov/ncbddd/birthdefects/downsyndrome.html

（註20）　"Edward B. Blau, Congenital Cataracts and Maternal Vitamin D Deficiency, Lancet 34 7(9001):626 (March 2, 1996)"

同樣缺乏維生素D的孩子白內障快速發生。既然有很廣大的人口都有維生素D缺乏的現象，隨之而來就是非常多的健康問題。

嬰兒天生缺乏維生素D並不是因為基因，而是因為不良的生活習慣。如同在這個研究中發現的，若母親忽視讓她的皮膚經常暴露在陽光下的重要性，就會缺乏維生素D。若她在懷胎期間將這種不良習慣傳給她的小孩，令他無法接受足夠的維生素D，則小孩即使在出生後接受母乳的哺餵，也仍會遇到維生素D缺乏的問題。

在母乳中幾乎找不到維生素D的成分，一點也不令人驚訝，尤其是當母親本身就缺乏維生素D時。一篇刊登在二〇一一年一月份《小兒科（Pediatrics）》的研究指出，維生素D對於胎兒和新生兒發展的重要性。在這個研究中，研究人員測量了大約一千位健康新生兒的臍帶血內維生素D的含量。他們接著監測這些孩童超過五年的時間，以了解他們的呼吸系統及過敏的問題，並將此與出生時的維生素D含量相比較。他們發現有百分之二十的新生兒有維生素D缺乏的問題，而這種情況與後續更頻繁地發生呼吸系統疾病及過敏的狀況有關。維生素D是構成健康免疫系統功能的必要條件，而若身為母親的人希望幫助她的孩子贏在起跑點，只要做到確保他們不會缺乏維生素D就行。

維生素D（事實上是一種固醇類荷爾蒙）負責體內的鈣質平衡，缺乏鈣質很明顯地和白內障有關。缺乏維生素D的孩子因而可能在一出生甚至更早之前就出現白內障。對於成人來說，缺乏維生素D長久已來顯示會造成骨頭的疾病——軟骨病（註21），這種情況在英國和愛爾蘭等陽光不足的國家仍然十分普遍。然而，已有愈來愈多證據顯示，缺乏維生素D是許多其他疾病的主因，包括癌症。

的確，新的科學證據指出，陽光維生素和調節許多疾病的基因有關，從癌症到多發性硬化症。舉例來說，一個澳洲的研究最近發現，多發性硬化症的發生率在遠離赤道的地區，發生率較高，就是因為日晒的不同。根據加州大學（University of California）、聖地牙哥醫學院（San Diego School of Medicine）和內布拉斯加州奧馬哈克雷頓大學醫學院（Creighton University School of Medicine）的研究，每日補充四千至八千國際單位的維生素D，除了對多發性硬化症有益，也能有助於一般成人預防第一型糖尿病、骨質疏鬆症，當然，還有癌症。

有趣的是，至少可以這麼說，有某樣東西就像維生素D一樣簡單又便宜，可治療並預防許多現今的疾病及幫助身體維持它原本的平衡。也許這就是美國政府為何會一直堅持每天只要四百至八百國際單位（僅有真正需要量的百分之十）的維生素D就夠的原因之一。同時，大約有百分之九十的美國人有慢性維生素D缺乏的現象，且似乎也比之前更體弱多病了。維生素D對目前的醫療產業尤其是個威脅，不只因為它完全免費（這一切要感謝陽光的照射），也因為它是完全安全且能夠預防一些社會上最賺錢的疾病。

（註21）　軟骨病是一種會影響嬰兒及兒童的骨頭疾病，患有此病的人骨頭會變軟、無法成形。主因是缺乏鈣質、維生素D和磷。由於缺乏日晒，身體無法製造維生素D，因而無法增加骨頭內的礦物質。

關於維生素D還有什麼是主流醫學不讓我們知道的？如果它對健康有那麼多好處，而它在多數人身上卻是長期缺乏的，那麼若我們下結論說，我們會因為這個日益擴大的問題而產生愈來愈多疾病，不是很合乎邏輯嗎？

除了這種和其他可以增進健康、對抗疾病的維生素療法，另一個重點是人們了解到現今環境有非常多類型的毒素，其毒性更勝以往。食物、化妝品以及生活上其他各方各面，都充斥著有害的化學物質。然而許多已知的毒素被那些生產、行銷和使用它們的公司強烈地捍衛著。

很重要的一點要注意，攝取維生素D的營養品可能會帶來其他更大的風險。不只是因為它會增加你對鈣的吸收，而當你的鈣、鎂和磷不足時，還會增加你對鉛、砷和鎘的吸收。所以，如果你想要補充維生素D，要確認你攝取的這些營養（無論是從飲食還是營養品而來）也是足夠的。問題是，我們永遠無法確認我們的血液和身體組織中有多少這些礦物質。

有個明顯的問題是，為何晒太陽這個零成本的方法，未被推廣用來降低癌症的發生率和死亡率？即使是能製造維生素D的紫外線燈，與醫藥治療相較起來仍是比較便宜的，而且維生素D對癌症病患產生的益處更不是醫藥所能比擬。我建議在冬天時，每三天使用一次紫外線燈以維持維生素D的濃度。在一年中較為溫暖的時節，我建議要晒太陽（更多細節請見《神奇的陽光療癒力》一書）。

總而言之，了解維生素補充品及營養療法，以及避開在現今環境中存在的諸多毒素，是掌握自身健康、預防甚至治療癌症最經得起時間考驗的方法。最重要的，它比現代主流醫學所採用的癌症療法更加聰明，主流醫學不僅比全人醫學和自然醫學來得年輕，成功率也低。

抗癌療法的無力

以安慰劑效應（placebo effect）（註22）為例。安慰劑（placebo，源自拉丁文，意思是「我將安慰」、「我將高興」）是現今進行每個科學研究時不可或缺的元素。安慰劑效應單純地建基在一個人的主觀感覺上。每個接受某種藥物有效性的測試者，均相信這種藥具有獨特且無法預測的效果。一定數量的人可能具有希望且信任的性格，因此產生比其他人更強的安慰劑效應。其他人也許受憂鬱所苦，因而影響到他對任何形式的治療，所產生正面反應的能力。

結果，一個研究也許「證明」一個特定藥物對特定種類的癌症具有效果，然而，如果一個重複的研究用不同的實驗者來進行，跟安慰劑效果比起來，這種藥也許會變得無效。因為這個原因，製藥公司命令接受他們付費的研究者，只從各種研究中刊登最有利於他們的發現。研究

（註22）用來描述提供假藥或假的治療，以測試該藥或療法是否比信念的力量還要有效。伯恩（Jerome Burne）在二〇〇二年六月二十日的《衛報（Guardian）》刊載了一篇文章指出，「新的研究發現安慰劑的效果出奇地好，事實上，比一些傳統用藥還好！」

中那些不具效果，或沒有比安慰劑有更多優勢的部分，都從最後的研究報告中被刪除了。

製藥公司向食品藥物管理局（ＦＤＡ）報告他們的發現，只需要證明被測試的藥對一些人顯示出效益。如果研究者設法招集足夠的具有正面性格的參與者，就可能對藥物治療產生好的安慰劑效應，然後他們可能中到「頭獎」且產生一個「具信賴性」的、暢銷的藥物。

這對製藥者而言，是個不需大腦就可以想到的好主意，因為只要有百分之十至二十的反應率，ＦＤＡ就會認可這個抗癌藥（實際例子，例如Avastin、Erbitux以及Iressa）。此外，大多數臨床癌症研究指的「成功」，是指測量到腫瘤的縮小，而不是死亡率。換句話說，即使多數的受測者死亡，但他們的腫瘤在侵略性的治療之後有縮小，這個研究就會被認為是一個偉大的成功和醫療上的突破。

然而熱門的抗癌藥其大問題，是它們十分危險，可能早在病人因癌症而死之前就讓病患死亡。其中一種，Avastin，在和化療併用時，很明顯地將病患的死亡風險提升了三點五倍。它也與更多的不良副作用有所關聯，例如血塊、腸胃穿孔、腦出血、眼盲、神經性疾病，甚至死亡。當然，這是放療及化療的災難性效應之首。

而且，單單用侵犯性的手術將癌化的腫瘤切除，而沒有針對讓癌症發展的根源做處理，通常也是沒有效果的。仍然有一些醫生會推銷實驗中的藥物，但這些藥物未經完整測試，且它們的化學特性通常是不安全的。

任何這類把人的身體當成機器般，以為它們只對運用機械或化學物質有反應而治療的嘗試，注定要遭受嚴重的挫敗。這種方式不僅不科學，而且也是不道德且具有潛在傷害性的。對許多免疫系統已經受損的癌症患者而言，只要一次的化療或放射線治療，或一次的手術或實驗性藥物，就足以致命。

在明尼蘇達州羅徹斯特的梅約醫學中心，知名的資深癌症醫師摩特爾博士（Dr. Charles Moertel），曾用以下的文字巧妙地替現代癌症治療的里程碑做了總結：「我們最有效的療法，充滿著危機、副作用和操作上的問題，在我們所治療的所有病人付出代價之後，只有很小部分的人因其腫瘤有不完全的退化，而獲得短暫的好處。」

這個現代癌症療法的成功記錄是非常令人沮喪的，明顯地甚至比安慰劑效應還差。一般說來，只有約百分之七的癌症病人獲得緩解。此外，並沒有證據顯示，百分之七這個低得令人沮喪的「成功率」，是提供治療後所得到的結果，有可能即使沒有治療也是這樣。甚至，完全不治療癌症還比接受治療擁有更高的成功率。承諾有百分之十的病人其腫瘤會短暫縮小的藥物治療，並不能算是一個有希望的治療，而是一個用他們的生命所下的危險賭注。事實上，治療癌症及任何疾病，使用安慰劑的效果可能都還比最樂觀的「療法」來得好。多數人認為安慰劑只有在當病人不知它是安慰劑時才會發生作用，原因是典型的「正向思考的力量」。

然而，來自哈佛醫學院（Harvard Medical School）和貝斯以色列女執事醫學中心（Beth Israel Deaconess Medical Center）的研究出現了驚人的結果，其實安慰劑即使沒有用這種詭計，也能發生效用。傳統的研究中病患並不知道他們服用的是安慰劑還是真正的藥物，但這個研究中接受安慰劑的病患完全知曉他們服用的只是無療效的糖衣錠，然而他們回報症狀改善的卻是服用「真正」藥物者的兩倍。

我一輩子都在主張，諸多的醫療其實是充滿希望的思考，這點已被具突破性的科學研究證實，也就是低估了病患期望所帶來的療癒力量。在一個名為〈對藥物功效的治療期望之效應：鴉片類瑞吩坦尼的止痛效果（The Effect of Treatment Expectation on Drug Efficacy: the Analgesic Benefit of the Opioid Remifentanil）〉（註23）的研究中，可能會完全瓦解醫學界至目前為止已建立的信條。然而，這個發現也開啟了醫師通往一個全新的疾病治療境界的大門。

來自牛津大學（University of Oxford）、漢堡艾朋多夫醫學大學（University Medical Center Hamburg-Eppendorf）、康橋大學（Cambridge University）和慕尼黑工業大學（Technical University, Munich）的傑出科學家，發現了決定一種藥物治療是否有效或比病患自己的意志還無效的最根本、最具影響力的決定因素。他們的研究刊在《科學轉化醫學（Science Translational Medicine）》雜誌二〇一一年二月十六日的期刊上（註24），剔除了對於安慰劑效應可達到治療——不靠藥物或手術的懷疑。在這個研究的摘錄中，科學家們表示：「從行為和自我回報的資料來看，病患的信念和期望，能強化對任何藥物的療效或副作用。」他們透過健康的自願者的腦部影像，發現病患不同的期望，是如何改變對強力鴉片的止痛效果。

在這個研究中，當受測者被告知他們吃的不是止痛藥——即使他們吃了，該藥物被證實完全沒有效果。事實上，研究人員展示了透過操控受測者的期望，能大幅提升或完全消除止痛藥的效益，也就是說，這意味著病患能否獲得緩解，全看他自己。

這個特殊的研究也指出了會被病患期望所影響的區域。研究發現，「在主觀及客觀的基礎上，我們主張個人對藥物效果的期望，大大地影響了藥物的治療效果。」下次你的醫生開藥給你時，試著告訴他這件事！

顯然這對照護病人和測試新藥是重要的結果，但我懷疑是否真的如此。告訴病患他們有能力治好自己，無法賺錢。不過，另類療法和補充療法或許能將這些信條與他們的治療手段結合，而從中獲利。

現在讓我們來看一下這個迷人的研究中的一些細節。一群健康的受測者，其腳部持續接受同等級的熱度所造成的疼痛，而他們必須以一到一百，來描述他們的疼痛程度。所有的受測者都會被接上靜脈點滴，所以可以在他們不知情的情況下給藥。當病患的疼痛指數到六十六時，第一階段的實驗是給予受測者最強而有效的止痛藥瑞吩坦尼，且受測者並不知情。他們的疼痛指數下降到五十五。

在第二階段，受測者被告知他們有透過靜脈注射接受了止痛。無疑的，在受測者心中這是真的，所以疼痛指數下降到三十九。

（註23） http://www.ncbi.nlm.nih.gov/pubmed/21325618

（註24） 《科學轉化醫學（Science Translational Medicine）》Vol. 3, Issue 70, p. 70ra14, DOI: 10.1126/scitranslmed.3001244

接著，在未真正改變藥物劑量的情況下，告訴受測者止痛藥停止輸送，所以預期疼痛會再回來，結果疼痛指數上升到六十六。即使受測者仍持續接受了瑞吩坦尼，但他們現在感受到跟實驗一開始沒有給藥時候一樣的疼痛感。

牛津大學的崔西教授（Irene Tracey）告訴ＢＢＣ：「這很驚人，真的很酷！這是我們所擁有的最佳止痛劑，大腦的影響力既可以大幅增加它的效應，也可以完全讓它失效。」她更進一步指出該研究是對健康的人所進行，他們所接受的疼痛只是很短暫的時間。患有慢性病的人其反應可能不會那麼敏感，因為他們之前已經嘗試非常多種藥，他們的期望已經落空好多次了。結果，他們可能會將他們的懷疑（負面期望）轉成認為自己不會痊癒的預告。換言之，痊癒或得治靠的不是治療，而是病患「相信」它對他有效或無效。

「醫師們需要多花時間進行諮商，並了解疾病的認知層面，焦點在於生理方面，而不是心智上，那會是治療路上真正的障礙物。」崔西教授宣稱。

英國南安普頓大學（University of Southampton）健康研究教授萊維斯（George Lewith）強烈地指陳，這些發現引發了對許多隨機臨床試驗其科學正當性的質疑。萊維斯是一位非常嚴謹、擁有完美成就及對全球醫療科學有貢獻的人，南安普頓大學頒給他「個人教授」（personal chair）的頭銜，成為健康研究教授，他已出版了超過二百本同儕審查研究報告和十七本書。在二〇〇八九月六日的《泰晤士報》上，將萊維斯列於入該報的「生活型態五十（The Lifestyle 50）」，指的是「前五十位對我們如何吃、運動及思考影響最大的人」。

這個研究的迷人及重要之處，是受測者的腦部掃描在實驗期間，也顯示出大腦的哪些部位會被受測者的主觀期望所影響。研究人員發現大腦中與解讀疼痛強度有關的區域，出現了明顯的神經活動的變化。對疼痛緩解有正向期望效應與內源性止痛系統的活動相關，而負面期望的效應與海馬迴及額葉皮質內側有關。不管是對結果有正面或負面的期望，都會改變大腦的化學物質並決定你身體痊癒的能力。

我在我的著作《健康與回春之祕》的第一版（一九九五）中，曾經提出一些觀點，現在看起來比之前更加合理：「安慰劑的作用機制在於病患的信念中，認為一種藥、一個手術、或一種不同的治療，能夠緩解他的疼痛或治療他的疾病。對於康復有著深刻的相信或確定感，是病患在啟動療癒反應時必須要具備的。利用先前所提到的強大身心連結，病患能因特定的思考過程活化大腦區域，釋放天然的鴉片物質（嗎啡類止痛劑）。這一用於舒緩疼痛的神經傳導物質就是所知的腦內啡。腦內啡的效果，比最強力的海洛因還要強四萬倍。」

索爾福德皇家ＮＨＳ信託基金會（Salford Royal NHS Foundation Trust）的教授瓊斯（Anthony Jones），對此發表以下言論：「不管是我們還是其他實驗室的結果都指出，期望對於疼痛感知和安慰劑的止痛結果，是關鍵的驅動因素。所以這進一步確認了此一概念與藥物效應相關。之前也顯示了與一氧化二氮的止痛效應有關，但最近的研究提供了良好的證據，證明這個現象不是因為人們說了他們認為研究者想聽的話。」

造假的藥物研究

該研究意義重大且對科學不啻一大打擊。由於這項研究並未將服用實際藥物的病患或受試者的主觀期望這項關鍵因素考量在內，因此嚴重地打擊了所有藥物研究的有效性。以勒維士博士（Dr. Lewith）的話來說：「這如同往他們頭上澆了一桶冷水。」

只是在藥物實驗中加入對照組，既不能使可信度提高，也不能讓它看起來更科學，更不能使藥物的實際功效得到確認。接受實際藥物的受試組和對照組一樣，都會對藥物產生相同的主觀、不可預測的期待。製藥公司希望製造出一種「假藥效應僅會發生在對照組而非受試組」的印象。但是，既然兩個組一開始都不知道自己服用的是真藥還是安慰劑，不論被分派到哪個組別，各個受試者對藥效的期望都會對最終的研究結果產生影響。

即便受測藥物和安慰劑相比有更顯著的療效，仍不能證明該藥物確實有效。相反地，這只能顯示受測組的假藥效應比對照組更為強烈——這本身就是一個重大發現。

●藥物試驗常見的手法

為何服用真藥者的假藥效應反而比服用假藥的人更強烈呢？因為所有的試驗參與者都希望

自己服用的是真藥而非安慰劑，當他們發現自己的身上出現像是便秘、腹瀉、頭痛、眩暈、噁心、口乾等曾被告知可能會發生的副作用時，他們的正向期望值就會顯著增加。他們由觀察的結果發現自己屬於服用真藥的那一組，讓他們覺得自己可能痊癒，也進而使藥效的試驗結果看起來是成功的。研究者聲稱這是受測藥物有效的明證，卻不把參與者現在高漲的期望因素涵蓋在內。

某些受測對象可能對接受新藥懷有莫大的期待和熱情，然而其他之前曾經接受過類似藥物卻未曾獲得益處的人，則可能對新藥持較保守甚至負面的態度。根據該研究，既然病患的期望值和試驗結果有高度相關性，那麼先前未把病患期望值納入考量的科學研究就都有誤導之嫌，而應因為缺乏效度而棄之不用。實際上，這個方式應當適用於所有過去曾進行過的雙盲控制研究。臨床藥物試驗不符合科學原則甚至形同欺瞞的另一個原因是，它們並非在真正的雙盲環境下進行的。研究中所有的參與者，無論是否收到真正的藥物或安慰劑，都曾被告知該研究針對的具體情況。舉例而言，一項為了降低血糖或減少膽固醇以對抗高血壓的新藥所舉辦的臨床藥物試驗，招聘廣告中所透露的隻字片語，可能已經在參與者心中產生了參與該試驗可能對他們有益的期望。

從來沒有臨床試驗不事先告知參與者該試驗藥物可預期的療效。往好處想，因為參與者不知道他們接受的是真藥還是安慰劑，所以研究人員聲稱試驗結果沒有問題。換個角度來看，他們在事先就告知所有參與者，至少有百分之五十的機會可以獲得對他們的病情有幫助的新藥。

換句話說，每兩個參與者中就有一人可能在試驗還沒開始前已經處於假藥效應的影響下。

每個臨床科學家都知道，心中對藥物或療程的信心會產生治療的效果。這也就是為何每個臨床試驗都須要有對照組的初衷。既然如此，為何科學家和醫師們仍堅持只有藥物才能治療病情？這顯然是醫學研究中的雙重標準。若他們認為唯有藥物能治癒病情是正確的，那麼在研究中為何還有納入對照組的必要呢？

告知參與者他們獲得受測藥物和安慰劑的機會各半，會在受測者心中種下多樣而不可預測的期待，而這正是研究者不會特別去說明的重大不確定因素。這樣的結果，往最好的方向想也是偽科學，往壞處想，其實就是詐騙。

執行客觀研究的唯一方式是，不分性別的告知所有參與者，他們都會收到真藥，但實際上沒人拿到真藥，相反地，所有的人拿到的都是安慰劑。然後，在試驗的第二階段，也就是在另一段不同的時間裡，告訴相同的一群受測者，他們會收到真藥，這次給的也確實是真藥。這才是誠實且符合科學的研究。

●不誠實的方法

為了避免受測藥物得到糟糕的測試結果，製藥公司通常要求研究人員選擇用最年輕和最健康的受試者來做為目標疾病試驗的對象。然而，這種做法既不符合現實又有製造假象的錯覺。在現實中，大多數的藥物都是給那些病況較嚴重、身體較虛弱且年齡較長的病患，他們對自己的狀況和年紀較輕、身體較強健且相對健康的患者相比，本來就比較不抱正面的期待。病重時，人本來就容易感到心情低落甚至沮喪。

製藥公司對這些「小奧步」知之甚詳，因此，拒絕病重或沮喪的病患參與藥物臨床試驗。回想一下你感冒或罹患其他病痛的時刻，你極有可能會感到虛弱，並對大多數原本會令你感到興奮的事失去興趣。你必須對治療感到振奮（正面的期待），才能從中獲得真正的功效，或者，講白點，對你的病情起到安慰劑的假藥效應。即便製藥公司成功地以所謂的研究，操作出對新藥有利的成果，但總有更多對相同藥物進行的試驗顯示其實它的效果不彰。

若藥物真的有效，則應該在所有受試者身上都一樣有效。然而，因為每個病患對藥物的期待不同且不可預測，因此試驗結果會是對某些人有效，對另一群人卻無效。食品藥物管理局允許製藥公司合法的剔除結果糟糕的試驗，只選取結果良好的呈報。

當研究最終呈交給食品藥物管理局和醫藥期刊進行同儕評鑑並出版時，看起來會像是有效的科學研究。研究報告上都蓋著證明有效的戳章。但真相是，所有依照這個模式所產出的研究，都是經過精心製做但卻毫無實際價值，且對所有病患存有潛在危險，不但可能會有嚴重的副作用，甚至還會導致死亡。正因藥物毒性太強太危險，也難怪食品藥物管理局被迫每年將大量藥物強制下市。每年死於藥品毒害的美國人何只成千上萬。重點是，我們沒有辦法直接證明病人的病情改善是因為藥物的功效，還是因為病患深信該療程有助於他的病情。然而，在這個新的止痛藥研究裡，結果直指後者。

腫瘤瞬間消失的「奇蹟」

在數千個病患身上發生的癌症自發性緩解案例中，清楚的顯示出身心靈三者間密不可分的關聯性。研究顯示，當病患在強烈的自我期許下，腫瘤的尺寸可以在短短數小時的全人健康療法後隨即縮小。若病患感受到疾病性靈的目的，就足以使病況達到緩解。

病患不再把疾病當成一種威脅，而視之為經過偽裝的祝福，那麼這種情況就會發生。換句話說，不把自己視為無常病痛下無助的受害者，而轉變成為達到圓滿境界過程中主動的參與者，將原本可怕的詛咒轉化為上蒼恩賜的期待，會激發人體內在最強而有力的療癒力。

鹽水製成的安慰劑可使疼痛緩解，正如同能在瞬間把巨大的腫瘤分解的機制一樣，心誠則靈是關鍵。我曾親眼見證，在一群中國氣功師發功十五秒後，超音波直播畫面裡原本大如葡萄柚的膀胱腫瘤立即消失。當然，若病患本身並不相信氣功能助他痊癒的話，這種治療不會成功。正如同把門關上，沒人進得了你家。

醫師不應該讓病患感到死亡的恐懼，相反地，要幫助病患在心中、腦中灌注充沛的希望，使他們的體內產生足以自癒的生化反應。換句話說，當醫生告知病患處於疾病末期，無異於不經意地宣判了病患死刑。若醫師對病人說他會死，甚至更糟的是病人看到儀器（如電腦斷層儀）的診斷結果是他會死（因為機器不會說謊），那殺死他的其實不是疾病本身，而是病人深信醫師所言必定會成真的期待。當感到脆弱無助時，病患常視醫師為他們的救星、上帝。若上帝直言我會死，那麼定無虛假。當我們把權力放在由人所扮演的上帝手上時，期待就不具意義且不為自我所掌控，這樣就無法成為自己的主人而是別人的奴隸。

光是看到我本書的書名《癌症不是病：它是身體的療癒機制》，就能使上千民眾重拾對自己和自己身體的信心。將負面的期待轉為正面才是從事醫療時所該做的事。所有醫生和現代醫學的從業人員都應該好好鑽研前述的研究，但這可能使大部分的現代醫學土崩瓦解。拜這些優秀的研究人員之所賜，我們現在才有一個模式能以科學的方式解釋療效和病患心理的期望、心理狀態及態度之間大有關係，而不盡然和醫生及他的治療有關。

到目前為止，大多數醫學的教條都在顛倒是非。為了人類的存續，我真心希望現代醫學可以進行一次改革，讓它重回正軌，而我已經看到一線曙光而深受鼓舞。

期望形塑了真實

不論是正面或負面的期待，都會引發超乎預期的結果。許多人都曾聽說，心臟病往往在周一早上九點時發作。我們推測這是因為對工作日將會面臨的困難和壓力的預期所引起的。此外，在耶誕節前幾天死亡的人很少，耶誕節過完後才死的人比較多。

另一個由耶魯大學公共健康學院暨國家老化協會（Yale School of Public Health and the National Institute of Aging）所發現的現象是，對老化抱有正向思考的年輕人，當他們年紀漸長後，比較不會得心臟病和中風。而一項由耶魯和邁阿密大學對老化所進行的研究中發現，對老化抱正面態度的中老年人，平均可多活七年。

在某經典研究中，透過收音機播放老歌、穿著適合那個年代的衣著，將一百個超過八十歲的老人置於如同時光倒退了三十年的環境下。不過短短數週，他們心理和生理的所有老化指數平均都減了十五歲。然而，當搬回他們目前的居所後，才一天的時間，他們就又老了十五歲。

一篇發表於CNN.com上的文章中，CNN的資深醫藥記者蔻涵（Elizabeth Cohen）撰寫了關於曾因〈王者之聲〉一片獲得奧斯卡最佳原著劇本的賽德勒（David Seidler）從癌症中自癒的故事。賽德勒在七十三歲時罹患了膀胱癌，他只用了一個簡單的觀視法，不到兩週時間，正好在預定的手術進行前，就把體內的巨大腫瘤給消除殆盡，他的醫師對此驚愕不已。

有上千宗例證都再再顯示，不論是用觀想、期望、觀視、感知或持有信念，只要心理層面真的接受，就能夠使之實現。身心醫學不是嘩眾取寵或痴心妄想，而是真正的科學方法，以下的研究會進一步解說。

你相信光是看著愛侶的照片就能使疼痛停止，得到和服用古柯鹼一樣鎮痛、麻醉的效果？一項由史丹福大學進行的研究結果正是如此。這項在二〇一〇年十月十三日發表於《公共科學圖書館期刊（PLoS ONE）》期刊上的研究中，研究人員的試驗方法是，要求戀愛中的學生將精神集中在愛人的照片上，再用不同程度的熱源加諸在他們的皮膚上，使他們感到疼痛，同時使用核磁共振的方式掃描他們的腦部。

根據一項在二〇〇六年九月於《駐院主治醫師（Hospitalist）》上發表的報告指出，「許多病患感受了百分之三十至百分之五十程度不等的疼痛舒緩。」除此之外，服用止痛藥可能會引起噁心、眩暈、嗜睡、便秘、口乾、多汗、肝衰竭和死亡等副作用。換句話說，不用藉助藥物，也可以有效的使疼痛得到緩解。

在另一項由加州大學洛杉磯分校於二〇〇九年十一月刊登在《心理科學雜誌（Psychological Science）》上的研究報告中，研究者對二十五位女性及她們的男友進行了為期六個月的研究，於試驗期間在他們身上施於不同程度的疼痛。當疼痛時，要女生握住藏身在布幔後的男友或陌生男性的手，再由研究人員告知她握的是男友的手或陌生人的手。當握住男友或陌生人的手時，女生的疼痛感都能顯著減輕。

在不舒服的情況下，要女生看男友的照片或陌生男子的照片，她們的疼痛感也會有相同程度的緩解。實際上，當對方是陌生人時，女生能得到舒緩的程度更大。這意味著，疼痛的緩解和愛無關。看到愛人照片或觸碰人手的親密感和安全感，才是促成大腦分泌使疼痛緩和的腦內啡的關鍵。

這些寶貴的研究顯示出療癒和感受之間緊密的關聯。我們並不是機器，治癒癌症，需要靠周遭親友的支持、鼓勵與再三的保證，由此，才會產生療癒所需的（正向）期待。負面的診斷結果或對病情的預測只會使人產生威嚇，例如說出：「若不服藥，就會死。」或是讓人感到自己是可怕疾病下無助的受害者，這些都無助於病情好轉，反而會造成病人健康狀態惡化甚至死亡。許多藥物之所以有效，是因為人們期待它會發揮藥效，而不是因為它真的對病人的身體產生顯著的生化影響。缺乏可以從藥物獲得實值效益的信念時，大腦就不會讓藥物發揮作用。

第一個研究已證實，當告訴患者他服用的不是止痛藥時，止痛藥將完全失去效果。心靈的力量可以消除藥效，也可以增強藥效。換句話說，心靈會控制大腦，啟動或關閉療癒所需的生化反應。大腦的研究說明，身體的療癒力受大腦的節制。許多研究都已證實這點，也包括對抗憂鬱藥物的研究，藥物對憂鬱症的療效和安慰劑始終不相上下。這些研究最令人鼓舞的是，我們可以控制自己的大腦。藉由正面或負面、有意識或潛意識的信念和期待，可以使大腦執行我們所下的指令。總而言之，我們的信念成就了我們。因此，或許現在是我們對掌握自我療癒力改觀的時候了。

統計上的騙局

癌症產業試著用統計上的「證據」，來令你相信你必須把生命交到他們手上。然而，任何化學治療成功的故事都僅限於相對而言比較不常見的癌症種類，像是伯特氏淋巴瘤（Burkitt's lymphoma），以及絨毛膜癌（choriocarcinoma），罕見到很多臨床醫師甚至都不曾見過。幼兒時期的白血球過多症，只占所有癌症的百分之二以下，因此很難影響整體的成功率。化療對何杰金氏病（Hodgkin's disease）（淋巴瘤）所宣稱的良好成績，只是一個不成熟的謊言。被成功治療何杰金氏病的孩童，在之後的人生中形成第二種惡性腫瘤的機率高達十八倍（《新英格蘭醫學期刊》，一九九六年三月二十一日）。根據國家癌症研究院（NCI Journal 87:10）所指出的，接受化學治療的病人比未接受化學治療的病人，其發展出白血病的機會是十四倍，發展出骨頭、關節和軟組織的癌症機會則有六倍。但是，若你的孩子患了淋巴瘤並因上述證據充分的理由拒絕治療，你將會面臨法律起訴，且孩子將會從你身邊被帶走。其結果是：雖然只有百分之二至四的癌症對化學治療有反應，但現在使用化學藥物來治療大多數的病人，卻變成標準程序。在美國，有百分之七十五的癌症患者接受化學治療。

美國國會總審計局（U.S. General Accounting Office, GAO）在其癌症研究中記述：「對大多數我們檢查的癌症來說，真正的改善（存活率）比刊登出來的數據更小或被高估了……我們很難找到有更大的進步……（對乳癌來說）有很小的改善但比報導出來的還小。」

癌症研究者貝勒博士（Dr. J. Bailer）更直接指出：「美國癌症協會統計的五年癌症存活率容易誤導人。他們現在把不是癌症的疾病也算進去，因為現在我們能在疾病的早期階段即診斷出來，於是虛假地顯現出病人能活比較久的樣子。我們在過去二十年所有的癌症研究是個失敗。三十歲以上死於癌症的人比以往更多……更多有輕微或溫和疾病的婦女被包括在統計數據中，且被說是『治癒了』。政府當局指出存活數據，然後不適切地運用那些生存率，說他們在對抗癌症這場戰爭中獲得勝利。」（註25）

官方的癌症統計排除了非洲裔美國人，一個實際上有較高癌症發生率的族群。他們也未把男性最大癌症死因、女性第二癌症死因的肺癌患者包括進去。然而，這個統計資料囊括了數以百萬有著不會威脅性命且容易治癒的疾病的患者，像是局部子宮頸癌、未擴散的癌症、皮膚癌和乳管原位癌（ductal carcinoma in situ, DCIS）——最普遍的非侵犯性乳癌種類。甚至癌前也被包含進來，以提高現代癌症療法的虛弱成功率；然而大多數癌症前期不會發展成癌症。

將一九九七年與一九七〇年相比，死亡率反而高了百分之六，實在無法說現代的癌症療法是科學化的、有效率的，或說它值得這麼痛苦、這麼努力以及這麼大的支出。這個趨勢持續到今日。以最少百分之九十三的失敗率來看，現代的癌症療法根本不能被認為是種治療，反而更像是對社會健康的威脅。

信念的力量

根據量子物理學的法則，在任何科學實驗中，發現者（研究者）會以一個非常根本的層次影響並改變觀察物體（觀察者—觀察關係）。施行在你身上的治療根本原則也是一樣。畢竟，你的身體是由原子組成的分子所構成，而這些原子是由次原子的粒子所組成。換言之，是由能量和資訊所組成的。在我們所認為的實體萬物中，甚至沒有一絲物質存在。縱使有事物會像石頭一樣真實且具體地出現，也沒有任何事物是牢不可破的；是你的觀感讓它這樣出現。

你的想法只是一種能量和資訊的形式，會影響其他形式的能量與資訊，包括你的身體細胞。舉例來說，如果你對於某件發生在你身上的事感到傷心，你的姿勢會改變，眼睛也會失去光彩。眼細胞，如同身體其他部位的細胞，會對你的想法做出反應，就像士兵會遵守他長官的命令一樣。結論就是，**如果你夠強烈地相信你有癌症，或你害怕它，你就會面臨證實它存在你的身體內的顯著危機**。

安慰劑效應能以兩種方式運作：相信致命疾病的存在其實是身體的一種防禦機制，與相信藥物具有治療效益。兩種方式同樣有力和有效。在剎那間，你的想法和信念，傳遞它們所包含

（註25）《新英格蘭醫學期刊（New England Journal of Medicine）》Sept/Oct 1990

的訊息到你身體的每個細胞。那些構成你身體原子、分子、基因、細胞、器官和系統的能量和資訊並沒有自主的能力，它們並不是壞份子。它們只會遵照命令，遵照你所表露出來的喜歡和不喜歡的事物來行事。換言之，你相信什麼，你就會成為什麼。此外，你相信的事物取決於你看待或感覺事情的方式。很顯然，你若將癌症詮釋成疾病，它對你而言就是疾病；反之，癌症對你而言將只是一種生存機制或訊號，要你去注意你過去長久以來忽略的生命面向。

如果你相信癌症是一種疾病，你就會傾向於對抗它，無論是身體上、情緒上或精神上。如果你有堅強意志，而你使用的武器也強而有力，那麼你將可能征服這個所謂的「敵人」，至少短暫的時間是如此。這種情況下，你會很驕傲你已「打敗」了癌症，而且你還會感激醫生或你所承受的藥物治療，救了你一命。如果你很虛弱，而你使用的武器也不強，你可能就會死於你所認為的惡意敵人的手上。醫生會表達他的遺憾，說你的身體「對藥物（武器）未產生有效的反應」，表示他已經盡了一切努力，但只能束手無策。但他不會告訴你，他放到你體內的武器可能讓你致命。

化療藥物的毒性很強，光是滴幾滴到你的手上，就可能造成嚴重灼傷。如果滴到水泥地上，會燒出洞來。而在往醫院或其他地方的途中，如果不慎灑出化療藥物，會被歸到重要的生化危害等級，需要穿著太空裝的專家來處理。

可以想像一下當你不斷接受注射時，化療藥物在你的血管、淋巴管和器官組織所造成的洞。我曾經在病人接受化療時，檢視他們的虹膜（利用虹膜學），我看到嚴重的腐蝕和傷害遍佈全身組織。是的，這種藥能摧毀你的癌細胞，但同時間，也破壞了很多健康的細胞。因此，你在接受化療和放射線治療時，你會掉頭髮，而且你再也無法消化食物。很多病人因此得了厭食症，失去了食慾。然而，這不是現代癌症治療中唯一會有的危險。「化療和放療會增加罹患另一種癌症的風險達一百倍。」艾普斯坦博士如此說。（註26）

抗癌藥讓腫瘤更致命

過去二十年來，我總是「極不道德地」宣稱一般的癌症療法，包括化療、放療和用來縮小癌化腫瘤的血管新生抑制劑，必須為讓癌症更具侵犯性及發展到身體其他部位（被錯誤地稱為轉移）負最大責任。因為我堅持發表對這個議題的立場，多年來我收到一大堆奚落、誹謗甚至是公開的死亡威脅。

國家癌症研究院在它的網站上說：「血管新生抑制劑是獨特的抗癌物質，因為它們傾向較能阻礙血管生長，而非腫瘤細胞。對某些癌症來說，當血管新生抑制劑與其他的療法，尤其

（註26）　美國國會會議紀錄（Congressional Record），September 9, 1987。

是化療結合時，是最有效的。」然而，二〇一二年一項由國家健康機構（National Institutes of Health, NIH）支持的研究，揭露了為什麼這些抗癌藥的「有效性」是如此的短暫且會轉而變成可能致命的駭人結果。這個研究顯示了侵犯性的治療（用於縮小或者移除相對小型、成長緩慢或被包覆住、無害的腫瘤）可能會造成全身都被高度侵略性的癌症占滿的狀況。

刊登在《癌細胞（Cancer Cell）》二〇一二年一月十七日雜誌上的一個突破性研究（註27），發現每個原發生癌化腫瘤中有一部分鮮少被發現的細胞，會像重要的守門員一樣對抗癌症的進展及轉移。相對相穎的抗癌藥，也就是所謂的血管新生抑制劑，透過阻斷了血液到腫瘤的供應，而消除或摧毀了周細胞。

全球的科學家和腫瘤科醫師做了短視的假設，認為切斷了包含血管在內的腫瘤生命支援系統，就能成功且永久消滅腫瘤。但他們卻不知道這會打開潘朵拉的邪惡盒子，創造出一連串的癌症夢魘。

癌症的智慧

從一個全人且真正科學的觀點來看，上述的假設是有嚴重瑕疵的。我經常要與人爭論說，癌症是身體最終的療癒企圖，是為了讓身體重回平衡的狀態，而這個值得注意的研究清楚地指出，癌症是身體最成熟且最精密的保護機制之一。

這個研究發現透過切斷腫瘤的血液供應來縮小腫瘤的療法，會讓腫瘤更具侵犯性且可能會擴散。換句話說，為了幫助防止腫瘤失去控制並侵犯身體的其他部位，身體會堅持且有目的性地生出額外的血管。你可能會問，為什麼身體要這麼做？

這麼說吧，所有的癌細胞都是轉變成厭氧狀態的正常細胞，它們的氧氣都被剝奪了（因為阻塞導致的氧氣缺乏），以致於它們必須突變以存活下來並用不須氧氣的方式生產出能量。為了增加供應到這些阻塞的細胞的氧氣量，以及支持周細胞的行動以防止癌症的惡化及轉移，身體需要生成新的血管。從這點來看，現今施行的摧毀這些血管的方法，可說具有非常不利的後果且應被視為是危險的。它摧毀了身體用來確保某個特定的癌化腫瘤保持在孤立且可被治癒的狀態，而不會變成變成四處擴散、失控且長存的疾病過程的重要系統。

再強調一次，癌症藥物不只摧毀了癌細胞，也摧毀了防癌細胞和負責輸送氧氣到癌細胞和正常細胞的血管。游離輻射和抗癌藥是會致癌的，因此會造成新的癌細胞在全身各處生長。

（註27）《癌細胞（Cancer Cell）》, Volume 21, Issue 1, 66-81, January 17,2012, http://www.cell.com/cancercell/retrieve/pii/S1535610811004478

控制腫瘤生長反令癌症擴散

無疑的，化療藥、血管新生藥或放射治療能顯著地縮小腫瘤，但卻得付出生成新癌症的龐大代價。除了這個生物性集體屠殺所留下的數十億個死亡的癌細胞和周細胞，也有數十億個發炎或受損的細胞和血管會大大地增加發展出新的、侵略性的致死癌症。然而這些癌症多數都太小而無法立即被診斷儀器偵測出來，因而醫生至少能很驕傲的暫時宣佈：「我們將它全部清除了。」然而一兩年內，這些癌症必然會變大且被偵測出來，同一位醫師會告訴他們的病患，他們的癌症不只「復發」了，而且還轉移到身體的其他部位。

前面提到的研究提供我們預期之外的發現，足以證明包括化療、血管新生療法和放射線等現行的癌症療法，是形成侵略性、末期癌症且顯著降低生存機會的最大禍首。在這項研究中，同時是貝斯以色列女執事醫療中心基質生物部門主席（Chief of the Division of Matrix Biology）和哈佛醫學院醫學教授——資深作者卡魯利醫師（Raghu Kalluri, M.D, Ph.D.），企圖找出以周細胞為目標，是否能像其他藥物限制血管生長到腫瘤般，限制腫瘤的生長。畢竟，周細胞是維管組織的一個重要部分（註28），它覆蓋了血管並支援它們的成長。卡魯利和他的團隊所發現的令人吃驚且不安。

在一篇名為〈研究顯示腫瘤細胞如何阻止癌症擴散——矛盾的研究發現周細胞有助預防轉

移（Study Shows How A Group of Tumor Cells Prevent Cancer Spread – Paradoxical discovery finds that pericyte cells help prevent metastasis）〉（註29），貝斯以色列女執事醫療中心、哈佛醫學院的普利史考特（Bonnie Prescott）詳細說明了此研究中的緊密關聯。

當運用在乳癌時，「卡魯利和他的同僚發現透過消除乳癌腫瘤百分之六十的周細胞時，腫瘤數量減少了百分之三十超過二十五天。」普利史考特寫道。

既然腫瘤顯著的縮小能預防或減緩目標癌症的成長，主流醫學的「智慧」認定它是非常好的結果，而腫瘤科醫師則讚揚此種方法是癌症治療的突破。然而，研究人員也發現透過摧毀百分之六十至七十的周細胞，繼發性肺部腫瘤會成長三倍之多，代表腫瘤已經轉移。

「如果你只是關注腫瘤的成長與否，那麼結果是好的，」卡魯利說，「但如果你看的是整體，**限制腫瘤的血管並不能控制癌症的進展。事實上，癌症還是擴散了。**」「我們證明了，有較多周細胞覆蓋的大腫瘤，比同類型但周細胞覆蓋較少的較小腫瘤，發生轉移的情況較少。」卡魯利說。他透過重覆這些植入腎臟惡性腫瘤和黑色素瘤的同樣實驗，在多種類型癌症上確證了這些發現。

這一切也引發了一個爭論，是醫療專家常跟癌症病患灌輸的：治療造成的腫瘤縮小是期望

（註28）　攜帶或循環血液或淋巴液至全身的血管和組織。
（註29）　http://www.bidmc.org/News/InResearch/2012/January/Kalluri_Cancer.aspx

的目標。如果你被診斷出有癌化腫瘤，而你的醫生告訴你他計畫的治療方法能將你的腫瘤尺寸縮小百分之三十，但同時會增加你生成繼發性腫瘤的機會達三倍，你能想像嗎？

小心正統癌症療法

正統抗癌療法的歷史中，滿是治療後來變得比疾病本身更具毀滅性的案例。這個研究讓我們了解，身體生成新血管以支持腫瘤生長的作法並非出於魯莽或不負責任的態度。相反的，它具備超凡的智慧及實際的方法以追求最可能生存的道路，不管是在有毒、阻塞或情緒壓力的環境下。

攻擊身上的腫瘤，同時也攻擊了身體，當醫生和病患簡單的認知癌細胞非常邪惡，必須不計代價加以殲滅，只會令情況惡化。癌症的診斷和治療對身體而言都是十分具壓力性及暴力的行為，將會引發強大的戰或逃反應，影響全身各部位。對死亡的恐懼使壓力荷爾蒙持續地釋放進入血液，力量強大到足以癱瘓消化系統和免疫系統，令重要的血管收縮，包括那些保護癌症的周細胞。

如同這個新研究所發現的，周細胞的破壞與身體其他部位的繼發性腫瘤大量增加有密切相關。身體並非機器，而是活生生的個體；它會回應每個你所思考、感覺或接觸而產生的情緒和生化改變。用任何方式威脅身體，都會危及它的療癒能力。

癌症並非單純是隨機的破壞，它具有更深層的意義或目的，未能理解癌症的真正目的，是導向癌症錯誤治療的根源。身體利用其內建的生存及療癒程式讓癌症獲得掌控，讓癌症做它該做的事——包括清除累積的毒素和廢棄物，讓它不會擴散或出現在身體的其他部位。

在檢查了一百三十個處於不同階段及腫瘤尺寸的乳癌樣本後，科學家發現腫瘤內周細胞數目較少的樣本與最具侵犯性的癌症及遠端轉移有關，五年、十年的存活率也低了百分之二十。

為了了解在藥物治療後突增的轉移風險之背後機制，我建議你去查閱他們的研究，我認為那是有史以來最重要的癌症研究。我當然不是唯一一個分享這個信念的人。「這些結果十分具爭議性，並會影響針對腫瘤血管新生的臨床計劃。」德州大學ＭＤ安德森癌症中心（University of Texas MD Anderson Cancer Center）的院長戴平荷（Ronald A. DePinho）說。對卡魯利和他的團隊來說，研究的結果表明了，關於癌症的某些假設必須重新檢視。「我們必須回頭去稽查腫瘤，找出哪些細胞扮演了保護的角色，哪些又促使腫瘤成長並惡化，」卡魯利說，「並非所有事都是黑與白。在腫瘤裡也有一些良好的細胞。」

癌症教我們的事

對我而言，使用致癌藥物和游離輻射來暫時縮小惡性腫瘤，這種作法一點道理也沒有，因為這讓已經存在的癌症變得更具侵犯性且更致命，而新的癌症也會在原發腫瘤以外的地方出現。這種方法顯然是短視的，但數百萬人卻已掉入這種得不償失的陷阱中。

關於化療藥，阿拉巴馬大學伯明罕分校（University of Alabama at Birmingham）的整合癌症中心（Comprehensive Cancer Center）和該校化學系的科學家在二〇一二年研究，在化療後殘存的死亡癌細胞會擴散到身體其他部位的可能性（轉移）。「如果我們以化療來殺死癌細胞，卻不經意地導致ＤＮＡ結構讓存活的癌細胞更具侵略性，該怎麼辦？這個想法是非常令人痛苦的。」沙蘭德醫師（Katri Selander, M.D, Ph.D.）在媒體上說。沙蘭德醫師是ＵＡＢ血液腫瘤學院（UAB Division of Hematology and Oncology）的助理教授及共同研究者。死亡的癌細胞已被發現會活化一種被稱為類鐸受體ＴＬＲ９（Toll like receptor 9）的蛋白質在體內的傳達路徑，類鐸受體ＴＬＲ９出現在免疫系統和很多種癌症上。「如果類鐸受體ＴＬＲ９促使了轉移，研究人員就會進行可阻礙或調節此一分子途徑的療法之研究。」沙蘭德醫師說。抗血管新生療法和造成致命的轉移有關，而化療幾乎遵循這種軌跡。

幾年前，有位美國頂尖的腫瘤科醫師與我聯絡，問我肝臟淨化是否能幫助他患有末期肺癌的妻子。他告訴我過去六年多來他們試了所有先進的化療藥，但一點用也沒有。每一次的化療後，肺部都出現更多惡性的腫瘤，並已擴散到她的肝臟和骨頭（現在我們知道原因了）。我告訴他在這個末期階段，她已經沒什麼可以失去了，但可以透過排除肝臟、血液及組織內累積毒素的方式，讓這種情況反轉；這能讓腫瘤沒有必要繼續生長。

這位腫瘤科醫師親自監督他妻子做了第一次肝臟淨化，並將結果予以記錄。他向我回報說她持續三天排出了至少二千五百顆的膽結石。四週之後，他通知我妻子肝膽和骨頭內的腫瘤已經完全消失，而只剩左肺部還有一粒很小的腫瘤。我建議她持續肝臟淨化，直到所有的膽石都清除。他也告訴我，自從她做了淨化之後，就像變成一個全新的人。一直以來的便秘已經消除，而她的皮膚如同回春般，不再像以前一樣慘白或看起來灰灰的。他的妻子說她重新獲得了二十年前擁有的活力，而自從她被診斷出癌症後的重度憂鬱也完全消失了。

我親眼見證許多病人成功且自然地讓癌症消失，但對於接受化療的病人，情況就不是那麼樂觀了。現代醫療對抗的不是疾病，他們對抗的是身體。疾病是身體療癒自己的方式，而現代醫療顯然只是去阻撓甚至破壞這種能力。

創造原本不存在的怪獸

所有這些例子提出了一個非常重要的疑問：癌症有沒有可能不是一種疾病，而是一種身體的生存機制，設計來移除不屬於那裡的物質？如果是這樣，支持身體用它自然的驅力去移除這樣的障礙物，不是會比用侵略性、毀滅性的方式來壓制它，更有具意義嗎？大多數聰明人都會同意這個說法。當障礙不見時，身體就不再需要繼續依賴像癌症這種極端的生存機制。

有句話說：「想要知道布丁的味道，就要親口嚐嚐。」如果你移除了疾病的原因，而此病自動消失，你會理所當然地知道你一開始就沒有病。會讓身體做出它正常情況下不會做的事，一定有其原因。一旦你想要妨礙身體用它正常的方式來處理疾病的成因，身體就會別無選擇地採取正確的方法，讓它至少可以緩和狀況，並恢復一些基本功能。

遺憾的是，大多數生長在西半球的人，沒有機會經歷支持身體的行動所帶來的自我力量增長的學習經驗。如果他們生病了，他們會立刻相信身體一定是做錯了什麼。但事實上，它是做了對的事，是為了矯正它們所造成或允許的艱困狀況，無論是因為已知或未知的理由。如果他們持續抱持「身體讓我生病」這種曲解了真實情況的信念，最終就得真的要去經歷這些事。

進一步而言，如果很多其他的人相信同樣的事，它就會變成我們生命中牢不可破的「事實」。不多久，有一些人知道這個「事實」而且依此行事，且伴隨著恐懼及擔憂。他們的真理變成了一種自我實現的預言，而自然的直覺和常識就被丟出窗外。

在集體意識下，我們創造了一種期待疾病的氛圍。大多數的西方人在一出現小問題時，就會馬上去找醫生。甚至在懷孕期間，孕婦和成長中的胎兒都要進行一連串的檢查，讓母親和小孩一輩子都得依賴醫生。現在我們在生產時必須有醫生在旁，我們也需要醫生來為兒童安排各種預防注射（另一個引發癌症的原因），在耳朵或喉嚨發炎時給我們抗生素，並告訴我們是否需要割掉扁桃腺或盲腸，以及開藥治療我們因為生活在充斥著糖、食品添加物和速食環境中，或因為被剝奪了父母的愛及照護，所造成的緊張及注意力不集中症。進一步地，醫生會告訴我們需要史嗒汀（statin）藥物以控制膽固醇，利尿劑以控制血壓，以及血管修復術來打通我們被阻塞的血管。這個清單無止盡的延長，而誰是真正的受益者？顯然不是病人們。

這個集體方案的幕後操縱者（那些既得利益者利用大眾的無知）為了他們的利益和控制，成功地操縱食物和醫藥產業。現今，大眾不再相信他們自己，且不信任自己天生所具有的自癒力，反而求助於一個對他們的健康沒興趣的產業。

現今癌症自然療法的存在，前所未有的多，但是它們卻未獲得那些宣稱是國家的健康管理者的研究、贊助或推廣。美國癌症協會、美國國家癌症研究院、美國醫學學會、美國食品藥物管理局，以及所有主要的腫瘤中心，都感受到來自癌症另類療法成功的威脅。當然，這並不難理解，因為醫藥治療有百分之九十三的高失敗率。

世界知名的健康研究者休斯頓（Robert Houston）及那爾（Gary Null）沉痛地揭露醫藥產

業對癌症策略的背後原因：「一個癌症的解決之道意味著研究計畫的終結、技術的退化、個人榮耀的夢醒；打敗癌症會乾涸了這個永垂不朽的善舉的貢獻……藉由提供已投資了這麼多金錢、訓練和設備的過時昂貴手術、放射線及化學治療，它會嚴重威脅現今醫藥體制……新的療法必須被不相信、否定、不鼓勵、不認同，不管實際的測試結果，且最好不要有任何測試。」

加州大學柏克萊和戴維斯分校（Berkeley and Davis）傑出的研究者瓊斯教授（Dr. Hardin Jones）說出了以下關於現今癌症的困境：「最實際的狀況是，對於延長生命，接受治療者生存的機會並不比不接受者來得好，而且接受治療還可能讓生存的時間更少。」在分析了癌症的生存統計資料數十年之後，瓊斯教授做了結論：「……病人不接受治療，會跟之前一樣好，甚至更好。」瓊斯教授這番擾人的評估並未受到反駁。其被引用的論述如下：「我的研究已證實，拒絕化療和放療的癌症病患，包括乳癌患者，實際上活的時間比接受治療者多了四倍。」

當不治療癌症比治療帶來更好的結果，問題就出現了：「那為何我們的健康機構允許、鼓勵，甚至強迫我們使用那些已被證明會過早殺死病人的治療呢？」也許美國醫藥協會已經回答了這個問題。美國醫藥協會被指定的目標和義務之一，就是保證它的會員（內科醫師）的收入。美國醫藥協會會員最大的收入，是由治療癌症患者所產生。一般說來，每個癌症病患價值五萬美元。一旦一項癌症在這個國家（美國）被官方認定，它會威脅到美國醫藥協會會員的收入和生計。這項美國醫藥協會的準則，實際上妨礙了對癌症治療的推廣。

在六〇年代的密集研究，以及數千億美元被花在殺了數千病人的癌症治療上之後，我們面臨了自身生存的共同挑戰。唯一一個可停止這個被捏造出來的怪獸的合理化選擇，就是學習自癒的能力。其他的選擇會讓我們的國家破產、讓我們的生存瀕於危境，且讓我們陷入自我毀滅的深淵。

醫藥的困境

每個具有扎實醫學背景的人都知道，疾病的症狀並不是真正的疾病，但至今醫師們卻把症狀當成疾病來治療。雖然不知道廣泛被列出來的超過四萬種主要疾病的成因，醫學教科書和開業醫生仍然會談及這些疾病的「有效治療」。原本設立來保護人們對抗錯誤治療的疾病管理局，堅持只有現代醫療可以「診斷且治療」疾病。因此，只要有人說某種自然且無害的草藥或食物，能達到同樣或甚至更好的效果，那麼就違反了法律，並要冒著被起訴的危險。一些處方藥已殺死及傷害百萬條性命，但似乎沒有讓這些機構走出去，並警告大眾在接受處方藥前要三思。這能讓每年將近一百萬個死於處方藥副作用的人，獲得一個拯救他們生命的機會。

儘管如此，過量的處方已經到了流行等級。將近有二分之一的美國人在最近的一個月有使用處方藥，讓他們自己暴露在無數的副作用底下，卻享受不到任何好處。（註30）當你對處方藥存疑，並對另類療法抱持開放態度，是在健康照護上的好作法，但目前的潮流卻讓這種改變無法快速進到我們的生活中。

當你光是治療疾病的症狀，而不移除它背後的原因時，你將持續製造出有害的副作用。治療不知道成因的疾病，怎麼會精確或合理呢？若一個傑出的腫瘤科醫師治療你的癌症，卻對它從哪兒來以及為何它會發生一無所知，那麼他怎麼能宣稱自己有多少的醫療專業知識？這就像在一個斷肢上貼上ＯＫ繃，一點意義也沒有。

其中一個主要問題，是現今的醫學教育沒有訓練學生為自己思考，去了解疾病的根本原因。醫師被要求要遵守一個嚴格的協定或治療計畫，如果他們脫離了這個軌道，可能會讓他們失去行醫的執照。他們甚至可能須終其一生待在監獄裡，像許多由於仁慈以及熱誠，而對他們的病人提供選擇性及未經授權的療法的醫生一樣。因此，當我們生病時，我們能夠合理地期望從醫師及他們所施行的技術中，找出我們疾病的根本原因嗎？

最主要的部分是，對於真正的療癒，我們仍然處在黑暗時代。根據具有聲望的《新格蘭醫學期刊》的獨立報導，美國國會以及世界衛生組織（World Health Organization）有一派人士，指出現今醫學機構所使用的醫療方式，有百分之八十五至九十都是未經科學研究證實和支持的。這包括每個診斷的流程以及治療形式，不管是在你醫生的辦公室，或在地區醫院中進行的——最明顯的，是化療藥物和放射線的使用。

如果醫生無法給予我們真正的協助，以及對健康和療癒所要求的解答，或許醫療研究人員可以給我們答案？這同樣也是不可能。大多數的研究者是由大型藥商所雇用或贊助，他們的主要利益在於緩和並壓抑疾病的症狀，而不是疾病本身。現今健康照護系統，或我該說，疾病照護系統，其背後主要的動機是不間斷的需求或累積財富、權力和控制的貪婪。只有那些對他們的同胞有著真摯的愛心和熱情的醫生和健康執業者，才會渴望幫助人類達到健康和活力。

如同先前提到的，包括製藥公司在內的醫療產業，其最大的興趣並不在尋找真正可治療癌症或其他慢性病的方法，因此這只會讓疾病的症狀治療退化。移除疾病的成因，幾乎不需要個別的處理疾病症狀的方法，因為一旦根本的原因被解決，它們就會自己消失。除非是用在急診上，不然昂貴的醫療介入方式，例如對抗療法藥物、複雜的診斷程序、放射線和手術，都是非必要的。它們也欺騙了病人，並對他們的健康造成潛在性的傷害。對藥商、股東、醫療機構和醫療從業人員而言，結果就是永久且不斷增加的收入來源。

如果全民健康照護體系在美國成真，我們也將經歷一場巨大的疾病增長以及相關方面的失敗。許多目前無法負擔昂貴醫療費用或醫療保險的人，傾向尋求較自然、價格低廉的治病方法，或根本不尋求任何治療。相較於接受治療者的高死亡率，死於未接受任何治療的風險是微乎其微的（註31）。你可以看我著作《神奇的肝膽排石法〔經典完整解析版〕》第三章中「現代

（註30）《內科醫學期刊（Archives of Internal Medicine）》June 13, 2011，請見 http://www.ncbi.nlm.nih.gov/pubmed/21670331

（註31）請見《健康與回春之祕》，第15章「醫生不會告訴你的事」，有針對此主題提出科學證據。

藥物——最強大的殺人機器」一節。

然而，不治療、低死亡風險的作法，卻被「免費健康照護」所打壓。我在一九八〇年代住在歐洲的塞普勒斯時，親眼目睹習慣主要依賴自然療法已有數千年的所有民眾，突然變得緊抓住現代醫療體系不放，因為它變成是可以免費獲得的。免費贈送某個東西，永遠是一個有效的市場行銷策略，可以讓人們去做或去買他們永遠不會去做或買的事物。提供免費健康照護已蒙蔽並誤導了塞普勒斯、德國、法國、英國、加拿大的人民，而如果美國導入這個體系，它將會對美國人造成同樣的影響。

這並不是說，這個趨勢對醫療體系而言是個完全錯誤。但只要人們不為他們自己、不為他們的身體和情緒健康、不為他們的飲食習慣和生活形態負責，我們就會擁有這麼一個危險的體系。這些毫無任何保障的治療方式，對數以百萬的人造成毀滅性的結果。舉例來說，癌症病人通常會經歷非常大的副作用，因為這些治療的本質是高度侵犯性的。標準的癌症療法所提供的不是治療，而是破壞。這些治療的潛在利益不僅令人存疑，且根據一個最廣泛的研究證明是不存在的。

你能相信化療嗎？

前白宮新聞發言人史諾（Tony Snow）在二〇〇八年七月過世，得年五十三歲，那時他做了一系列結腸癌的化學治療。二〇〇五年，史諾被診斷出結腸癌，接受手術切除結腸，並進行了六個月的化療。兩年之後（二〇〇七年），史諾再次接受手術切除其腹部區域生長的腫瘤，就在原來發生癌症的附近。「這是一個非常能治療的情況，」威爾康乃爾醫學大學（Weil Cornell Medical College）的腸胃腫瘤科醫師歐遜（Dr. Allyson Ocean）說，「許多病人因為我們用的這些療法，在接受治療的同時，能夠工作並過著有品質的生活。任何視這個是死亡宣告的人都錯了。」但當然我們現在知道了，歐遜博士才真正大錯特錯。

媒體的頭條新聞指出史諾是死於結腸癌，雖然他已經失去了他的結腸。顯然地，這個惡性腫瘤「回來了」（從哪裡？），並「擴散到」肝臟及體內的其他地方。事實上，結腸手術嚴重地限制了他正常的緩解功能，因此使得肝臟和組織液負載了過多的有毒廢棄物。先前一系列的化學治療讓他體內非常多的細胞發炎，並造成無法挽回的傷害，並且也損害了他的免疫系統——這一切，簡直是一個促使新的癌症生長的完美方法。現在不但無法治療原本那個癌症的成因（除了新被創造出來的那些），而且史諾的身體長了新的癌症，就在他的肝臟和身體其他部位。

主流媒體當然仍堅持史諾是死於結腸癌，因此更加堅定了「只有癌症會殺人，而治療不會」的迷思。似乎沒有人提出重要的論點：對癌症病人而言，在全身接受化學毒藥和致命的放射線治療時，卻同時希望在這種情況下被治癒，是極度困難的。這就好比當你被毒蛇咬了，卻沒有注射任何解毒劑，以致全身是毒、無法再起任何作用。

在史諾開始為他的第二次結腸癌做化學治療之前，他看起來仍是健康強壯的。但進入治療的幾個星期後，他開始聲音沙啞，看起來很虛弱，臉色死灰，並掉頭髮。是癌症對他做這些事嗎？完全不是。癌症不會對他做這些事，但化學毒藥會。他看起來的確比一個被毒蛇咬到的人還要虛弱。

主流媒體是否曾經報導，所有的科學證據顯示，化療對結腸癌患者的五年存活率效果是「零」？（註32）或有多少腫瘤科醫師曾為他們的癌症病患站出來，保護他們不接受化療，因為他們知道那讓他們比接受任何治療還死得快？如果你知道當醫生自己被診斷出癌症時，他們大多數人不會考慮讓自己進行化療，你還會放心把生命交到他們手上嗎？他們究竟知道哪些你所不知道的事？在美國，每年因醫生造成的死亡數目持續增加，這消息很快就傳播出去了。也許，很多醫生因為好的理由，不再相信他們所進行的事。

「這個國家多數的癌症病人死於化療……化療無法緩解乳癌、結腸癌或肺癌。這個事實已被證實超過十年了。至今醫生仍使用化療來治療這些腫瘤……接受化療的婦女似乎比不接受者還死得快。」列文醫生（Alan Levin, M.D.）說。

這個研究涵括了來自澳洲《癌症資訊（Cancer Registry）》以及美國《監測、流行病學和最終結果（Surveillance Epidemiology and End Results）》一九九八年的資料。截至二〇一二年，罹患癌症的成人其五年存活率在澳洲是百分之六十，且不少於美國。相較之下，化療對癌症僅有百分之二點三的貢獻，不能交代為何要付出龐大的花費，以及要廣大痛苦病患承受因治療造成的激烈且具毒性的副作用。用這微弱的百分之二點三的成功率，將化療當成是一種治療方式來推銷，是最大的詐欺行為之一。化學療法每年平均為醫療業者賺進三十至一百萬美元，且截至目前為止，推廣這個偽醫學（毒藥）已賺進一兆美元。根據美國商業部（U.S. Department of Commerce）的統計，醫生用化療、放療、X光、外科手術、住院、看診和麻醉，每年可從每位病人那裡獲得三十七萬五千美元。這對任何醫生來說，都是非常誘惑人的。然而，一個病人被治癒等於損失了一個金礦。醫療機構想盡各種辦法來維持這個騙局，是不令人驚訝的。

一九九〇年來自海德堡大學腫瘤醫院（Tumor Clinicof the University of Heidelberg），備受尊敬的德國流行病學家亞伯博士（Dr. Ulrich Abel），針對之前所有對化療藥物的主要臨床研究進行了詳盡的調查。亞伯博士聯繫了三百五十家醫學中心，請他們把所有曾發表過與化學治療相關的資料寄給他。他也回顧且分析了數千篇刊登在最有名望的醫學期刊上的科學文章，花了

（註32） 證實錯配修復缺陷(deficient mismatch repair, dMMR)是結直腸癌第二期和第三期中使用5-FU類化療藥缺乏效益的預測指標。(D. J. Sargent, S. Marson, S. N. Thibodeau, et al.)

好幾年的時間收集並評估資料。他對流行病學的研究，應該會改變每位醫生和癌症病患對使用最普遍的治療方法來治療癌症和其他疾病的風險的看法。（註33）在這份研究報告中，他下了個結論：所有化療的成功率都是低得可憐的。這個報告指出，**在目前的研究中，沒有任何證據顯示化療能「延長罹患最常見的器官癌症的病人生命」**。

亞伯博士指出，化療無法改善生活品質。他描述化療是「一片科學的荒漠」，並說雖然沒有科學證據顯示化療有用，但醫生和病人都不願意放棄它。主流媒體從未報導這個非常重要的研究，這一點也不令人驚訝。因為對媒體提供大量贊助的，是製藥公司。美國的期刊上找不到任何一篇關於亞伯博士的研究，雖然它在一九九〇年就發表了。我相信這不是因為他的研究不重要，而是因為它無法反駁。

針對此，我必須提一下亞伯博士早在一九九五年關於化療的著作。這本書不是最新的，它只談論「上皮細胞癌」（carcinomas），沒有談到「瘤」（sarcomas）。然而，他書上對於化療在上皮細胞癌效果不佳的見解，也適用於大多數的癌症。上皮細胞癌是指源於外胚層和內胚層的腫瘤。神經組織和身體表面組織內，或其附著的腺體上的硬化腫瘤，都是上皮細胞癌。大約有百分之八十五的癌症是上皮細胞癌，包括子宮頸、胸部、攝護腺、皮膚和腦部的癌症。

亞伯博士發表了他的研究之後，受到猛烈的抨擊。就像許多偉大的研究者，他現在也可能非常地低調。對於一個科學家而言，要保住工作，並持續獲得研究的經費，他必須符合醫療產業的期待，或至少沉默不語。對於治療方法，病患有權利知道其科學基礎，應該毫不遲疑地要求腫瘤科醫師提出研究證明即將施行的治療對於存活率和／或生活品質能真正有益。

目前的資料顯示，整體而言化療在美國僅有百分之二點三的成功率，在澳洲則是百分之二點一。實在是不能說這百分之二點三的成功率是真的「成功」。

很多醫生盡可能地給腫瘤尚未惡化到可以手術的病人施予化療的處方，即使他們完全知道那不會帶來任何好處。至今他們宣稱化療是有效的治療方法，而他們的病人以為「有效」等同於「治癒」。醫生指的是ＦＤＡ對「有效」藥物的定義，那就是可縮小腫瘤體積百分之五十或以上達二十八天。他們沒有告訴病人，讓腫瘤縮小，與治癒癌症或延長壽命並沒有相關性。**透過化療讓腫瘤暫時縮小，並不代表治癒癌症或延長壽命**。換言之，你的腫瘤不接受治療，你也可以活得跟接受化療（或放療）而縮小或減少腫瘤體積一樣久。總而言之，腫瘤幾乎不會殺死任何人，除非它們阻塞了膽管或維生所需的通道。雖然在主要的癌症中，腫瘤不會危害健康或威脅生命，但現在它卻被當成是地球上最危險的東西來對待。無論是早期偵測腫瘤，和成功地縮小腫瘤，這些進展都無法讓現今癌症病人的存活時間，比五十年前增加。這再明顯不過了，無論使用了什麼標準化的醫藥治療，都是錯誤的治療。

此外，化療也從未顯示出對癌症有治療的效果。相反地，身體仍然能治療它自己，而事實

（註33）　《晚期上皮癌的化療：關鍵性的回顧，生物醫學及藥物治療（Chemotherapy of Advanced Epithelial Cancer: a critical review, Biomedicine and Pharmacotherapy）》1992; 46: 439-452

上它是藉由形成癌症來達到自療的目的。癌症是一種治療反應的意義，大於是種疾病。這個「疾病」是身體試圖治療當下不平衡狀態的自己，且有時這個治療反應會持續，甚至當一個人接受化療（和／或放療）時。不幸地，如同先前提到的研究，當病人接受化療時，真正被治癒的機會將大大地減少。

治療的副作用可能很大，且令病人及所有愛他的人感到心碎，但它們均以「值得信賴的化學治療」為名義。雖然藥物治療承諾可以改善病人的生活品質，但這些藥物卻都在做相反的事。因為大家都知道，這些藥會導致病人嘔吐、掉髮、害他們的免疫系統被削弱。化療會讓病人產生危及生命的嘴巴潰瘍。它藉由摧毀數十億的免疫細胞（白血球），攻擊免疫系統。它致命的毒性讓身體的每個部位發炎。這些藥會讓腸壁組織壞死。化療最常見的副作用是令病患失去能量。現在提供給很多化療病人額外的新藥，會讓他們不去注意這些副作用，但它們幾乎無法減少藥物本身具有的破壞性和被壓制下來的副作用。

而這些作用卻被醫療團體吹捧成有效的證據；其實，化療之所以能縮小或摧毀一些「癌化」細胞，是因為它同時也摧毀了「所有」細胞。但難道這不會讓化療的提倡者想到，對全身這麼大規模的破壞只會讓病患陷入苦難，並讓他們未來出現更多疾病？

更有甚者，許多宣傳抗癌藥（如果真有這種東西的話）的人，只選擇那些他們擁護的治療。舉例來說，加拿大半亞伯他大學（University of Alberta）的研究人員發現用來治療代謝疾病的基礎藥二氯乙酸（dichloroacetate, DCA），可以透過處理乳酸，也就是在無氧環境下發生的糖解作用產物，因而在不傷害周遭健康組織的情形下，有效殺死肺、乳房和腦部的癌細胞。那麼，為何醫療界或媒體不感興趣？很簡單，因為這種藥不需要專利，因此大型製藥公司無法從中獲得巨大利益。所以啦，這個重要的發現就走上被隱藏起來的結局。

然而要提出一點，與其用ＤＣＡ來反轉糖解作用，更好的做法是清除體內阻塞的通道，以讓細胞充化獲得氧分，讓腫瘤消失。否則，你無法確保身體會如何回應。二〇一〇年發現，老鼠身上的結腸直腸腫瘤在缺氧的情況下，ＤＣＡ會減少細胞凋亡，而非增加，結果就是讓腫瘤成長了。這些發現說明了至少對某些癌症來說，ＤＣＡ的治療並不利於病患的健康，因此突顯了在將它視為安全和有效的癌症治療法之前，需要更進一步的測試。此外，這種治療也不是對每個人都有效。

如果你有癌症，你也許會認為感到疲倦只是這個疾病的一部分。這不是實情。感到不尋常的疲倦多半是因為貧血，而這是一種大多數化療藥物常見的副作用。化療藥物會顯著地降低你的紅血球數量，而這抑制了氧氣被輸送到六十至一百兆個身體細胞。你會逐漸感到能量從身體裡的每個細胞被摧毀——人沒死，但身體卻死亡了。化療造成的疲倦對所有病人日復一日的活動力造成百分之八十九的負面影響。因為沒有了能量，就沒了歡樂和希望，所有的身體功能也變弱了。

一個長期的副作用，是這些病人的身體不再對營養或可加強免疫的方法有反應。這些或許能解釋為何**沒接受任何治療的癌症病人，比接受治療者其緩解率高出四倍**。令人難過的是，化療無法治療的癌症高達百分之九十六至九十八。確切的證據（對大多數癌症來說）顯示，化療對存活及生活品質的正面影響並不存在。

至少可以這麼說，推廣化療成為一種治癌方法，是誤導人的。因為它會永遠傷害身體的免疫系統和其他重要部位，所以化療已成為因治療而造成的疾病的主因之一，像是心臟病、肝病、腸道疾病、免疫系統疾病、感染、腦部病變、疼痛，以及快速老化等，當然，它用來治療癌症也不會有效。

在同意接受毒害之前，癌症病人須詢問醫生，並要求醫生們提出研究或證據，證明腫瘤縮小事實上代表延長存活時間。如果他們告訴你化療是你存活的最佳機會，他們要不是在騙你，不然就是真的被誤導了。如同亞伯博士等人的研究所清楚顯示的，在醫學文獻中並沒有辦法找到任何這樣的證據。但是當然，如果一個腫瘤科醫師為一個胰臟癌病患做化療，雖然已經證實這對該種癌症完全無效，但就算這位病患死亡了，這位醫師的行為也能保護他不受法律控告。諷刺的是，如果這位醫生沒有開立有毒的藥物，反而可能會被以醫療失當的罪名起訴。

醫療系統設立的這套方式，讓被診斷出癌症的病患立刻掉進了化療的陷阱。如果一個病患被告知做一次化療需要花十萬元，保證他能多活幾個星期，那麼在他同意之前可能會再三思考，因為這可能毀了他家人的生活，更別提他在餘生需要去面對的可怕副作用了。但如果醫療保險會為他支付治療費用，病患會無障礙地立即同意這種「救命的治療」，即使沒有任何證據證明它能救命。

根據另一個研究，「根除癌症的失敗可能是對目標的錯誤認知」。（註34）換句話說，雖然化療可以成功殲滅組織腫塊，但無法處理問題的根本。為什麼？因為化療所尋找的目標和要「治療」的腫塊，只不過是身體為了處理存在的問題而創造出的額外細胞。換句話說，一個真正健康的身體不會有癌症，因為它不需要那麼做。

癌症到底是什麼？

根據我們現行的醫療模式，癌症是一個通稱，用來描述約一百種獨特疾病，而它們都有個共同的因素：不正常的細胞不受控制的成長及擴散。當我們的身體需要更多細胞時，就會自動製造。舉例來說，每個有做肌肉訓練或規律運動的人，都知道他的肌肉會變強壯。然而，我們不會把這些身體為了回應對肌肉力量增加的需求，而多長的細胞組織，說成是不正常的生長或腫瘤。然而，如果細胞並沒有因為需要更多細胞的卻開始分裂，它們就會形成多餘的組織團塊，而被稱為腫瘤。如果這個腫瘤是「惡性的」，醫生就說它已經癌化。

（註34） 詳見http://www.ncbi.nlm.nih.gov/pubmed/16027397

只要導致癌症的根本原因不被知曉且沒有被適當地處理，癌症就會繼續是一個謎樣的疾病。癌症是一種令人迷惑的現象，被（錯誤地）貼上「自體免疫疾病」的標籤，被說成是用來對抗它自己的疾病。這與事實相差甚遠，甚至連所謂的「死亡基因」都只有一個目的，那就是讓身體不會走向自我毀滅一途。死亡基因是為了確認細胞在它們正常壽命的終點死亡，且被新的細胞取代。

如果身體的本意是存活而不是毀滅自己，那麼為何它會突然允許額外細胞組織的成長，並殺了它自己？這一點都不合理。找出真正治癒癌症方法的最主要障礙，是現代癌症治療有個根深柢固的錯誤假設，認為身體有時會試圖毀滅自己。醫學生接受了解疾病發展機制的訓練，但卻被留在關注疾病成因的黑暗中。淺薄地來看，對醫學生而言，一個疾病會發生是因為有某個東西破壞並傷害身體。然而，從深入的觀點來看，同時的疾病只是身體試圖去淨化和治療它自己，或至少是延長它的生命的做法。既然醫學教科書對真正的致病原因沒有提供觀點，就不難理解為何現今大多數的醫生相信，身體擁有自己破壞或甚至自殺的能力或傾向。他們宣稱不迷信且客觀，認為某些細胞會突然決定失去功能、變成惡性，且隨機地攻擊身體的其他細胞和器官。基於這個全然主觀和毫無事實根據的信念，醫生和他的病人對於身體試著保護它自己的概念，顯得很困擾。儘管這些毫無疑問的「真實」概念，都不表示身體會企圖或造成它的自我毀滅。所以如果我告訴你，癌症從未殺死任何人，你會覺得非常不可思議嗎？

癌細胞的智慧

癌細胞不是惡性疾病進程中的一部分。當癌細胞在全身「擴散」（癌症的轉移）時（註35），它們的目的或目標並不是破壞身體維生的功能、使健康細胞被感染，以及消滅它們的主人（身體）。自我毀滅並非任何細胞的主要思想，當然，除非它老了、破損了且準備好要再生。癌細胞如同其他所有細胞，知道如果身體死了，它們也會死亡。多數醫生和病人以為癌細胞試圖摧毀身體，但這並不意味著癌細胞事實上真有這種目的或能力。一個癌腫瘤既不是造成身體逐漸毀滅的原因，也不是導致身體步入死亡的原因。癌細胞裡甚至沒有任何可殺死任何東西的物質。如果你問走在街上的人知不知道癌細胞是如何殺死人的，你可能無法得到一個明確的答案。如果問醫生同樣的問題，你得到的答案不會更好，但你不會聽到癌症不會殺死人這個答案。

與傳聞相反，最終導致一個器官衰竭或整個身體死亡的，是健康細胞組織的消耗，而那是因為養分和生命能量持續的損失而來的結果。供應到器官細胞以維生的養分減少或終止，根本

（註35）並未能證實癌細胞會在體內四處移動，並隨意地形成新的癌細胞集群。其實新的集群生長的原因會與之前的一樣。

不是癌化腫瘤的結果，而是癌腫瘤形成的最大原因。

從定義上來說，癌細胞是正常的、健康的細胞，經過了基因突變，使它能在無氧的環境中生存。換言之，如果你剝奪了一群細胞賴以維生的氧氣（其能量的主要來源），其中有一些會死亡，有一些則會改變它們的基因軟體程式，以一個最巧妙的方式突變：細胞會變得不須氧氣就能生存，且讓自己從細胞代謝廢棄物中獲得能量所需（更多說明請參見第二章）。

如果我們比較癌細胞和正常微生物的行為，可能比較容易了解癌細胞的現象。舉例來說，細菌主要被分成兩類：有氧的和厭氧的（註36），也就是需要氧氣或不需氧氣就能生存的。有一點非常重要：人體裡的細菌比細胞還要多。有氧細菌在充滿氧氣的環境生長，它們的責任是幫助消化食物以及製造養分，例如維生素B群。另一方面，厭氧細菌能在氧氣無法到達的環境中出現並存活，它們分解廢棄物、有毒沉積物，以及死掉的、破損的細胞。

感染是如何預防和治癒癌症的

在地球上生活，想要完全沒有細菌、真菌和病毒的感染是不可能的。它們與人類和動物共存超過數百萬年的時間，訓練並發展了現今我們指稱的免疫系統。事實上，我們與外在世界和平共存的能力，植根在我們與這些微生物的長期關係中。

即使我們體內存在的微生物比我們的細胞還要多上好幾倍，我們卻被教導要懼怕它們並與其對抗，尤其是對那些被認為是病原菌（造成疾病的原因）的種類而言。從來沒有人告訴我們，如果我們在一生中不想發生危及性命的疾病，那麼急性的感染正是一種人體求之不得的狀況，甚至是必要的。

每一次與微生物交手，以及交手過後人體可能發生的感染，都會進一步強化免疫系統，直到它完全發展成熟並能與大自然的環境和諧共存。然而這並不意味一個人必須要先生病才能發展出健康的免疫系統。多數的感染都是安靜地發生，並不會讓人出現疾病症狀。

因為有大量的疫苗被導入全世界，幾乎每個孩子從出生那天開始直到至少十五歲時，都會因為注射疫苗而發生不同的病毒感染。有時候孩子在同一時間接受三種不同的病毒注射（麻疹、腮腺炎、德國麻疹混合疫苗），疫苗粗暴地干擾或甚至阻礙了天然的免疫系統的過程，這個不明智的干涉舉動會在人的一生中造成非預期且潛在的毀滅性結果。

即使已經出現感染因子，例如我們腸胃裡的大腸桿菌，事實上它是擁有健康腸胃免疫系統的先決條件，有些人開始尊重這些微生物，將它們視為朋友而非敵人。但將這些微生物從它們所處的天然環境中孤立出來，在試管中培育並改變它們，接著將它們製成疫苗注射入人體的血

（註36）　有一些特殊的細菌同時是有氧和厭氧的。

液中，會令這些具有高度效益的感染因子變成致命的武器，因為此時身體是毫無防衛力的。

一個新生的動物或嬰兒若長時間處於無光線的環境，則其眼睛將會看不見。此外，除非讓嬰兒的細胞暴露在棲息於我們四周圍的微生物中，否則他們的免疫系統會失去功能。

為何感染能救命

感染可說是最偉大的治療方法之一。事實上，感染能夠預防癌症和其他疾病，甚至治癒它們。二〇〇五年有一個流行病學研究，涵蓋了一百五十一項先前做過的研究，來自英國哥倫比亞大學健康照護及流行病學系（Department of Health Care and Epidemiology, University of British Columbia）的研究人員發現，急性感染和癌症發展之間的反向關聯。（註37）

這個研究的摘要整理成一篇名為〈急性感染是預防癌症的手段：慢性感染的相反效應？（Acute infections as a means of cancer prevention: Opposing effects to chronic infections?）〉文章，當中指出，因熱性感染的兒童疾病與之後黑色素瘤、子宮及多種癌症的綜合性風險降低有關，此外，針對成人常見急性感染與之後癌症發展的流行病學研究發現，這些感染與腦膜瘤、神經膠質瘤、黑色素瘤和多種癌症綜合的風險降低有關聯。總之，感染的增加可讓癌症風險降低，而發燒性的感染提供了最大的保護。換言之，孩童若經歷各種典型的孩童期感染，則愈能保護他在成人後不會罹患癌症。

值此每兩個人之中即將會有一個人罹患癌症的時刻，這個發現成為全國新聞，應該在醫學院中被教導，國家的健康政策應被徹底改變，但這一切都沒有發生。我們仍然被告知應不計代價地避免孩童的腮腺炎。不去管大部分無害的感染所帶來的短暫不便，可以保護我們在未來二十或三十年後不會形成癌症，反而是用典型的方法（化學治療、放射線治療和手術）以可能致命的治療方法來攻擊它！

急性感染可對抗癌症的這個發現，可幫助我們理解為何以人為方式引起發燒在歐洲國家，尤其是德國，能成功地被用於治療癌症病患。當然，很多醫生現在視發燒為一種疾病，時常開立有毒的藥物以撲滅這「危險的火災」，然而，既然發燒是身體治療及消滅病原菌例如感染性病毒和細菌的天然方法，用醫藥來鎮壓它們實際上也妨礙了體內有效的療癒機制。

幸運的，有些優秀的研究人員現在開始站出來聲援身體原始的療癒技巧，那些我們的母親及祖母長久以來所知道的事。法國微生物學家羅夫博士（Dr. Andre Lwoff）發現，發燒甚至可治癒不治之症。一位全球頂尖的癌症專家以色斯博士（Dr. Josef Issels），寫下這句話：「以人為方式引起發燒，具有極大的潛力可治療許多疾病，包括癌症。」而牛津的教授米可利斯

（註37）《癌症偵測與預防（Cancer Detection and Prevention）》，2006; 30(1):83-93. Epub, 2006 February 21.

（Dr. David Mychles）和他的研究團隊也證明了發燒用於治療癌症在內的疾病的有效性。

對於感染可預防疾病這件事，還有進一步的歷史證據。舉例來說，羅馬以前習慣在會滋生瘧疾蚊子的沼澤周圍生活，城內許多人都受到了感染。羅馬人不時地會發燒，然而他們的癌症發生率卻低於義大利其他城市的平均值。後來政府決定弄乾這些沼澤，很快的羅馬人的癌症發生率就顯著地提高到跟義大利的普通發生率一樣。

大自然的神奇

WHO的官方訊息指出，感染因子造成發展中國家的百分之二十二的癌症死亡率以及工業化國家百分之六的癌症死亡率。B型肝炎和C型肝炎被說成是肝癌的元凶；人類乳突病毒感染被指稱導致子宮頸癌；幽門螺旋桿菌要為提高胃癌的風險負責。在某些國家血吸蟲病這種寄生蟲感染增加了膀胱癌的風險，而在某些國家肝吸蟲增加了膽管癌的風險。預防方法包括疫苗注射和避免感染及寄生蟲滋生。當然，這所有的一切對幾乎所有聽到它的人都是合情合理的。

當廢棄物累積過多、需要被分解時，具破壞性的細菌自然就會大量增加。你可曾想過為何我們體內擁有的細菌數量比我們的細胞還多？多數細菌都是在體內生成的，從外部進入的相對只是少數。人體也會從我們血液和細胞中微小且無法破壞的膠狀生命「培養」出細菌。全球最直言不諱的醫學研究者，貝尚教授（Professor Antoine Bechamp，一八一六至一九〇八）稱這些細胞分子為「微胞」（酵母菌，microzyma）。德國的科學家安德林博士（Dr. Gunther Enderlein）在一九二一和一九二五年將這個研究發表出來，稱它們為「原生生物」（protits）。原生生物是血液和細胞中的微小黑點，你可以在顯微鏡底下見到它們。這些黑點或膠狀的生命事實上無法被破壞，且即使人體死亡後它們都還能生存下來。

根據「變形理論」（pleomorphism），這些原生生物會為了回應血液或細胞周圍的環境變化（酸鹼平衡）而發展或改變。當細胞環境酸化並具有毒性，這些原生生物就會變成微生物，而這些微生物天生就是來分解並移除人體無法排除的死亡細胞、毒素和代謝廢棄物的。

如果死亡、虛弱的細胞及其他廢棄物需要更進一步的處理，這些原生生物就會變成病毒，最終成為真菌。你可能知道要擺脫腳趾甲和足部的黴菌有多困難。真菌只會在有機體死亡後出現，擁塞且半腐爛或死亡的腳趾組織，尤其會迫使身體產生且或吸引愈來愈多真菌以幫助分解腳上已無生命的部分。

你可能已經知道，癌細胞充滿了各種微生物。對抗醫學並未真正解釋它們是如何進入細胞的。多數醫生假設細菌是來自外部，但是這個假設受到細菌理論的發明者——巴斯德（Louis Pasteur）的反駁及質疑。

傑出的科學家貝尚和安德林證明了，這些細菌是為了回應營養不良或氧氣不足的細胞組織，或其他身體無法靠自己移除的有毒廢棄物，而在細胞內生成的。它們的目的在於分解這些受損的、虛弱的細胞，這個微生物的活動就是一般所謂的「感染」。就像癌症，感染也不是種疾病。相反的，它是身體和維生物的一個複雜的、綜合性的活動，企圖要解除身體組織、淋巴系統或血液中因有毒廢棄物累積而造成的窒息及毒性。

如果你在屋中的某個角落堆放廚房產生的垃圾，就會吸引很多的蚊蠅和細菌，同時產生惡臭。你當然不應去責怪飛蠅和細菌製造了惡臭，它們只是試著去消化部分垃圾。

此外，那些被體內不健康的細胞吸引或產生的微生物，也不是問題的一部分；它們反而是問題的解答。一次的感染，若能適當地透過淨化和營養等自然的方法來支援，就能夠預防有氧細胞突變成癌細胞。根據過去百餘年來，超過一百五十項的研究，腫瘤的消失往往發生在細菌、真菌、病毒和病原蟲的感染之後。（註38）在發燒的過程中，腫瘤就會被分解，而癌細胞會透過淋巴系統和其他排泄器官而被移除。

在這樣一個重大感染中，就是由細菌和免疫系統發動了恰當的療癒反應，大量有毒的廢棄物被分解並帶出體外。這讓氧氣再度到達缺氧的細胞中。一旦與氧氣接觸，癌細胞就會死亡或者變回正常的細胞。腫瘤已經失去繼續存在的理由，因此這些病患的癌症就自然消失了。在某些案例中，跟雞蛋一一樣大的腦部腫瘤就以這種方式在二十四小時之內消失無蹤。

因此，壓抑醫院病患身上的感染及其後導致的發燒，要為數百萬人的死亡負責，他們原本可以讓身體自然的療癒反應救回一命的。而這種問題從孩童時代就已開始。父母們被教導去恐懼這些自然的過程，而帶著他們的孩子去看醫生，並在他們輕微發燒時就注射抗生素。然而這時的發燒只是代表孩子的免疫系統很強，而且已經在做它該做的工作。（註39）

已經有超過一百個研究指出，細菌非但不會造成癌症，感染還可能是強化免疫系統以預防癌症的方法。疫苗和藥物這些外力的介入，必須為免疫系統的虛弱進而允許癌症的發生負大部分責任，因為事實上癌症之所以發生，是因為身體需要它才能活下來。因此我們可以下結論說，感染不是該害怕的東西，而應被視為該擁抱的對象，是身體要維持平衡並擺脫毒素的方法。對抗療法下意識的以抗生素來應付所有的感染，最終只會讓我們的免疫系統虛弱不堪，並讓我們處於罹患更嚴重疾病的境地。

（註38）肯恩、J. P. 奈坦和C. 奈坦（S. A. Hoption Cann, J. P. van Netten, C. van Netten），二〇〇三年七月所做的研究——加拿大英屬哥倫比亞大學（University of British Columbia）健康照護及流行病學系（Department of Healthcare and Epidemiology）；加拿大維多利亞大學（University of Victoria）、英屬哥倫比亞大學，皇家紀念醫院及生物學系（Royal Jubilee Hospital and Department of Biology）特殊發展中心（Special Development Laboratory）。

（註39）《小兒科（Pediatrics）》June 2001 Vol. 107 No. 6, pp. 1241-1246.

細菌不會造成癌症

只有在身體雜質或廢棄物聚集，或組織損傷已發生時，細菌才會變得活躍和具感染性。無論它們是細菌或病毒引起的，或無論是在身體內部產生或由外部環境導致的，這都是事實。破壞性的微生物（那些包含在一次感染之中的）在一個乾淨、循環良好、充滿氧氣的環境中，其實無事可做。沒有東西需要被丟棄，也不需要任何免疫反應（發燒、淋巴結腫大、免疫系統增加，或其他類似的自我防禦方法）來保護身體。

即使有傷害性的細菌進入一個健康身體的細胞組織，它們也不會造成任何傷害。病毒不會滲透進入富含氧氣的細胞核心中，因為接觸到氧氣會殺了它。一個富含氧氣的細胞也會產生強力的抗病毒物質，像是干擾素。如果因為某種原因讓病毒接觸到了細胞，但它的出現對身體沒有好處，病毒就會被細胞的防禦機制或一般的免疫系統摧毀。病毒不會幫助細胞突變成癌細胞，除非這對身體具有最大的益處。我們不應該掉入誤以為這是個自我毀滅的行動的陷阱裡。再度提醒，這個論點非常重要，**癌症不是一種病，而是一種機制，它只在當其他保護方法失效時，才會發生。**

萬物的每個階層，從最小的微粒到宇宙中最複雜的星團，都有其深刻的目的和智慧。許多科學家和醫師傾向視自然是一種隨機、無條理的方式，但並不表示它真的就是混亂且不可預測的。癌症並不像「專家」讓我們相信的那麼混亂。它有很多的目的和意義，像病毒或細菌一樣。病毒只會感染快要變成厭氧細胞的細胞核。因此，在癌細胞中發現病毒，無法證明就是那些病毒造成癌症。事實上，病毒試圖預防身體的死亡。它們是為了身體而生，且是由身體而生。對虛弱、退化的細胞而言，轉變它們的原生膠質成為細菌、病毒和真菌，是完全正常的。它們是為了幫助身體，預防造成比有毒廢棄物的累積而形成的更大傷害。

用殺死細菌的藥物來抑制感染，破壞了非常多的細菌菌落。然而，這個細菌菌落是來幫助刺激極度被需要的免疫系統，以清除會造成癌症的毒物。現今全世界接受疫苗的群眾，其自然的免疫力出現明顯退化，而現代的疫苗計畫必須負起最大的責任。身體不再經由真正的免疫力來對付感染性疾病，而是把它交給疫苗（抗體產品不會創造免疫力）；事實上，每一支疫苗都讓免疫系統變得更虛弱。透過利用這種萬靈丹的方法，來獲得症狀消失的短期利益，長期而言會造成嚴重的反效果。

當有毒廢棄物和細胞殘骸在體內集結一起時，它們就會像定時炸彈一樣，但大多數人不希望聽到時鐘的「滴答」聲。他們把頭埋在沙子裡，希望這些問題會自動消失。然而，當「滴答」聲變得愈來愈令人緊張且害怕，而病人感受到疾病的症狀，去看醫生的結果只會導致這個定時裝置的粉碎，但炸彈仍完整無缺地存在。因此，炸彈爆炸只是時間的問題，但沒了提醒，爆炸必然來得令人措手不及。但從另一方面來看，如果讓毀滅性的微生物來幫忙，不只能把定時炸彈的雷管拆除，還能拆除完整的炸彈。這些微生物分泌的有毒物質，促使免疫系統啟動一個先發制人的行動，防止潛在癌症的形成。癌症的自然消失並不是一個罕見的奇蹟。它發生在數以百萬在不知不覺中透過諸如簡單感冒或流感等感染，將這些定時炸彈拆除的人身上。這也就是百分之九十五的癌症如何在沒有任何醫療介入的情況下，出現又消失了。

基於最新的統計資訊，我們可以估計利用抑制性的方法來治療癌症，例如放療、化療和手術，會讓完全緩解的機會從百分之二十八降低到百分之七，甚至更少。換言之，這些治療必須為五分之一的癌症病患死亡負責。看到此，你還認為化療是個好主意嗎？

壞自由基

現在想像如果我們真的把焦點放在消除癌症的根本原因，我們會不會發現癌症根本不是我們之前所認為的，是一個威脅性的疾病，或是會殺人的疾病？

你也許會想，那麼那些大家都在談論的壞的過氧化自由基（oxygen free radicals）呢？它們不是大多數癌症和其他疾病的背後因素嗎？如果這是真的，我們除了用維他命C等抗氧化物來清除它們，還應如何保護我們自己並對抗它們？

過氧化自由基非常容易對氧分子起反應。它們會使鐵生鏽、讓脂肪敗壞，它們也可以在已被斑塊阻塞的動脈中找到。很多研究人員相信自由基與癌細胞的形成有關。然而就像細菌，自由基被冠上了不公平的壞名聲，自由基在地球生命的初始就存在了。為什麼它們現在導致每兩個人就有一人得癌症，然而在一百年前，卻是八千人之中才有一人遭受同樣的命運？難道自由基是在經過一百年才變得比以前更致命，急切地想讓我們因氧化而死？答案是徹徹底底的「不」。

自由基只會使已經衰微，且可能對身體造成損害的東西氧化並毀滅它。它們從不會攻擊健康、供維生的細胞組織，但它們會在有某種東西被摧毀而變得無用，並且對身體生理上的平衡即將造成威脅的地方，自然地轉變。衰弱或破損的細胞，以及累積的代謝廢棄物，身體的淋巴系統可以順利地消除它們，但當它們被困在組織中而自由基沒有做它們的工作時，它們就會變得危險。增加自由基的活動並擴散感染性的細菌，因而是身體自我清掃及淘汰的下一個最佳選擇，尤其是當身體的免疫系統已經被危及時。因此，無論是自由基或是細菌，都不能被正當地認為是疾病及老化的肇因。因為疾病事實上是一種治療的機制，而老化是體內阻塞的結果，所以事實上，自由基應被認為是疾病和老化的影響。

我們愈常用醫藥介入來「預防」或抑制感染，我們的肝臟、腎臟，還有免疫、淋巴和消化系統的功效就愈低，導致身體的細胞組織無法免除有害、有毒的廢棄物。

至今，不只是感染和自由基像清潔工或拾荒者一樣，會清除堵塞的廢棄物和受損的衰敗細胞，疼痛也扮演了治療助手的角色。疼痛僅是一個訊號，代表身體忙於治療反應上，包括修補受損的組織和淨化自己。然而，藉由用藥物壓抑疼痛，你會使身體內部的溝通及治療機制短路，迫使它緊抓住自己的廢棄物，最終窒息在裡面。癌症是一個處理這類惱人、反常情況時，所產生的自然結果。

基因突變不會造成癌症

癌細胞是由正常、依賴氧氣的細胞，為了生存在氧氣被剝奪的環境，在基因上重新編寫程式而來的。為什麼一個包含細胞基因結構（DNA）的健康細胞核，會突然決定要放棄對氧氣的需求，然後將自己轉變成癌細胞？要解答這個謎題，你必須改變你對「癌症是什麼」的看法。如果你相信癌症是一個具侵略性的、威脅生命的疾病，且會任意地擴散到全身，非得利用致命的藥、放射線或手術來阻止它或延緩它，那麼你將不可能找到令你滿意的答案。

那些在他們心中知道每個自然現象的因果定律的人，一定會想，癌症是否只是一個根本的、不正常的原因產生的自然結果？把癌症當成一種病來治療，而不清除它的根本原因，完全是治療不當，也就是「很糟或錯誤的作法」。現在已經很清楚，這種方法對多數癌症病人來說，有潛在致命的結果。現行的醫療方法不僅沒有降低癌症的發生率和死亡率，事實上這兩者都增加了。去怪罪基因根本毫無用處。

癌細胞的基因藍圖並未依照在其他正常的身體細胞中發現的原始基因藍圖（ＤＮＡ）來排列。然而，它的基因不是突然決定或自願變成人們所稱的「排列錯誤」或惡性。基因藍圖不會遵照任何事物行動，但當細胞環境改變了，它們就會改變，或與原始藍圖有不同的排列方式。

根據美國的研究（註40），基因ＤＮＡ－ＰＫ和p53是身體修補系統的必要元素。當它們未受損傷，細胞就很安全，但只要任一個出了錯，細胞就會不受控制地以倍數繁殖。ＤＮＡ－ＰＫ正常情況下，是用來修補受損的基因。然而，癌化細胞能夠控制ＤＮＡ－ＰＫ的力量，來修補它們因抗癌療法而造成的損傷。這會讓這細胞愈去對抗治療，這也就可以解釋為何正統的癌症治療，像化療和放療會這麼失敗。愈用放射療法或激烈的抗癌療法，癌症就會變得愈「致命」且強大；當然，就大大地降低了人們的生存機會。這就類似攻擊一頭獅子或水牛；你愈猛烈地攻擊，牠們就變得愈兇猛。就像不斷地用抗生素攻擊細菌，會讓它們對藥物治療產生抗性。結果造成對抗生素具有抗藥性的微生物的繁殖，它們是致命的，且最常出現在常使用抗生素而人們的免疫系統卻最虛弱的地方，那就是醫院。這讓醫院成為地球上最危險的地方。

現在，p53像一個警示系統一樣行動，送出停止讓受損的細胞分裂並形成腫瘤的訊息。這個強大的基因在約百分之八十的癌症中被改變。然而，癌症研究的焦點不應放在計算什麼種類

（註40）《癌症研究（Cancer Research）》61, 8723-8729, December 15, 2001。

的基因突變會發生，而應該放在導致它突變的身體變化上。再重複一次，基因不會沒有理由地改變。它們只會在當被迫要回應細胞環境有害的改變時，才會這麼做。

癌症：巧妙的解救任務

所以，是什麼極端的環境會威脅一個健康的細胞放棄它原本的基因設計，而停止利用氧氣？答案非常簡單：缺乏氧氣。正常的細胞會藉由結合氧氣和葡萄糖，來符合它們的能量需求。「細胞突變」只會在沒有氧氣或氧氣極少的環境中發生。沒有了氧氣，細胞就得找到其他的方式來符合它們的能量需求。

第二個獲得能量最有效率的選擇，是透過發酵。無氧細胞（癌細胞）會在大量代謝廢棄物堵塞的區域茁壯成長。這些細胞能夠藉由發酵取得能量，舉例來說，像是代謝廢棄物、乳酸等。這有點類似一隻飢餓的動物吃牠自己的排泄物。藉由再次利用乳酸，癌細胞完成兩件事：第一，它們取得其生存所需的能量；第二，它們把這個具有潛在危險性的代謝廢棄物，帶離當下健康細胞的環境（細胞間液或結締組織）。如果癌細胞不能從細胞環境中移除乳酸，這個極度強酸就會累積，且導致致命的酸中毒——一種因為高度酸性使健康細胞毀滅的環境。沒了乳酸代謝腫瘤的出現，乳酸就會造成血管壁的穿孔，且隨著其他廢棄物和汙染物進入血液中。其結果會是血液中毒（敗血性休克）和隨後的死亡。

身體視癌症為一種非常重要的防禦機制，即使它造成新的血管生長，以保證癌細胞接收到急需的葡萄糖供應，因此能夠生存和擴散。現在已經知道癌細胞不會造成死亡，而是預防死亡，最少維持一段時間，直到廢棄物離開會導致整個有機體死亡的器官。如果癌症的啟動機制被適當地照顧到，就能避免這樣的結果。

癌症並不是身體要用來毀滅他自己。癌症不是病；這是身體所能控制的最終且最孤注一擲的生存機制。它只會在身體其他所有自我保護方法已經失敗時，才會掌握控制權。要真正的治療癌症，以及明白它真正在一個人生命中所表現的，我們必須了解當身體允許某些細胞以不正常的方式生長時，它會做什麼來符合它的最大利益。癌症並不是身體要毀它自己的徵兆。

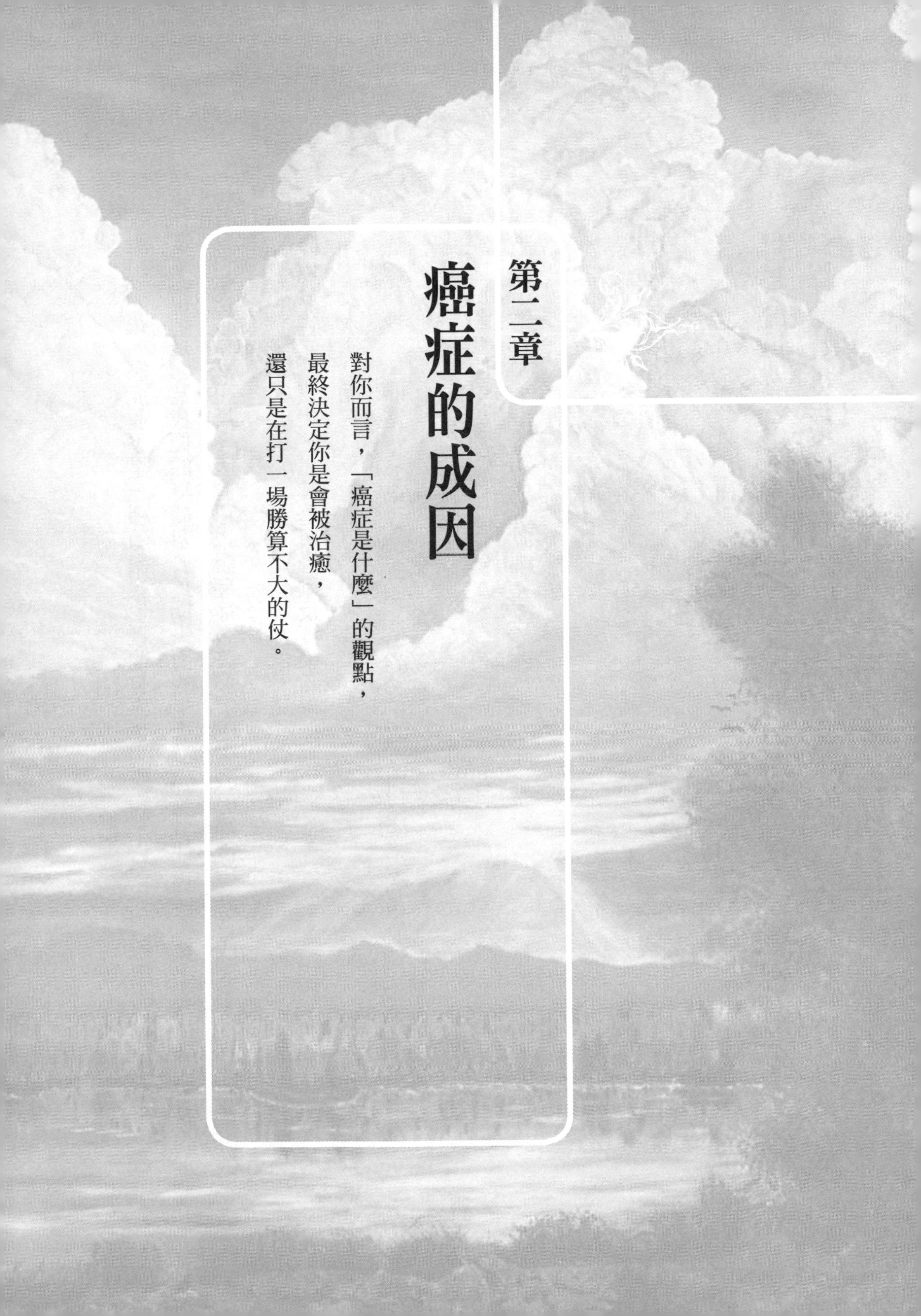

第二章 癌症的成因

對你而言，「癌症是什麼」的觀點，
最終決定你是會被治癒，
還只是在打一場勝算不大的仗。

再說一次，癌症並不是一種隨機發生且懷有惡意的疾病。它在我們所處的年代中發生率愈來愈多，單純是因為我們的身體對於長期失衡的生活型態及毒性負荷所做出的回應。所謂的毒性負荷以多種型式呈現，因此可以說癌症有許多肇因。我已經提出許多成因了，以下簡單再做個回顧：

- ❂ 暴露於化學物質中，尤其是殺蟲劑及汙染
- ❂ 加工及人工食品（以及通常有毒的包裝）
- ❂ 無線科技、「髒電」（dirty electricity）以及醫學診斷科技產生的輻射
- ❂ 化學製藥
- ❂ 缺乏日晒及使用防晒劑
- ❂ 肥胖、壓力和不良的飲食習慣

識別癌症的起源

想要找出和了解癌症的成因，你首先需要拋棄「癌症是一種病」的想法。你不能一方面相信身體內在的智慧及治療能力，另一方面卻又對它存疑。在前一個病例中，你被身體所做的事

鼓舞，但在下一個病例中，你又被它嚇得要死。對你而言，「癌症是什麼」的觀點，最終決定你是會被治癒，還只是在打一場勝算不大的仗。

一般抱持癌症是種病的信念，表現出一種幾乎每個癌症患者都會遭遇到的強大力量，雖然這種信念建立在「癌症到底是什麼」的錯誤基礎概念上，它還是產生了一個對健康的偏見，進一步加強了疾病的觀念。試著變健康，顯示身體、心理及心靈各階層存在著不平衡；一個有平衡健康狀態的人，不會嘗試變健康，他甚至從未想過這件事。想變健康，需要很大的努力，而事實上可能適得其反，它會讓你無法取得平衡。

治療是一種接受、允許和支持，而非對抗或抵制。這是令疾病自然緩解的方式。當你的身體不須全神貫注地去處理在壓力下或感到威脅時所產生的「打或跑反應」，身體就能產生最大的治療力。當然，任何情況都有值得學習的事，包括罹患癌症。一個人面對、接受和從癌症議題學習的意願，會讓這個「疾病」轉變成一個有目的、可能令人感到鼓舞，有時候甚至是令人心滿意足的經驗。在過去三十年與數百個癌症病人談話的過程中，我發現他們幾乎全部都展現一個經驗：癌症在他們生命中，造成了最重要且正面的改變。

在現代化的社會中，我們習於看事物的表面，而少去看潛藏的大面向。在生命的本質中，每個症狀的出現都存在一個根本的原因，只是這個原因隱藏在背後，且看起來與症狀不相關。當我們用對抗療法來施行在治療身體的機制上，通常無法找出並治療這些藏在背後的原因。它們不會被偵測到，除非我們開始把身體當成是一種完美整合了能量和資訊或智慧的過程，而不是一個如同我們在機器中看到的、拼裝而成的不同部位。

當把身體當成它僅是由細胞和分子所組成的東西來對待時，就好比我們直接將中世紀的科技運用在現代社會裡。現代科技和電腦源於透過研究量子物理得到的資訊和能量的原理；但提到生命的本質和治療人類的身體，我們仍依賴古老及不合時宜的牛頓學說原則。當我們用量子物理的方式來思考，要了解人類身體操作的方式，就變得相對容易了。

你的意識、靈魂或精神，是在你體內運行的能量和資訊的來源。你身體裡的表現，以及你做什麼、吃什麼、喝什麼、如何感覺、怎麼想，決定了你的基因是否能好好控制並維持你的「身體存在」。換言之，雖然基因看起來是要為身體的基本功能負責，但數千個科學研究已證明，基因是由你掌控的。舉例來說，研究顯示當你接觸陽光，身體會製造出維生素D，它能調節超過兩千個基因，進而調節你的免疫系統、消化、修復和療癒機制、血液數值等。因此，如果選擇避開陽光，就會讓這些基因無法活化，你也就不可能獲得理想的療癒反應。在極端的情形下，如果你（意識的存在）不再在你體內表現，能量和資訊就會離開每個細胞，而這就代表身體的死亡。你不再存在，且你的眼神會變得空洞。從一個表面的觀點來看，你可以下結論說：死亡讓身體變成一堆無用的微粒。當然，如果你用較寬廣的觀點來看待死亡，你會視它為新生命的開始；所有先前組成這些細胞的原子只是重新定位，再次拼裝成新的形式，例如空氣、水、土、植物、水果、動物或其他人。因此，生命的終點不是死亡，而只是改變形式。

此外，你的意識仍然不會受所有這些事情的影響，因為它不是實體的（即使住在一個實體身體裡），而且無法被破壞。

現在，如果你把部分的能量和重要的連結從你身體的某些部位移走，那些部位不會產生混亂和失序的行為嗎？這是醫藥界稱的疾病，意味你的身體不再以正常的方式運作。然而，如同你將開始了解的，疾病就像死亡，只是一種概念的顯現。疾病只是新生的提供者。**不過不像死亡，疾病提供我們重新安置生命的機會，只要身體的形式還存在**。癌症只會在我們身體、情緒和精神上，其中一個或多個部分不再存在時打擊我們。癌症會使這些麻木的、受抑制的、或阻塞的部分復甦，不管它們在本性上是實體或非實體的。

這種復甦能以多種方式發生，始於我們提高對這些生命中死亡區域的注意力。我們也許會逐漸地認知到，我們對身體某些部位、整個身體、我們的未來與過去、大自然、食物、其他人、地球的未來或其他議題，有多麼害怕或疏忽。突然間，我們也許會開始了解，我們對其他人或自己懷有多深的負面情緒；或者，我們也許會注意到為何我們允許某些食物、飲料或藥物，像是止痛劑、類固醇和抗生素來毒害和阻塞我們美麗的身體。癌症是一個喚醒的訊號，提醒我們要把我們的生命找回來。

癌症這個「疾病」，只發生在循環通道或管腺被長時間持續阻塞時。本章單純談論身體上癌症的成因，雖然這也是有意義的，但是我們還是必須去看情緒上和精神上的根本原因。而這會是第三章和第四章的主題。

癌症的進展階段

這本書主要是寫給一般人看的，所以我會略去醫療術語和複雜的科學研究的參考資料。我會用簡單、逐步的語言來解釋多數癌症是如何發展的。你將會看到症狀、癌症和它的起因之間的連結。藉由檢視癌症失序的進展階段，我們將一起解開癌症之謎。請記住，每一個原因只是另一個原因產生的效應。最終我們將一探癌症的根源，而我將在第四章做解釋。

我之前已提到，癌細胞是一種失能的細胞，它已經無法盡到原本應該要確保身體平衡的責任。它不履行它原本的責任，轉而從事一個新的專業工作，你可以稱之為「縫補工作」（sewing worker）。這不是巧合或壞運氣，而是一種喬裝的必要和祝福。癌細胞抓住並吸收了新陳代謝時產生的有害副產品，如同我們將看到的，這些廢棄物無法脫離細胞環境，除非經由癌細胞「飢餓的嘴巴」。

一個存在於主流醫學和一般大眾之中的常識是，正常細胞逐漸退化成癌細胞，是因身體隨機犯下的錯誤，也許是因為世代相傳的原因，通常稱為遺傳傾向。這種理論挑戰了演化的邏輯和固有的目的。

人類每個偉大的發現顯示了某件看似無用、或甚至有害的事，都是有其意義和目的。果樹的花朵凋零，不是自我毀滅的錯誤，這種毀滅的力量反而是帶給水果生命的養分。雖然，「癌症是一種身體創造來自我毀滅的致命武器（一種自我免疫的疾病）」這個想法，建基於醫藥的測試，但它卻沒有反應出對高階科學的深刻理解，且挑戰了所有的智慧和邏輯概念。我們是否需要給這些測試一個新的、不同的詮釋，以真正了解癌症是什麼，以及它為何會發生？

如同先前提到的，在一九〇〇年，只有八千分之一人會得癌症。現在，每兩個人就有一位終其一生可能會有癌症。單單在美國，每年就有將近一百萬人死於慢性病，且多數死於癌症。癌症近年來已超越心臟病，成為死因的第一名。到底發生了什麼事？自然界沒有任何事物指出這種大量死亡是正常的。不了解癌症到底是什麼，會讓它成為一種危險的疾病。

在你長大後生命中的每一天，身體都代謝超過三百億個細胞。估計其中有百分之一在過程中會損壞且癌化。你的免疫系統會去偵測這些細胞，並摧毀它們。身體這項「清理工作的能力」是如此有效率，時間點抓得完美，使癌細胞沒有生存的機會。每天製造這些種類的癌細胞對身體自己的生存而言，是必要的；它們確保免疫系統維持足夠的刺激，以維持它防禦和自我淨化的能力的效率和更新率。

這自然地產生了疑問：為何相同的免疫系統會避免去攻擊為了應付嚴重擁塞而突變的癌細胞（如下方說明）？讓我用一個不同的方式來問相同的問題：為何免疫系統能分辨這兩種癌細胞，決定消滅其中一種，同時卻讓另一種不受傷害？

這個重要的問題值得好好回答。我們一般指的癌症，其實根本不是病；它只是一種免疫系統的延伸，用來幫助清除因擁擠而窒息的一群細胞。為何免疫系統嘗試妨礙身體自己所做的、為了預防特定有毒代謝物進入血液而殺死身體的努力？以環境因素來看，這些癌細胞對身體來說太過珍貴、太有用，因而不能限制它們。甚至當它們進入淋巴管，且被送到身體其他部位時（註41），免疫系統仍嘗試讓它們存活，只要它們還有用。癌細胞不會隨機地在身體裡擴散。它們會待在同樣是擁擠的、缺乏氧氣的地方。

身體內的健康細胞和癌細胞，都穿插著癌症殺手白血球，像T細胞。舉例來說，在腎臟癌和黑色素瘤的案例中，白血球修補百分之五十的癌症，因為T細胞可輕易地辨識出外來的或突變的細胞組織，如癌細胞。你能預期這些免疫細胞會馬上去攻擊癌細胞。然而，免疫系統允許癌細胞補充營養以長成更大的腫瘤，或在身體其他部位發展。癌細胞會生產特殊的蛋白質，讓免疫細胞遠離它們，並幫助它們長大。

為什麼免疫系統要和癌細胞合作，以製造更多或更大的腫瘤？因為癌症是一種生存機制，而不是疾病。身體利用癌症以讓致命的致癌物質和具腐蝕性的代謝廢棄物離開淋巴液和血液，進而遠離心臟、大腦和其他重要的器官。殺死癌細胞，事實上會危及身體的生存。

身體只在導致腫瘤成長初期的阻塞被打通之後，才攻擊癌化腫瘤，知道這點是重要的。如同在第一章所提到的，舉例來說，在一個大的感染，例如水痘或感冒之後，癌症可能自然緩解，我將在後面的章節討論其他自然緩解發生的原因。

• 擁塞

最迫切的問題是，我們在這裡談論的是哪一種擁塞，而它又是從何而來？讓我用以下的例子來說明：在紐約這種大城市中，平常時間或星期天的交通流量可能很順暢，但在尖峰時段，路上會突然出現非常多車子，遠超過城市所能負荷。交通擁塞的結果讓你得花上數小時，才能從工作場所回到原本只有幾分鐘路程的家。最後，你安然到家。這種是我所稱的「暫時性的擁塞」。然而，如果因冰或雪造成嚴重的交通意外，情況就不同了，回家的路會完全被堵住。這件意外影響了每輛等待前進中的車，雖然車子本身並沒有犯任何錯。同樣受影響的，還有運送貨物去倉庫、載垃圾去垃圾掩埋場的貨車；趕著回家照顧小孩的母親；要去機場趕飛機的商人；還有數以千計因各種原因而通勤的人。所有包含進來的人都同樣受影響，他們都無法到達其目的地。除非有人移除了造成交通阻塞的原因，否則他們將繼續被困在一大堆排放著廢氣的車陣內。

如果有人前來，提議最好用一部大型推土機把所有的車子推離路面，以解決擁塞的狀況，你一定會認為他瘋了。不過，這卻是對抗療法處理癌症的方式。以癌症來說，或多或少有固定

（註41） 這稱為「轉移」。然而，沒有證據顯示轉移真的發生，這比較像一個「新的」癌症在身體其他部位發展出來，因和第一個發展出的癌症是相同的原因。

性的擁塞在體內發生，而這個擁塞是另一處的阻塞造成的。氧氣和葡萄糖等營養不再能被運送到它們的目的地，細胞產出的廢棄物也無法被清除掉。摒棄用有毒的藥物或外科手術這部「推土機」，去破壞或移除被交通擁塞所影響的細胞，而去探尋阻塞發生的源頭，會是個更有智慧的做法。

我們已分析說，當一般細胞無法獲得足夠的氧氣來進行代謝作用時，就會轉變成癌細胞。沒了細胞的代謝，身體在數分鐘之內就會變冷且沒命。為了保護某些不須利用到氧氣的代謝作用，雖然遠超乎想像，但細胞須轉變成厭氧細胞（不需氧氣就能生存的細胞），它們能夠利用累積的代謝廢棄物，運送至少能維持身體所需的熱量和能量。去責怪、繼而去處罰這些因本能的智慧而採取這種行動的細胞，是非常短視的。如果你探尋其背後原因，會發現這是為了防止氧氣和其他營養到達細胞的作法。基本上這種阻塞有兩個元素：微血管壁厚度的增加，以及淋巴管的擁塞。

● 阻塞

請記住，我們正試著逐步去追蹤癌症的根源，目標從症狀轉到原因上。造成交通阻塞的原因，表面上是因為小客車或卡車故障了，但事實上，它卻是由另外的原因所導致。像是疲勞駕駛、因使用手機而分心、超速或酒後駕車。在人體中，這種阻塞有可能是因為血管壁增厚，妨礙了氧氣、水分、葡萄糖和其他生命所需的營養從血液到達細胞。

血液中的營養會自然地通過血管壁，而進到細胞中，這種過程就是大家知道的滲透作用。在減少它珍貴的「貨物」之後，血液會回到肺、肝和消化系統，以取得同樣的東西。有些營養，諸如水分和氧氣，可自由地通過血管壁，但有些則需要透過攜帶或引導的形式。胰臟細胞產出的胰島素，就扮演了這樣的角色。當偵測到刺激，包括攝取了蛋白質，以及血液中出現葡萄糖時，胰島素就會被釋放出來。當胰島素被胰臟注入到血液中，它就會從血液中吸收糖分（以葡萄糖的形式），並傳送到肌肉、脂肪和肝細胞中，然後在這些地方轉換成能量（ＡＴＰ）或儲存成脂肪。這個負責維持整個身體生存和健康的基礎代謝過程，會因血管壁開始增厚而受到干擾。

為何身體會允許血管壁變厚？答案或許會讓你震驚：讓你免於心臟病、中風，或其他形式的衰敗。

身體裡最重要的液體是血液，因為它要負責運送氧氣到身體所有細胞。在濃稠的血液中，血小板會遽增且開始黏在一起。這會讓血液通過細小的微血管變得困難，而不能供給身體細胞氧氣和其他養分。如果腦細胞、神經組織或心臟細胞被切斷了氧氣和養分的供應，就會造成各種急性和慢性的疾患，包括心臟病、中風、多發性硬化症、纖維肌痛症、阿茲海默症、帕金森氏症、腦癌，以及其他繼發性的身體問題。

蛋白質與癌症的關聯

蛋白質與癌症的關聯，在大規模的科學研究之後才開始受重視，其中之一後來寫成《救命飲食（China Study）》一書。它指出不吃動物性蛋白質的人較少得癌症。肉類的消耗量與癌症風險有相關，這已在許多國家發表過的、超過百篇以上的流行病學研究中有報導。基於杜爾（Richard Doll）和培托（Richard Peto）在一九八一年的研究（註42），估計有接近百分之三十五（範圍從百分之十至七十）的癌症，歸因於飲食，相似於抽菸對癌症的影響（百分之三十，範圍從百分之二十五至四十）。最近，一個大型的美國研究提出強而有力的證據，證實紅肉和加工肉品的攝取量是最大致癌的飲食風險。

在美國國家衛生研究院與美國退休協會（National Institutes of Health -AARP）的飲食和健康研究（Diet and Health Study）中，美國國家癌症中心檢測了一項有四十九萬四千位參與者的健康資料，在這個為期八年的研究中（註43），研究者比較了前百分之二十吃最多紅肉及加工肉品（註44）的人，以及前百分之二十吃最少的人。

研究結果十分引人注目。吃最多紅肉者，患有結腸直腸癌的機率比吃最少者高了百分之二十五，得肺癌的機率則高了百分之二十（註45）。食道癌和肝癌的風險則分別增加了百分之二十和六十。多吃肉也會增加男性的健康風險和胰臟癌發生率。在針對截至二〇〇五年為止已刊登的結腸直腸癌研究，所做的最新統合分析裡，發現吃紅肉會增加百分之二十八至三十五的風險，而吃加工肉則增加高達百分之二十至四十九的風險。

研究指出，藉由限制紅肉的攝取，能避免十分之一的肺癌或結腸直腸癌。根據《救命飲食》一書，及其他在過去六十年來備受尊重的癌症研究，如果所有的動物性蛋白質能完全被避免，則癌症確實會變成罕見疾病。

其他的研究也發現，吃肉與膀胱癌、乳癌、子宮頸癌、子宮內膜癌、食道癌、神經膠質瘤（glioma）、腎臟癌、肝癌、肺癌、口腔癌、卵巢癌、胰臟癌和攝護腺癌的風險相關。另一方面，有非常多的研究指出，蔬果飲食有預防癌症的作用，包括最近在《美國醫學期刊》和《內科醫學總覽》的研究也有同樣結論（註46）。

NIH飲食研究的研究人員建議，肉類含有非常多的致癌物質，包括在烹調或加工過程中形成的（例如雜環族化合物、亞硝胺）。他們也注意到，肉類含有其他潛在的致癌物，包含血基質鐵（heme iron，在肉類中發現的鐵的形式）、硝酸化合物和亞硝酸鹽、飽和脂肪、

（註42）《國家癌症研究院期刊（Journal of the National Cancer Institute）》1981;66:1191-1308

（註43）二〇〇七年十二月，刊載於《公共醫學圖書館期刊（PLoS Med）》4(12): e345，二〇〇七年十二月一日，刊登於網站上doi:10.1371/journal.pmed. 0040345

（註44）來自哺乳動物、牛、羊、豬和小牛的肉；以及透過鹽醃、煙燻或曬乾等方式保存的肉。

（註45）肺癌和結腸直腸癌分別是癌症死因的第一名和第二名。

（註46）《美國醫學期刊（American Journal of Epidemiology）》July 15, 2007;166(2):170-80. Epub May 7, 2007，及《內科醫學總覽（Archives of Internal Medicine）》December 10, 2007; 167(22):2461-8.

抗生素、生長激素及鹽。所有這些物質被發現會影響荷爾蒙的代謝、增加細胞的繁殖、損壞ＤＮＡ、促進類胰島素的生長激素、增加自由基對細胞的傷害，而所有這些都會導致癌症。根據刊登在二〇〇九年一月《BMC Cancer》的研究，吃加工肉品的兒童，罹患白血病的機率會增加百分之七十四，至於成人，攝取加工肉品已知會令胰臟癌風險增加百分之六十七，膀胱癌風險增加百分之五十九。一天只要吃個兩口，就可能令腸癌風險增加百分之二十。

當你吃肉時會發生什麼事？

最容易使血液濃稠的因素是食物蛋白質，尤其是自動物身上取得的。讓我們假設你吃一塊中型的牛排、雞排或魚排，與肉食性動物如獅子或狼相較，你的胃只能產出約二十分之一的氯化氫酸（hydrochloric acid）來消化肉中的濃縮蛋白質。此外，貓科動物或狼體內的氯化氫酸濃度至少比人類高五倍。貓科動物或狼可以輕易地吃掉且消化雞骨頭，但人類卻不行。因此，大多數動物蛋白質會在未被消化的情形下進入小腸，不是腐敗（百分之八十），就是進入血液中（百分之二十）。

肝臟能分解一些被吸收的蛋白質，形成尿素或尿酸等廢棄物。這些廢棄物通過腎臟，與尿液一同排出。然而，在日常攝取動物性蛋白質，包括肉、禽肉、魚、蛋、乳酪和牛奶時，肝臟的膽管中會形成愈來愈多的肝內結石（註47）。這大大地降低了肝臟分解這些蛋白質的能力。

蛋白質食物是最容易形成酸及讓血液變稠的食物之一。因此，當大部分蛋白質停止在血液中的循環時，它當然會讓血液變稠。為了避免心臟病或中風的危險，身體會嘗試把蛋白質丟進細胞周圍的液體中（組織液或結締組織）。這會讓血液變稀，且防止嚴重的心血管疾病逼近的危險，至少暫時可以。然而，那些被丟棄的蛋白質開始讓細胞間液轉變成一種膠狀物質。在這種情況下，試著前往細胞的營養就會被濃稠的液體困住，增加了細胞因飢餓而死亡的危險。

身體會試著引發另一個、甚至更複雜且十分巧妙的生存反應，來避免細胞死亡。為了從細胞間液中移除蛋白質，身體會重建蛋白質，且將它轉換成膠原纖維（collagen fiber），一種百分之百的蛋白質（請見下頁圖一）。在這種形式下，身體能將蛋白質建立在血管壁的基底膜（basal membrane）上。為了容納過多的蛋白質，基底膜會變得比正常濃稠八倍。一旦微血管充滿蛋白質或膠原纖維，動脈血管的基底膜就會開始做同樣的事。這最終會導致動脈的硬化。（註48）

現在，身體必須面臨更大的挑戰。厚的微血管壁（也有可能是動脈）已成了供應養分至細胞的阻礙。血管壁逐漸妨礙了氧氣、葡萄糖，甚至水分穿透蛋白質的障礙，因而剝奪了細胞必要的營養。到達細胞的葡萄糖變少了。結果，細胞代謝效率就降低了，而廢氣物增加的情況，類似汽車引擎沒被適當地調整，或沒使用有品質的煤氣或汽油。

（註47）請見《神奇的肝膽排石法》，詳細了解膽管和膽囊結石的原因，以及如何安全且無痛地將它們排除。
（註48）這本書深入地探討心臟病、中風和高膽固醇的成因，並告訴讀者如何快速且安全地排除這些原因。

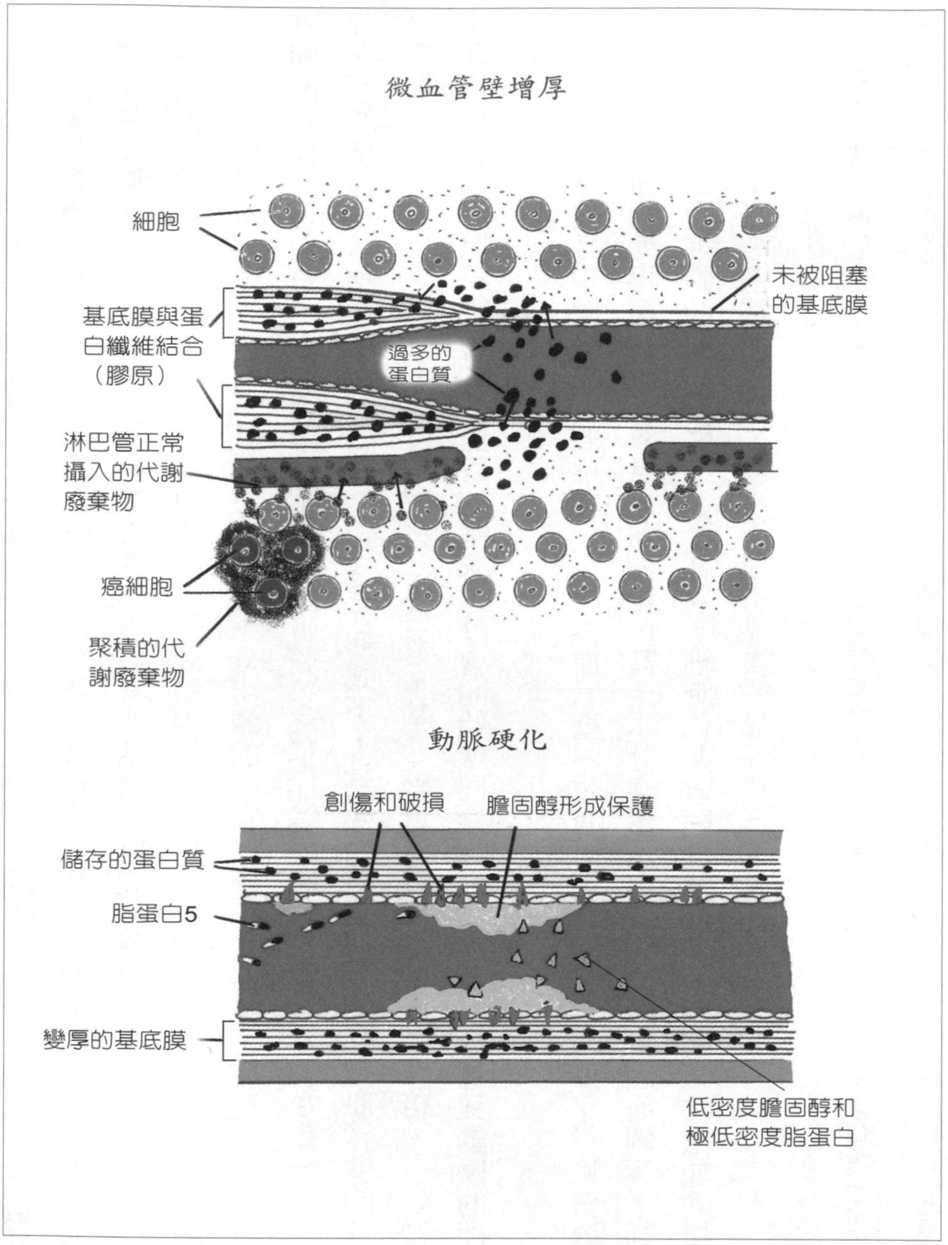

圖一　當蛋白質累積在血液中

除了阻塞血管壁之外，另一個複雜的因素也進來摻一腳。部分過剩的蛋白質會被伴隨在微血管旁的淋巴管吸收。這些淋巴管和附著於其上的淋巴結，是用來移除由細胞生產的正常數量的代謝廢棄物，並解除它們的毒性。它們也會帶走身體每天產生的三百億個細胞殘骸。因為細胞是由蛋白質組成的，因此大多數廢棄物含有老化的細胞蛋白質。由於被強迫要帶著從消化肉類、魚或牛奶等食物產生的多餘蛋白質，因而造成整個淋巴系統的負載過重，導致淋巴流的淤塞和液體和滯留。結果，阻塞的淋巴管會逐漸失去帶走細胞代謝廢棄物的能力，進而導致細胞周圍的液體中代謝廢棄物的高度濃縮。

移除乳癌患者的淋巴結——毫無用處且帶來傷害

根據一篇刊登在《美國醫學會期刊》（註49）的研究報告指出，以手術摘除淋巴結和淋巴管，是標準醫療程序在治療乳癌時的一部分。但這對患者不僅毫無用處，甚至是有害的。

在這個突破性的研究中，一百一十五個醫學中心追蹤了八百九十一位患有早期乳癌的婦女，並檢視移除淋巴結的利益。這些參與者的年齡中位數在五十歲中間，她們平均被追蹤了六點三年。

這個研究發現那些患有乳癌且已擴散到淋巴結的婦女，摘除淋巴結並不能增加她們的存活

（註49） JAMA.2011; 305(6):569-575.doi:10.1001/jama.2011.90

率。五年後，摘除了腋下淋巴結的婦女有百分之八十二點二仍存活著且康復，而沒有做這項手術的婦女有百分之八十三點九存活下來。

不只那樣，移除淋巴結還讓他們遭受嚴重傷害的機會大增。事實上，這個研究中移除淋巴結的婦女，出現併發症的人數增加了百分之七十，而未做該項手術的婦女只增加了百分之二十五。這些併發症包括感染、疼痛感以及淋巴水腫。

而震驚醫療界的，則是研究人員發現移除淋巴結並無法預防癌症擴散到其他的淋巴結。這很清楚地反駁了淋巴結會包藏癌細胞並造成轉移（癌症擴散）的假設。

其背後的普遍醫療信念是這樣的：「透過移除含有癌細胞的淋巴結，這些細胞不會再擴散到其他的淋巴結，或影響身體的其他部位。因此，摘除淋巴結的作法是可靠且有效對抗癌症轉移的方法。」對多數醫師及病患來說，這聽起來很合乎邏輯且合理。然而，這個理論只有在你也相信癌細胞會到處移動並讓其他細胞受感染且癌化的前提下，才會變得有道理。但，這又只是另一個缺乏科學根據的假設。

就如先前研究所證明的，切除含有癌細胞的淋巴結並不能預防癌症擴散。我們從這個研究獲得的結論是，如同先前討論的，癌症不是單純從一個地方擴散到另一個地方。我總是大聲疾呼反對摘除那些身體用於解毒及排除廢棄物的重要部位，包括淋巴管和淋巴結。尤其乳癌病患，必須倚賴天生的淋巴系統。因此我深受這個研究團隊的鼓舞，他們擁有勇氣進行一項重要的研究，並揭露出一個最古老、最殘酷且最粗暴的醫療方法只是個騙局。

既然在存活率和復發率上並無不同，那麼摘除淋巴結就不合理了。該研究引出了「摘除腋下淋巴結並沒有好處」，此外，「存活率和淋巴結的狀態並無關係」研究的作者說。當沒有存活的利益時，為什麼要讓婦女經歷這樣一個沉重的折磨呢？

儘管有這些科學證據，但醫學中心、醫院和醫生們或許不知道這個研究，也或許他們因為財務因素而選擇忽視它，所以繼續為婦女進行摘除腋下淋巴結的手術。事實上，根據作者說，有些知名的機構甚至不參與這個研究。外科醫師尤其希望這個「壞」消息（淋巴結手術是非必要且有害的）能很快消逝無蹤，就如同醫學產業經常發生的情況。此外，主流媒體也甚至不報導這個重要的研究。

被摘除腋下淋巴結的婦女，未來可能面臨更多新的健康問題。更糟的是，她們的癌症被真正治療的機會將大大降低，而癌症復發率可能會因此而增加。伴隨著這項研究有一篇由艾默里大學溫希普癌症研究中心（Winship Cancer Institute at Emory University）的外科學教授卡爾森（Grant W. Carlson）寫的評論，他直率地說：「我發覺我們（透過習慣性移除大量淋巴結）造成很多傷害。」但因為並未有很多醫生和病患注意到這位良醫的誠實言論，因此「癌症病患的戰爭」將會火力全開地持續下去。

在過程中窒息

堆積在細胞環境中一系列的廢棄物，使細胞不僅被剝奪了氧氣，與其他生命所需的營養，而且也開始在它們自己產生的廢棄物中窒息。細胞環境引人注目的變化，讓它們別無選擇地突變成「不正常」的細胞。

細胞的突變之所以會發生，不是因為細胞基因運氣不好，被決定要變成惡性腫瘤。基因不會沒有理由就讓自己開啟或關閉。基因藍圖沒有控制權或能力去做任何事，它們僅在那兒幫助細胞自我繁殖。然而，當細胞環境歷經了大的變化，基因藍圖就會自然地改變。藉由大大減少細胞環境的氧氣濃度，基因就會產生一個新的藍圖，使它們能在無氧環境存活，並利用代謝廢棄物來當能量。舉例來說，突變細胞能抓住乳酸，且藉由代謝它，來負擔一些它們對能量的需求。雖然這個非正常的細胞代謝形態有傷害性的副作用，但藉由這麼做，身體至少在短時間內能避免影響器官或血液的致命危害。藉由細胞突變，至少可維持一些缺氧細胞的生存。器官能被安全地保護，以對抗不可逆和突然間的崩壞和失能。這所有的方式，讓癌症成為一種生存機制，讓這個人在環境許可下存活夠長的時間。

癌症和心臟病有相同的成因

你可能有興趣了解一件事：**導致癌症的諸多因素，也是造成冠心性疾病的重要因子。其中一個最重要的因素，就是血液的黏性以及它的流速**。當血液太稠，血流得太慢，病人就會有較高的風險形成血塊，那正是轉移的原因。

另一個與癌症和心臟病兩者有關的，是堆積在動脈裡的斑塊。主流醫學告訴我們那是吃了太多飽和脂肪造成的，但事實並非如此。《刺胳針》在一九九四年有個報導指出，在主動脈的阻塞物中，研究人員辨識出超過十種不同的物質，但完全沒有飽和脂肪。然而，他們的確發現有一些膽固醇存在，這正好可以解釋膽固醇擔任的角色，在動脈內部有損傷時它就像藥膏一樣，形成內部的結痂。然而膽固醇不是造成斑塊的原因，而飽和脂肪更是與此一點關係也沒有。

這與你多年來所被告知的觀念大異其趣，因而你可能會想到底是怎麼一回事。我要再次強調，幾千年來呈現在動物界的自然法則就是這樣。舉貓為例，牠們幾乎只吃以肉為主的食物，所以攝入了大量的飽和脂肪和膽固醇。主流醫學針對此例，會說牠們應該會很快死於心臟病，但事實上並沒有。

值得一提的是，只有微血管和動脈壁會儲存過多的蛋白質。小靜脈和靜脈不像微血管和動脈，是負責把代謝廢棄物二物化碳帶到肺部。它們基本上只攜帶「空手的」血液，也就是已經丟掉了它的營養和過剩的蛋白質，並將這些東西送進結締組織（細胞周圍的液體）中的血液。如今血液準備好回到肺部，去帶出從空氣中得來的氧氣、碳、氮和氫分子。這四個分子構成身體所有的氨基酸，而那是建立細胞蛋白質所必需的。（註50）當血液通過消化系統，它會帶走其他形成能量和滋養細胞時所需的養分，也許有一些動物性的蛋白質。

舉例來說，在肉類、魚類、禽肉、蛋、乳酪和牛奶裡的濃縮蛋白，不會儲存在小靜脈和靜

（註50） 關於身體蛋白質的自己自足，請參考《健康與回春之祕》素食主義的章節。

脈壁上，只會在微血管和動脈壁上。蛋白質沉積在微血管和動脈的基底膜（註51），讓組成血管的細胞受損且發炎。為了處理這些破壞和損傷，身體會使一些包括膽固醇在內的保護性斑塊附著於動脈壁的內部，以預防具危險性的血塊跑進血流中，引發心臟病或中風。另一方面，小靜脈和靜脈則永遠不會有斑塊，因為它們的基底膜不會接觸到具傷害性的蛋白質。因為這個原因，心臟外科手術能夠從腿部取出靜脈，然後使用它們當成動脈阻塞時的另條通道。然而，一旦把靜脈拿來代替冠狀動脈，它就會接觸到過量的蛋白質，結果就會開始在它的內壁形成保護性的斑塊。

含膽固醇的斑塊有很壞的名聲，因為並不是很多醫師知道它真正的目的。如果有更多人知道這個「壞」膽固醇（ＬＤＬ）會預防阻塞的動脈壁流血，以及可能形成危及生命的血塊，我們可能就會知道「壞」的膽固醇是救命的膽固醇。可以詢問你的醫生，為何「壞」膽固醇只會附著在動脈上而不會在靜脈上，雖然它在動脈和靜脈的血液中都會出現。你會激發他的好奇心，去思考為何膽固醇會有這種行為，他也許會發現膽固醇在這裡並不是敵人。事實上，人體利用低密度膽固醇來治療所有的創傷，包括內部和外部的。低密度膽固醇是真正的救星。

之所以要談動脈硬化這個議題，是因為心臟病和癌症並沒有多大的不同。它們擁有兩個共通因素：血管壁擁塞及淋巴的阻塞。因為心臟細胞不會癌化，一旦它們被剝奪了氧氣一段時間，它們就會因為酸中毒而死亡或停止運作。我們說這是心臟病發作，雖然事實上並沒有任何「發作」，而是缺乏氧氣。在身體其他部位，類似缺乏氧氣的環境會造成某些細胞能夠繼續生存，不過它們必須轉變成癌細胞。換句話說，癌症組織只會發生在身體的循環系統（包括血液和淋巴管）長時間擁塞的情形下。

致命的反式脂肪

蛋白質並不是發生阻塞因而造成癌症的唯一理由。特定的脂肪像是為人所知的反式脂肪酸或反式脂肪，會讓自己附著在細胞膜中，使得細胞無法接收足夠的氧氣、葡萄糖，甚至是水分。缺乏氧氣和水分的細胞會受損，且變成癌細胞。

特別是當一個人吃了精緻食物及維生素E被耗盡的產品，例如蔬菜油、美乃滋、沙拉醬，和絕大多數的乳瑪琳時，這些食物中的多元不飽和脂肪，會提高發生癌症的風險，尤其是皮膚癌。因為大多數動物蛋白質食物含有的脂肪，在食物烹調過程中會接觸到高溫，甚至還會額外加入其他脂肪去烹調，例如炸雞或魚條，因此當這些食物結合在一起並被食用時，就會大大地增加癌症的風險。結果就是這些濃縮的蛋白質食物和精製的脂肪阻礙了氧氣進入細胞中。

然而有些脂肪卻是對抗癌症的強力武器，特別是初榨的橄欖油。根據《內科醫學總覽》九九八年的報導，食用多元不飽和脂肪會使乳癌的風險增加百分之六十九。相較之下，食用單元不飽和脂肪，例如橄欖油，會減少百分之四十五得乳癌的風險。一項刊登在科學期刊《BMC

（註51）一個非常薄的薄膜，用來支持細胞組成血管壁，並讓它們維持在適當的地方。

Cancer》的研究指出，初榨橄欖油中天然的抗氧化物——多酚，能有效防止乳癌的擴散。

事實上，地中海飲食通常使用加工程度較少的橄欖油，被認為與降低數種不同的癌症和心臟病發生率有關。這是因為橄欖油能預防氧化傷害，調節血小板的功能（進而防止血塊形成），以及緩和發炎狀況。

顯然，這與食用多元不飽和脂肪的結果大不相同。一旦接觸到空氣，多元不飽和脂肪會吸引大量帶氧自由基且氧化，也就是會變得腐敗。帶氧自由基是在氧氣分子少了一個電子時產生的，這會讓它們高度活化。吃了這些活躍的脂肪，會導致它們附著在細胞膜上，這種行為就像是海面上的浮油，令鳥兒和海洋生物窒息。因此，在這類脂肪中自由基的活動會對細胞、組織和器官造成嚴重的傷害。

若精製的多元不飽和油和脂肪在被食用前，接觸到空氣和陽光，就會產生帶氧自由基。而在這些油脂或脂肪被消化之後，自由基也會在組織中形成。多元不飽和脂肪非常難被消化，因為它們被從它們自然的主體中剝奪，且不再能靠它們天然的保護者、同時是強大的抗氧化物，也就是維生素E來對抗自由基；這個重要的維生素在精製的過程中被移除了。舉例來說，吃一個漢堡和一份薯條，會讓你的身體充滿自由基。然而，責怪自由基造成身體的損害，就像是責怪射殺被害人的子彈一樣；事實上，該負責任的是那個扣下扳機的人。

飽和脂肪呈固體狀，可在豬油及奶油中找到。它們含有大量天然的抗氧化物，能讓它們較不易被自由基氧化。因為多元不飽和脂肪是人工製造出來的，不以自然形態存在，它們無法被消化，而身體認為它們是危險的。舉例來說，人造奶油（乳瑪琳）只是塑膠而來的分子，因此特別難被消化。自由基，這個身體天然的清道夫，試著擺脫已將自己附著在細胞膜中的脂肪壞蛋。當自由基消化這些有害的脂肪時，它們同時傷害了細胞膜，這被認為是造成老化和退化性疾病的主因。

研究人員指出，一百位攝取了大量多元不飽和脂肪的人當中，七十八位表現出提早老化的疾病徵兆，他們看起來也比其他同年紀的人老得多。相反地，在一個最近的研究中，研究飲食中的脂肪和得阿茲海默症之間的關係，研究人員很驚訝地發現，天然、健康的脂肪實際上能降低高達百分之八十得阿茲海默症的危險。這個研究也顯示，得阿茲海默症比例最低的組別，每天吃大約三十八克的健康脂肪，而比例最高的組別，每天只吃它們的一半。

另一個在討論癌症常被誤解的元素是「壞」的低密度膽固醇。日本東北大學（Tohoku University）做的一個研究指出，這種常被撻伐的膽固醇，事實上對於在晒太陽後形成維生素D是非常重要的，而這個過程能提升大腦功能。此外，常被用來降低膽固醇的史嗒汀藥物，事實上會傷害心臟。

●自由基活動的結果

被不正常的自由基活動損害的細胞，無法正常地繁殖，進而妨礙重要的身體功能，包括免疫系統、消化系統、神經系統和內分泌系統。自從人類社會開始大規模地了解多元不飽和脂肪後，退化性疾病就顯著地增加，其中也包括皮膚癌。事實上，多元不飽和脂肪甚至會讓陽光變得危險，如果食物沒有被現今的食品產業改變和操縱，就不會發生這種事。（註52）

要從天然食物中移除多元不飽和脂肪時，食物需要被精製、除臭，甚至脫水，全視它們使用的是什麼食品。在這個過程中，一些多元不飽和脂肪經歷了化學轉變，將它們轉變成反式脂肪酸（或反式脂肪），通常指的是氫化蔬菜油。瑪琪琳可含有高達百分之五十四的反式脂肪酸，而典型的植物性起酥油有百分之五十八的反式脂肪。

透過乳酪、牛奶或加工食品而吃下愈多反式脂肪的人，比起那些幾乎不吃反式脂肪的人，其罹患憂鬱症的風險提高了百分之四十八。這個結果是由來自西班牙的納瓦納和拉斯帕爾馬斯大學的研究人員所提出，他們研究了一萬二千零五十九位西班牙參與者攝取反式脂肪產生的影響。這個研究刊登在二〇一一年一月份的《公共科學圖書館期刊（PLoS One）》期刊，作者指出，反式脂肪對情緒造成的影響，在美國人身上可能更嚴重，因為他們吃更多加工食品，而那正是反式脂肪的一個主要來源。估計美國人吃下的反式脂肪大概是歐洲人的六點二倍。

此外，一個大型的研究發現，目前有憂鬱症或者過去曾被診斷為憂鬱症的人，比起沒有憂鬱症的人而言，有多出百分之六十的機率會肥胖，兩倍的機率會抽菸。這個研究出現在二〇〇八年的《綜合醫院精神病學（General Hospital Psychiatry）》期刊，收集了位於華聖頓哥倫比亞特區、波多黎各和美屬維京群島的三十八個州、超過二十萬人的資料。

而另一項在約翰霍普金斯大學（Johns Hopkins University）所做的研究，研究人員發現參與者若有憂鬱症病史，則罹患乳癌的風險會高出四倍。關於該研究完整的文章可在九月份的《癌症成因及其控制（Cancer Causes and Control）》（註53）找到。

另一個刊登於二〇〇三年《身心醫學（Psychosomatic Medicine）》[65, 884]的大型研究，研究人員找到男性在憂鬱症和胰臟癌之間有趣的關聯。憂鬱是否真會造成癌症還不明朗，但它的確是個輔因子，因為憂鬱會抑制免疫系統，且會導致肥胖並提高抽菸的可能性，而這兩者都是癌症的風險因子。

你可以透過閱讀食品包裝上的標籤來發現氫化植物油的存在。多數的加工食品都含有它，包括麵包、餅乾、薯片、甜甜圈、脆餅、派皮，幾乎所有的烘焙食品、蛋糕和糖霜粉、烘焙粉、冷凍晚餐、醬料、冷凍蔬菜和早餐穀片都有。換言之，幾乎所有在貨架上、加工、精製、非新鮮的食品都含有反式脂肪。它們會妨礙細胞利用氧氣的能力，因而無法將食物氧化變成二氧化碳和水。當然，這些無法完成代謝過程的細胞，就很容易癌化。

反式脂肪也會增加血小板的黏稠度，使血液變稠。這增加了血液凝塊的機率以及脂肪廢棄物的堆積，導致心臟病。哈佛醫學院的研究人員在八年期間觀察了八萬五千名婦女，發現那些

（註52） 請參考我的著作《神奇的陽光療癒力》及《健康與回春之祕》。

（註53） 《癌症成因及其控制（Cancer Causes and Control）》2000;11;8:751-758

有吃瑪琪琳的人會增加罹患冠狀動脈心臟病的風險。一項威爾斯的研究則探討脂肪內這些人工反式脂肪的濃度和心臟病死亡之間的關聯。荷蘭政府也已經下令禁止銷售含有反式脂肪酸的瑪琪琳。

為什麼心臟病機率增加對癌症來說如此重要？讓我重申，這是因為癌症和心臟病有著相同的肇因。心臟病之所以發生，是因為一部分的心臟肌肉喪失了氧氣並壞死。癌症的發生，也是體內的器官或系統被剝奪了氧氣因而癌化。如果這個導致氧氣喪失的阻塞沒有被解決，則無論是癌症或心臟衰竭都會令人致命。通常，癌症病患不是因為癌症而死，而是因為衰竭的心臟。在我接觸的數百位癌症病患中，我發現他們全都有重大的冠心性問題。

細胞長期缺氧，是癌症和其他退化性疾病例如心臟病的主因，這已經不是什麼新發現了。在一九三〇年代，瓦伯格醫師（Otto Warburg, M.D.）發現癌細胞的平均呼吸率比正常細胞還要低。他解釋道癌細胞在低氧環境下興盛而起，而若增加含氧量，則能傷害甚致殺死它們。身為一九三一年諾貝爾醫學獎得主的瓦伯格博士，用簡短的兩句話來為癌症做了總結：「**癌症只有一個主要的因素。就是身體內正常細胞的有氧呼吸，被厭氧細胞的無氧呼吸所取代。**」其他科學家很快地跟隨瓦伯格的腳步，而且這麼說：

※「缺乏氧氣明顯地在讓細胞癌化時扮演一個最主要的角色。」——哥德布萊特博士（Dr. Harry Goldblatt），《實驗醫學雜誌（Journal of Experimental Medicine）》，一九五三年

※「氧氣不足意味著生物能量不足，會造成從疲勞到威脅生命的疾病。氧氣不足和疾病之間的連結現在已被堅定地確立了。」——韋博士（Dr. W. Spencer Way），《美國內科醫師協會期刊（Journal of the American Association of Physicians）》，一九五一年十二月

※「氧氣在免疫系統的正常運作上扮演了關鍵的角色；例如抵抗疾病、細菌和病毒。」——基德博士（Dr. Parris Kidd, Ph.D.），細胞生物學家

※「在所有嚴重的疾病狀態中，我們發現出現低下的氧氣狀態……身體組織的氧氣低下，明確地指向疾病……組織缺乏氧氣，是所有退化性疾病的基本肇因。」——列文博士（Dr. Stephen Levine），知名分子生物學家

※「癌症是體內氧氣耗盡的狀態，以致於身體細胞不受生理的控制而退化。」——漢立克斯博士（Dr. Wendell Hendricks），漢立克斯研究基金會（Hendricks Research Foundation）

※「缺乏氧氣，身體會生病，如果情況持續，則會死亡。我懷疑會有人對此有異議。」——蒙茲博士（Dr. John Muntz），營養科學家

※「呼吸最多空氣的人，活得最久。」——白朗寧（Elizabeth Barrett Browning）

● 淋巴的擁塞

淋巴液是什麼？它在人體中為何如此重要？淋巴液源於血漿，它與所有種類的「雜貨」包

在一起，包括氧氣、葡萄糖、礦物質、維生素、荷爾蒙、蛋白質，以及抗體和白血球細胞。血漿通過微血管壁與細胞周圍的組織液混合，組織液又稱為細胞間液、組織間質液或結締組織。細胞從組織液中帶走營養，也將代謝後的廢棄物釋入組織液中。大約有百分之九十的組織液回到血流中，再次變成血漿。剩下百分之十的組織液就形成所謂的淋巴液。去除二氧化碳之外，淋巴液含有所有細胞代謝後的廢棄物，例如病原體、未被處理的蛋白質及癌細胞。淋巴微血管帶走淋巴液，並移除這個「垃圾」，因此能防止細胞的窒息和損傷。

細胞滋養、健康和效能的程度，視組織液中的廢棄物被移除的情況有多快及多完全。大多數的細胞廢棄物無法直接進入血液中排泄掉，因此它們必須在組織液中聚集，直至淋巴系統來把它們帶走。淋巴管帶著這個潛在的有害物質到淋巴結內，過濾並解毒。淋巴結策略性地分布在全身，也可移除一些組織液。這能防止身體腫脹和體重過重。

淋巴系統的主要功能之一，是讓組織液中沒有會造成疾病的有毒物質，因而它對我們的健康和康樂十分重要，但卻只有極少的醫生會在跟他們的病人談到令他們痛苦的疾病時，提到這件事。

實際上，每一種癌症發生之前，都有一個嚴重且持續的淋巴阻塞情況。淋巴流最無法作用的地方，癌化腫瘤會最先出現。如果身體中有更多區域被這種方式影響，癌症就會在多處發展。淋巴系統和免疫系統緊密地配合，避免讓身體受到代謝廢棄物、有毒物質、病原體，和細胞殘骸的傷害。除了血液循環不良之外，阻塞的淋巴管和淋巴結造成組織液負載了過多的有害物質。繼而，這個在正常情形下用來維持生命的稀薄液體，逐漸變成漿狀，因而阻礙了適當的養分運送到細胞，讓細胞變得衰弱及受損。當血液攜帶氧氣到細胞，卻持續被阻礙而無法到達細胞時，細胞突變就會發生。

最急迫的問題是：「淋巴的阻塞是從何開始的？」答案可能有很多個，但最重要的是與膽汁和飲食有關。肝臟和膽囊因為累積了石頭（註54），使得膽汁分泌受到限制，進而妨礙了胃和小腸消化食物的能力。未被消化的食物自然會被具破壞性的腸道細菌分解，這讓大量的廢棄物和有毒物質，例如高度致癌胺、屍胺、腐胺，以及其他發酵及腐敗食物的分解產物，滲入腸道淋巴管中。

隨著未被消化的脂肪和蛋白質，毒物進入人體中最大的淋巴結構——胸管，底部是乳糜池。乳糜池是淋巴的擴張部分，形狀像是一個麻袋或橢圓形的池子，就在兩個腰椎骨的前方（請見下頁圖二），在肚臍的高度。它延伸到其他較小的袋狀的淋巴管。

來自魚、肉、禽、蛋和脂肪食物等動物性來源的毒物、抗原和未消化的蛋白質，造成這些淋巴池發炎且腫脹（淋巴水腫）。一旦動物被殺，其細胞會死亡，細胞酵素就會立刻開始分解它們的蛋白質結構。加熱／烹煮／油炸動物性蛋白質，例如雞蛋、魚和肉類，會使蛋白質凝固

（註54）請參考我的著作《神奇的肝膽排石法》，了解肝臟及膽囊的結石以及該如何透過肝臟淨化法安全且無痛地移除它們。

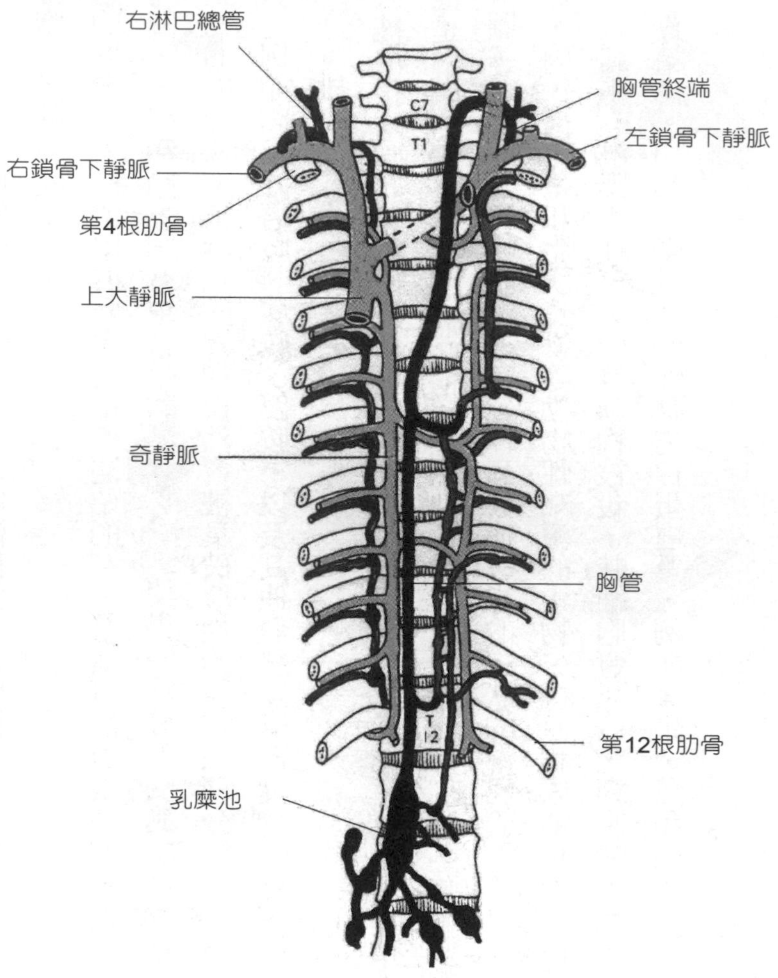
右淋巴總管
胸管終端
左鎖骨下靜脈
右鎖骨下靜脈
C7
T1
第4根肋骨
上大靜脈
奇靜脈
胸管
T
12
第12根肋骨
乳糜池

圖二　乳糜池及胸管

（硬化），且拆解了它們天然的三度空間分子結構。這個結果被稱為「退化」的蛋白質，不只是對身體毫無用處，事實上它們會造成傷害，除非它們立刻從淋巴系統中被移除。它們的出現會自然地促使微生物的活性增加。寄生蟲、蠕蟲、黴菌和細菌，以這些廢棄物為生。在某些案例中，過敏反應就會發生。

●淋巴水腫

當乳糜池出現淋巴擁塞，這個淋巴系統重要的部分將無法再適當地移除身體破損和受傷的細胞蛋白質（記住，身體每天必須移除三百億個老舊的細胞），結果就是淋巴水腫。當你仰躺下來時，你可以藉由觸摸或按摩肚臍附近的區域，感受到或軟或硬的小結塊，那就是淋巴水腫的現象。這些結塊有時會大如拳頭，有些人形容它們像是胃中的一顆「石頭」。這些「石頭」是造成中間或下背痛的主要原因，也會造成腹部腫大、鼓脹和腰部區域的重量增加。事實上，它們是大多數疾病症狀，包括心臟病、糖尿病和癌症的潛在問題。幾乎所有我看過的癌症患者，都有某種程度的淋巴水腫或腹部的腫脹。腰部的增長通常伴隨著臉部的腫脹（月亮臉）、雙下巴、雙眼浮腫以及肥厚的頸部——更進一步淋巴擁塞的象徵。

很多有了「鮪魚肚」的人，認為這種腰圍變大的現象，只是一種無害的小麻煩，或者是自然的老化所造成。他們說現今幾乎所有人都有個大肚子，所以這是正常的。他們不明白他們體內有個定時炸彈，說不定哪一天會爆炸，且傷害身體最重要的部位。癌症幾乎都指出像這樣的炸彈的存在。

百分之八十的淋巴系統位於腸道，且與其息息相關，因此身體的這個區域是免疫活動最大的中心，這絕非偶然。事實上，身體中大多數造成疾病的因子戰鬥或產生的部位，是在腸道中。所有的淋巴水腫，與在這個重要的淋巴系統中其他種類的阻礙，是因為腸道中負載太多的有毒廢棄物，導致身體其他部位嚴重的併發症。

無論哪一處的淋巴管被阻塞，在阻塞發生處一段距離的淋巴中，就會有東西沉積。結果，淋巴結就會沿著這樣一條被阻塞的管線發生，且無法再適當地中和或排出毒物，例如：死亡或活著的噬菌細胞和它們消化的微生物、來自惡性腫瘤的細胞，以及每個健康的人每天產生的百萬個癌細胞。無法完全毀滅這些物質會造成淋巴結發炎、腫大以及血液的阻塞。除此之外，被感染的物質可能會進入血液中，造成敗血性的毒性，以及嚴重的疾病。雖然在大多數的案例中，淋巴的阻塞是多年下來逐漸發生的，除了腫脹的腹部、手、手臂、腳及足踝，或臉部及雙眼的浮腫之外，不會有「嚴重」的症狀發生，但這通常顯示了「液體的滯留」，也就是慢性病的主要前兆。很多癌症病人在被診斷出癌症形成之前，都有很長一段時間有一個或多個這類的症狀。

淋巴持續阻塞通常導致細胞的突變。幾乎所有癌症都來自乳糜池的慢性擁塞。最終，排乾乳糜池並攜帶淋巴液往上流向頸部，進入左淋巴管的胸腺，會因為持續不斷注入的有毒物質，

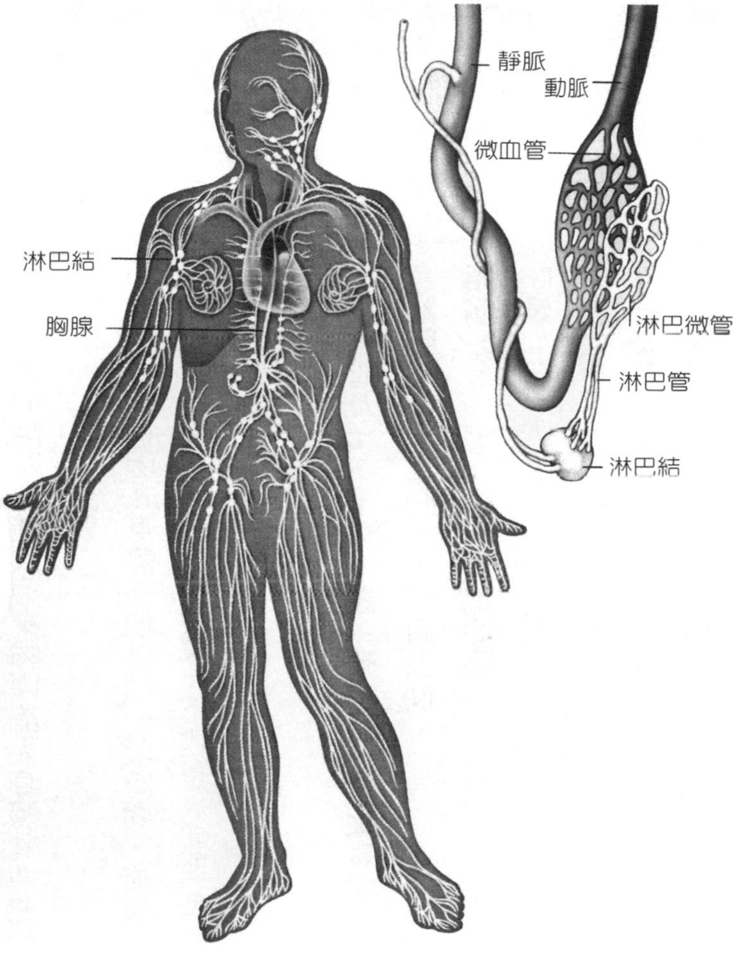

圖三　淋巴系統及淋巴結

而負載過多，最後也會阻塞。胸管連接其他為數眾多的淋巴管（請見圖二及三），會清空它們的廢棄物進入胸中的「下水道」。因為胸管必須移除百分之八十五身體每日產生的細胞廢棄物，以及其他潛在的高毒性物質，此處的阻塞會造成廢棄物回流入身體其他部位。這會造成局部的淋巴水腫，且通常是在腳踝附近。

當每日產生的代謝廢棄物和細胞殘骸被困在身體某個區域一段時間，疾病的症狀就會開始顯現。受困的廢棄物最終會變成細胞不正常生長的啟動器。下述是一些典型的疾病前兆的例子，都是直接由慢性的、局部的淋巴擁塞所造成：

- 子宮或卵巢囊腫
- 攝護腺肥大
- 肥胖
- 風濕性關節炎
- 左心室肥大
- 鬱（充）血性心臟衰竭
- 支氣管及肺部充血
- 頸部肥大
- 頸肩僵硬
- 背痛
- 頭痛
- 偏頭痛
- 頭暈目眩
- 眩暈
- 耳鳴
- 耳痛
- 耳聾
- 頭皮屑
- 經常感冒
- 鼻竇炎
- 花粉症
- 某些種類的氣喘
- 甲狀腺腫大
- 眼疾
- 視力不良
- 乳房腫塊
- 腎臟疾病
- 下背痛
- 腳部和足踝的腫脹
- 脊椎側彎

※大腸激躁症　※疝氣　※結腸息肉

※生殖系統疾病，以及更多其他的疾病。

如果這些症狀之一或多個出現好幾年，應該就可以確定無誤有癌症了。

在收集了身體所有部位，除了右側的頭部和頸部、右手和身體右上四分之一處的淋巴液之後，會匯集到左側的淋巴管。這條管線將淋巴液送回循環系統，讓它流入左頸根部的鎖骨下靜脈中。這條靜脈進入到上大靜脈，直接連接到心臟。除了阻礙從身體不同的器官或部位來的適當淋巴流，所有乳糜池和胸管的擁塞造成有毒物質進入心臟和它的動脈中。這會過度地壓迫心臟，可能增加不正常的心臟搏動及其他併發症的機率。它也會讓這些有毒物質和造成疾病的因子進到正常循環系統中，並擴散到身體的其他部位。

要再次強調，很少有疾病，包括癌症，不是因為淋巴阻塞形成的。如果你家下水道的主要管線阻塞了，所有較小的管線，包括廁所、水槽、淋浴間和浴缸的管線也都會阻塞，而導致淹水。美國肥胖的流行絕大部分是源於阻塞的淋巴系統（雖然最終不是因為它而導致），使得身體的廢棄物無法排出。淋巴的阻塞，在絕大多數的案例中，源頭是擁塞的肝臟（註55），以及有害的飲食和生活形態。最終結果，會造成淋巴瘤或淋巴癌，而最常見的形式就是何杰金氏症。

（註55）　肝臟膽石的形成原因，在《神奇的肝膽排石法》一書中有詳細的說明。

當血液及淋巴不受阻礙且正常流動時，疾病就會自然消失。循環及淋巴系統方面的問題，都可以透過淨化肝臟及遵守均衡的飲食和生活形態來改善。

● 慢性消化問題

一個人在經歷慢性的淋巴擁塞之前，一定會有長時間的消化問題。未被適當消化的食物成了致癌物——會響細胞行為的有毒物質繁殖的溫床。

在我們的消化系統的消化道中，會發生四個主要的活動：攝取、消化、吸收和排泄。消化道始於嘴巴，通過胸部、腹部、骨盆腔，終於肛門。當食物被攝取時，一連串的消化程序就會開始發生。可以分成透過磨碎食物的物理式分解，以及透過發酵食物的化學式分解。這些酵素會出現在消化系統腺體產生的分泌物中。

酵素是微小的化學物質，可以在自身不改變的情形下，造成或加速其他物質的化學變化。消化酵素包含在嘴部唾腺的唾液中、胃的胃液中、小腸的腸液中、胰臟的胰臟液中，以及肝臟的膽汁中。有一點非常重要的是，**消化和代謝的酵素（只有那些身體自己生產的）在身體的物質中，擁有最強大的抗癌功效。這些酵素生產不足，會對細胞健康直接造成有害的影響，而且被認為應對身體任何一處癌細胞的生長，負最直接的責任。**

吸收，是指微小的食物經消化後的營養分子，通過腸壁進入血液和淋巴管中，以運送到身體的細胞中。大腸會排泄任何未能被消化及吸收的食物殘渣，這些殘渣也包含了運送被分解的紅血球和其他有害物質的膽汁。此外，三分之一的排泄廢棄物包含腸道細菌。大腸天天移除每日累積的廢棄物，我們的身體才能順利且有效率地運作。若食物未能被適當地消化，就會發生腸道阻塞。自然的結果就是廢棄物重新回流至淋巴液、血液及身體的上半部位，包括胃部、胸部、喉嚨、頸部、感官器官以及腦部。

健康，是消化系統所有主要的活動都能平衡運作的結果。（註56）另一方面，當這些功能中一個或多個功能被破壞時，癌症和很多類似的生存手段就會發生。肝臟和膽囊中膽結石的形成，會對食物的消化和吸收，以及廢棄物的排泄造成重大的不利影響。

●肝臟膽管的阻塞

膽結石（也被稱為肝內結石）不只會在膽囊中被發現，也會出現在肝臟的膽管中。事實上，大多數的膽結石是在肝臟形成的，較少發生在膽囊中。估計大約有百分之二十的全球人口，會在他們生命中的某些階段形成膽結石。然而，這個數據並未將更多會或已經有在肝臟內

（註56）《健康與回春之祕》一書中，詳細說明了如何恢復消化系統的所有功能。也請參考：http://www.ener-chi.com/books/timeless-secrets-ofhealth-rejuvenation.）

形成膽結石的人計算進去。三十年來施行自然醫學的過程中，我遇過數千個有著各種疾病的人。我可以斷言，每個人在他們的肝臟內都有數量可觀的膽結石，無一例外。癌症病患，以及那些深受關節炎、心臟病、肝病和其他慢性病折磨的人，在他們的肝臟中有最多的結石。令人驚訝地，只有相當少部分的人說他們在膽囊中有膽結石。肝臟裡的膽結石是擁有及維持健康的身體、年輕及活力的最大障礙。事實上，它們是人們生病，或很難從包括癌症等疾病康復的最主要原因。

肝臟直接控制身體每個細胞的生長及運作。任何種類的細胞失能、缺陷，或不正常的生長形式，都是肝臟表現不良所造成的。由於它特殊的設計，肝臟通常「看起來」表現正常，不管是血液測試指出肝臟酵素數量的平衡，甚至當它失去了原本效能的百分之六十時也是如此。病患和醫生都同樣被它蒙騙了，大多數的疾病源頭都可以追溯到肝臟。（註57）

所有疾病或不健康的症狀，都是某種阻塞造成的。如果血管阻塞了，且因此無法迅速地運送氧氣和養分到細胞，則細胞就必須執行特別的緊急手段以求生存。當然，很多細胞無法在「饑荒」中生存而會死亡，然而，其他更多快速恢復精力的細胞，會藉由細胞突變的方式來適應改變的環境，而且會從被阻塞的有毒代謝廢棄物，或任何它們可以從其他細胞攫取的東西來餵養自己。雖然事實上這樣的生存反應，幫助身體避免因為可能的敗血性毒物及器官衰竭而立即死亡，但我們卻將它貼上「疾病」的標籤。在細胞突變的案例中，這個標籤就是癌症。

重要的問題是，為何單純一個膽汁流動受阻的狀況，會造成如此複雜的疾病，例如鬱血性心臟衰竭、肥胖和癌症？

膽汁是一種帶有苦味、鹼性的液體，顏色是黃、棕或綠色。它擁有多種功能，每一種都能大大影響身體每個器官和系統的健康。除了幫助消化脂肪、鈣質和蛋白質，膽汁也負責維持血液裡的脂肪含量、移除肝臟的毒素、幫助維持腸道內的酸鹼平衡，並讓直腸不會出現有害的微生物。

膽汁能預防癌症和心臟病，甚至可能治療它們，這兩者正是前兩大死因。膽汁在維持良好健康狀態的重要性，並未被完全知悉，至少主流醫學並不知道。然而，科學證據已證實賦予膽汁顏色的膽汁色素——膽紅素和膽綠素，在人類生理上扮演極度重要的角色。

根據二〇〇八年一項刊登於聲望卓著的醫學期刊《突變研究（Mutation Research）》，膽汁色素擁有強大的抗突變特性。[註58]研究人員指出，在過去膽汁色素和膽紅素，被認為是原血紅素[註59]分解作用之下無用的副產物，若累積下來就會有毒。

「然而過去二十年來，研究探索了膽汁色素的生理關聯，顯示膽汁色素擁有顯著的抗氧化及抗突變特性。」研究下了這個結論。

如果你的皮膚顏色或眼睛變黃（黃疸），醫生傾向讓你感到驚慌，他們不會告訴你你的身

（註57） 詳見《神奇的肝膽排石法》。
（註58） Mutat Res., 2008 Jan-Feb;658(1-2):28-41. Epub, May 18, 2007
（註59） 血紅蛋白的成分，血液中的紅色色素。

體正在擺脫超氧化氫以及各種誘發突變的物質（多環芳香烴碳氫化合物、異環胺、氧化物），所有已知會造成細胞癌化的化學物質。有時候身體會讓你感覺生病了，讓它得以將你的身體清除乾淨，並讓你真正得到變得健康。

我認為這個研究的結果是醫療領域最重要的發現，是最古老的醫療系統——有六千年歷史的阿育吠陀醫學早已知道的事。**膽汁除非是被膽管或肝內的結石阻塞了，否則它能預防健康的細胞突變成癌細胞**。事實上，研究發現體內膽紅素和膽綠素濃度較高的人，患有癌症和冠心性心臟病的機率較低。（註60）

根據日本的研究，黃疸出現時膽汁色素的數值增加，甚至能解決長久以來因為急性病毒性B型肝炎導致的難以控制的氣喘。（註61）

自然地，這些以及類似的發現不禁讓人思考，是否那些醫學界認為是疾病的狀況，事實上是身體精密的生存及療癒企圖。當你用化學藥物去對待和壓抑它，身體的自癒努力可能就會完全失效了。與其在體內興起一場藥物戰爭，還不如去支持它移除非必要的、累積的阻塞物。膽汁和其成分既然在體內扮演如此重要的角色，我們當然要保持膽汁永遠在暢通不受阻的狀態。

清除肝臟和膽囊中累積的結石，可幫助恢復平衡、調節體重，且創造身體自癒的先決條件。肝臟的淨化，也是你所能實行的最佳預防措施，能保護你自己在未來不生病。

非天然的食物和飲料

在美國，食品工業生產超過四萬種不同的食品，但絕大多數都沒有或只有非常有限的營養價值。高度處理、精製、被「改善」的、提高營養、防腐、加味、預先烹調、基因改造、輻射、微波加熱，以及經過其他形式改變的食物，都同樣會餓死人類的細胞。

癌症是細胞處於逐漸飢餓狀態中的結果。當身體接收不到它原始設計所需要的東西時，癌症就會發生。為了生存，以及預防器官因為嚴重的缺乏營養和能量耗盡而立即崩壞，細胞核別無選擇，只好突變並開始用無氧的方式運作。

一個厭氧細胞就像是一個生病的、無家可歸的人一樣，被社會邊緣化，生活在豐富的、健康的社會所有成員留下的、被分解的和有毒的食物垃圾中。典型的現代飲食，其營養價值就像無用的垃圾，舉例來說，炸薯條或洋芋片就是。雖然大家知道它們含有致癌脂肪和有害的食品添加物／防腐劑，但數以百萬的美國兒童和成人仍日復一日地大量食用它們。

可以做個實驗：下次你在速食店點薯條時，帶一些回家，把它們放在一個開放的空間中。

（註60） Mutat Res., 2008 Jan-Feb;658(1-2):28-41. Epub, May 18, 2007

（註61） Tohoku J Exp Med., 2003 March;199(3):193-6

你將會發現，它們不會分解或甚至改變顏色（不像從新鮮馬鈴薯炸成的薯條，它們會快速地皺縮，變成灰色且產生腐敗的味道）。現在，重複用這種方式來實驗漢堡。漢堡會維持好幾年不變壞，甚至沒有細菌會試著分解它。這些以及大多數製造的「食物」，例如乳瑪琳，是製造來永久保存的，可以讓它們在長時間的製造及運送過程中完美地保存，而且對消費者而言是「安全」的。

你是否想過，這些食物必須充滿什麼化學物質，才能讓它們對抗細菌和黴菌？很少消費者知道，它們之中到底含有什麼？雖然食物的標籤上有列出一些防腐劑，但字通常小到看不見。而身體可能做什麼事來消化它們？一點也沒有。如果你很幸運，它們僅會通過腸道而不被消化（腹瀉）；但它們通常會累積在腸子中，造成便秘。你會發現經常食用這類「怪物食物」的人，總是會有個非常大的肚子。因為攝取這些食物造成嚴重的營養缺乏，它們也會造成永遠無法被滿足的食物欲望。食品產業知道這個「不可告人的小祕密」，且透過製造更多各式各樣令人流口水的食物，來符合對這種「聰明」食物不斷增加的需求，卻造成了糖尿病和肥胖。會吸引目光的詞彙包括低膽固醇、不會胖、低鈉、低熱量、無糖。雖然這些食物對味蕾完全不具吸引力，但化學食品添加劑和風味劑，會確保它們嚐起來很好吃。現在有數千種被製造的食物，都屬於這個範圍。當然，食品標籤上不會有任何警告，告訴你這些化學物質是致癌物。

大多數人相信如果美國的雜貨店或餐廳提供一項特別的食物，它一定是好的且安全的。他們也相信，用微波爐來烹調食物是安全無害的。我將在第五章討論微波爐這個議題，而在我另一本著作《健康與回春之祕》中也有很多相關的細節。

由政府設立的健康機構，應該要讓人們遠離有害的方式，但卻用他們自己惡意的方式，允許致命的藥物和科技成為大規模的銷售品。有多少人曾詢問ＦＤＡ為何允許基因工程的芥花油席捲美國食物產業和餐廳產業，卻沒有事先測試？公共記錄顯示ＦＤＡ知道加拿大的研究，被餵以芥花油的老鼠會發展出致命的腦瘤。但當局卻不想放棄核准芥花油所帶來的數百萬「執照費」。此外，像是阿斯巴甜、蔗糖素和味精（ＭＳＧ），隱藏在這個國家大多數最熱賣的食物和飲料中，都是因為有ＦＤＡ的核准。這些毒物會比海洛因、咖啡因和尼古丁加起來，還容易讓人上癮。它們讓其「受害者」幾乎無法避免地過量食用。它們對人體產生的災難性效應是非常明確的，且ＦＤＡ、疾病管制及預防中心和食品產業多年前就已知道了。

ＭＳＧ與肥胖有很大的關聯。最近的研究顯示，經常攝取ＭＳＧ的人，體重過重或肥胖的機率提高百分之三十。為了確保你不會掉進ＭＳＧ的肥胖陷阱，最好的方法就是避免所有的加工食品。且要記住，ＭＳＧ很容易上癮，會讓你離不開含有它們的食品。（註62）

食品產業只有一個動機：讓人們消耗更多的食物。藉由把這些會令人上癮的毒藥加入最受歡迎的食物和飲料中，食品產業就創造了一個社群，在這裡它的主要成員的飲食習慣將失去控制。有百分之七十五的人口過重或肥胖，整個美國社會有很大的比例受到「腫瘤」所苦；伴隨

（註62）　《美國臨床營養期刊（The American Journal of Clinical Nutrition）》June 2011;93(6):1328-36].

著大多數人的疾病以及飆漲的醫療支出。這個腫瘤不停地吃掉國家的資源。二〇〇七年，在醫療支出上花了二點三兆元；這是國防花費的四點三倍。沒有其他國家像美國一樣，花掉國民生產毛額的百分之一點六在醫療支出上，而且我要補充說，沒有任何明顯的效益。事實上，世界上沒有其他社會像美國一樣有這麼多病人。（註63）

現今單純地用症狀導向的方式，來處理最嚴重的疾病，結果如你可以想像得到的，醫療費用將會失去控制地升高。事實上，這些不斷增加的醫療支出，對經濟的生存有著最大的威脅。甚至一些最大的企業在擴展他們事業的同時，都再也無法負擔他們生病員工的醫療保險。就像美國的一般情況，他們借錢來維持公司的營運。許多則是削減了他們的工作人力，而健康紀錄最差的員工則是最先被資遣的對象。

把自己的健康守衛工作留給政府當局，是個有勇無謀的作法。讓我們回到所有嚴重的健康危機的問題核心：細胞飢餓。身體的細胞沒有興趣利用任何無法讓它們生長的物質。精製和過度加熱脂肪和油脂所形成的致癌油脂、色素、化學添加物、防腐劑、殺蟲劑，和所有這類非天然的物質，在細胞膜上塗了一層厚重且無法穿透的黏液。這甚至不包括美國人每天吃的數十億有毒的營養補充品，如果它們真的算是食物的話。只要想想美國人日復一日、年復一年吞了多少維他命藥片就好，而這些藥片有非常多的黏結劑、填充劑、人工色素、阿斯巴甜，或其他致命的甘味劑，而叫得出名字的只是其中一小部分。如果你有機會看到初生嬰兒的細胞在顯微鏡下的樣子，你將會看到它的細胞膜是多麼清澈、薄透且乾淨。另一方面，如果你檢查一個吃傳統美國食物，且因為某種疾病服用藥物的六十五歲老人的細胞膜，你會發現這些細胞膜既暗且厚，而且是變形的；這樣的細胞距離變成癌細胞並不遠。

惡性腫瘤的細胞被一層比健康細胞周圍厚了十五倍的纖維蛋白（註64）包圍著，所有的癌細胞都是受損或受傷的。纖維蛋白外膜保護癌細胞對抗致命的噬菌細胞、殺手淋巴球（killer lymphocyte）和細胞生長激素（cytokines）。

自然地，因為這種方式而被連累的細胞，會從它們的「共同體」，也就是從身體的其他細胞被分開。這些被疏遠的細胞是真正「無家可歸」的細胞，它們看起來似乎失去控制，所以醫生們用致命的武器，或毒或切或燒，來攻擊它們。他們的目標是把它們全部清除乾淨，而他們並不明白攻擊癌細胞會對周圍細胞群帶來嚴重後果。那些真正明白對健康細胞可能造成的傷害者，會感受到為了殺死這些造成問題的細胞，他們必須冒險。

當醫生讓病人接受化學治療和／或放射線治療時，實際上是以病患的生命來玩「俄羅斯輪盤」遊戲。他們無法預測或知道他們的病患，在這場戰役中到底會存活或死亡。一位名為迪米

（註63）編註：二〇一四年國家健康總支出為三兆元。請見 http://www.cdc.gov/nchs/fastats/health-expenditures.htm

（註64）纖維蛋白被包含在血塊裡。它是種纖維狀的蛋白質，聚合起來形成一個「網眼」，在受傷的部位形成一個止血的塞子或血塊。最新的研究顯示，纖維蛋白在炎性反應和類風濕關節炎的發展上扮演了一個重要的角色。

崔斯（Dimitris）的希臘醫生在美國學習並行醫數年，在回到他的國家之前，他來塞普勒斯拜訪我，看我是否能為他的末期肝癌做點什麼。在接下來的六個月，他處理並移除了所有可能造成他癌症的根本原因。後來，他的肝腫瘤從一個雞蛋大的尺寸縮小成一個非常小的圓點。某天，他的前同事勸他接受經由ＦＤＡ所核准的、最新、最強大的化學治療。迪米崔斯相信，殺死最後的一點癌細胞可以保證讓癌細胞不再回來，所以他飛到美國去接受治療。三天之後，他飛回希臘，躺在棺木裡。他是因為藥物的毒性而死。我曾警告他，當他的身體進入一個快速療癒的模式時，用有毒的藥物終止這個過程將會致命。在治療期間，身體對化學毒物的脆弱程度是它在保護模式下的好幾倍，在這個案例中，它是以成長的癌腫瘤來呈現。我親眼目睹了在其他癌症病人身上同樣的現象，他們也同樣受到「終結」最後一點癌症的誘惑。但他們的決定，卻變成致命的抉擇。

對身體而言，在它試著治療自己時，還要讓自己對抗毒物，是非常困難的。透過化療藥物或放射線來摧毀癌細胞的過程，傷害了健康的細胞，勢必產生新的、更具侵略性的癌細胞。唯一真正從癌症中生存的機會，是倚賴患者所能聚集到的支援力量，來增強身體的自癒力。

將癌症當成疾病來治療的方法，不只充滿了危險以及不必要的痛苦，也沒有把重點放在根本的飲食議題上。讓我們的孩子及自己吃非生理性的食物，像是防止發霉的炸薯條和漢堡，會讓細胞膜變厚，迫使細胞突變以在無氧環境中運作。我們創造橫掃整個群體的疾病，而這個疾病趨勢已經開始為所欲為。

現代化的社會深受癌症的折磨，但幾乎每個人都選擇喜歡生命勝過死亡。我們放入口中的東西，對我們的社會將如何生存有著重大的影響。統計數據顯示，每兩個美國人就有一位會發展出某種形式的癌症，且預期每年的情況會更加惡化，所以盡可能地讓我們自己遠離非天然的食物（以及其他致癌的因素）是有意義的。如果你有癌症，當你只吃沒被食品產業處理或改變過的天然食物時，你康復的機會就會大大地增加。我尤其建議你在復原期間，只吃有機栽種的食物，最好是當地生產的。這會讓身體把注意力放在療癒上，而不是迫使已經損耗的免疫系統去跟化學添加物及農藥打仗。

改變你的飲食，也能大大降低你罹癌的風險。如果癌症已經發生，則飲食也會扮演關鍵的援解角色。估計有百分之六十或更高比例的惡性腫瘤發生，主因都是飲食。抗癌飲食能削減你三分之二的癌症風險，而最有效的防癌飲食仍然是蔬食。

整體國民如何達到幾乎無癌的境界這個令人注目的證論，來自人口研究（population study）。截至目前為止，已進行超過二百個研究，探尋癌症在世界上不同族群的人的發生率。結果是，發展中國家的癌症發生率遠低於美國。美國人的一般飲食，包含各種脂肪、富含蛋白質、高度處理的食物，幾乎與發展中國家的飲食完全不同。水果、蔬菜、豆類和穀物，仍然是多數發展中國家人民的標準飲食，雖然西方的影響將非天然和速食食品帶進他們的城市和鄉鎮，現在也讓他們的飲食習慣往西方人靠近。由於這些新的導入，以及現今「蔚為風尚」的飲食習慣，先前沒有聽說過的疾病，像是骨質疏鬆、皮膚癌、心臟病、關節炎和其他的問題，在他們的大城市中愈來愈普遍。

為了拯救我們的國家免於自我毀滅，我們別無選擇只能回到大自然為我們設計的食物。這也意味我們必須避免不是由大自然製造的食物。舉例來說，在我們的身體和乳瑪琳之間，沒有自然的合約存在。乳瑪琳是化學工廠的「食物」，自然的生物是不會去利用它的。它是從塑膠而來的分子，如果把乳瑪琳放在一個溫暖、黑暗、潮濕、細菌易於滋生的環境，你會發現這些細菌根本不理它。它們把它當成非天然的產品，就如同它是真正的塑膠一樣。

數百萬年來，人體依賴生長在他們周圍的天然食物維生，而如果你相信人類可以突然學會，在大量進攻我們市場及雜貨店的新式及加工過的食物中繼續存活，那可就是個大誤會了。我們甚至不知道一個食物，像是玉米、大豆產品、馬鈴薯或人造的（基因工程）是否是真的食物。大多數生產的食品含有一些基因改造的食物。事實上，不是自然生長的食物，根本不能算是食物。身體無法聯結或辨認人造食物，無法把它與真正食物的特徵聯想在一起。人造食物無法滋養身體的細胞，取而代之的是慢慢地累積在器官及組織中，讓細胞餓死。因此，**只餵身體吃人造食物，是會致死的。採取典型美式飲食，包括紅肉、油炸食物、全脂食品、精製穀物和甜點，事實上同等於非故意地企圖自殺**。

在一個觀察性的研究中，研究人員檢視了超過一千位治療過第三期結腸癌的病患，其飲食形態和結腸癌復發率之間的關係。研究人員發現，那些遵照典型美式飲食的人，他們結腸癌的復發率是遵照大量素食飲食者的三倍，其死亡率也較高。這個研究，刊登在《美國醫療學會期刊》（Journal of the American Medical Association）上。它是第一個指出飲食對結腸癌生存者復發率的影響的研究。研究人員說，結果強烈地證明，飲食中主要包含紅肉和處理過的肉類、炸薯條、精製穀物及甜食和點心，會增加癌症復發風險，以及降低存活率。

有一些好消息，某些食物可以對抗典型美式飲食的致癌影響。一個日本名古屋大學（Nagaya University）的研究顯示，紫玉米（Purple Corn）中的色素，可以阻礙結腸癌的發展。研究人員將動物分成兩組：一組接受混合食物，其中含有在燒焦的烤肉和魚肉裡發現的天然致癌物質；另一組則另外再接受百分之五紫玉米的色素。前者有百分之八十五得了結腸癌，後者只有百分之四十。其他研究也顯示紫玉米能夠預防肥胖和糖尿病。

致命的手機及其他無線設施

有愈來愈多的醫療研究者、環境保護機構、政府和個人，擔憂無線科技可能對人和環境造成嚴重的傷害。

☼ 德國在二〇〇七年警告人民，要避免無線產品。

☼ 二〇〇七年九月，根據一項由十五個不同的實驗室所做的研究分析，歐盟的歐洲環境署（European Environment Agency, EEA）對所有的歐洲居民發出警告，勸告他們停止使用WiFi和行動電話。他們指出，非常擔心對無線科技這樣前所未有的使用，可能變成下一個公共健康災難，程度不亞於菸草、石棉和汽油中的鉛（生物自主工作小組〔The BioInitiative Working Group〕的報告）。

☼以色列政近來禁止在住宅區大樓置放行動電話的基地台。

☼CBC在二〇〇八年七月十二日報導，多倫多的公共健康部門勸告青少年和小孩應限制使用行動電話，以避免潛在的健康危險。根據這個加拿大的忠告，首先提出八歲以下的小孩應該只在危急時才使用行動電話，而青少年的通話時間應限制在十分鐘以內。

☼以色列魏茲曼科學院（Weizmann Institute of Science）做了一個新研究，並把結果刊登在《生物化學期刊（Biochemical Journal）》中。研究指出，只用手機通話十分鐘，就會引發與細胞分裂和癌症有關的腦細胞改變。

☼根據一項芬蘭的研究，規律地使用行動電話，提高很多使用者得腦瘤的危險。這項結果發表在《國際癌症期刊（International Journal of Cancer）》的網頁上。這個研究是由來自多個大學、非常多的研究人員所共同進行的。他們發現非常明確的證據，使用手機會在經常使用的那一側頭部，造成得到一種稱為「神經膠質瘤」腦癌的風險增加，且高達百分之四十至二七〇（註65），這和醫生在甘迺迪（Ted Kennedy）頭部發現的腦瘤，是同一種。根據國家癌症協會的報告，惡性神經膠質瘤是最常見的腦部腫瘤，病例占每年美國診斷出來的

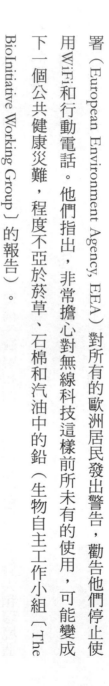

一萬八千個腫瘤案例的一半以上。

※俄亥俄州凱斯西儲大學（Case Western Reserve University）克里夫蘭診所（Cleveland Clinic Lerner College of Medicine）的研究指出，長時間使用行動電話可能會損害男性使用者的精子。這項發現是由一個針對美國五萬一千位男性健康專業人員所做的持續進行的研究。

※每天使用行動電話二至三次的孕婦，可能生出細胞功能有缺陷的寶寶。而暴露在手機無線電波的小孩，也會出現嚴重的生長問題。

現在這個年代，手機的使用者已經很難想像要完全不用手機，但若你對這個議題夠關心，你可以採取一些方法來保護自己。舉例來說，**只有在收訊良好時才使用手機**，如此一來可讓你的手機需要用到的電力最小。攜帶時也要**避免讓手機貼近身體**，**而應把它放在手提袋**中。盡可能地讓**通話簡短**、讓手機**遠離你的頭部**，**不使用時應該要關機**。你可能無法找到「比較安全」的手機，但這些簡單的方法有助於降低風險。

媒體產業是世上最大且最有利可圖的產業，甚至比石油更甚。幾乎每個著名的公司，都被五至六個媒體經營、持有或深深地影響。手機是其中很大的一部分。任何嘗試去責備行動電話

（註65） 在有生之年使用行動電話超過二千小時的人，有最高的風險。令人驚訝地，風險最高者是二十歲以下的人。

造成世界上癌症急遽增加的言論，是可笑且會受排擠的，就像不是太久之前抽菸的情形一樣。有些人非得要等到最後有明確的「證據」證明無線電波會導致癌症，才肯放棄他們鍾愛的行動電話。有些人持續使用它們，就如同很多持續抽菸的人，雖然已經知道日後的危險。決定該如何做，視個人而定。以我個人來說，這是毋庸置疑的。我從遠處偵測到有害的能量，而當它們靠近我身邊時，我往往能確定那就是手機造成的。我很少使用行動電話，如果一定要用，則會限制在一至兩分鐘之內。我從未對它們感到舒服過，即使早在開始有研究指出它們有害之前。

另一方面，美國某些州和歐洲國家禁止在開車時使用行動電話。在英國，不僅禁止開車時使用行動電話，還將立新法禁止免持聽筒的使用。政府單位發現，使用行動電話使駕駛員失去判斷能力，增加意外的風險。這種失去判斷力的情形會持到使用後十分鐘。相較之下，在車內與其他人交談，就不會有如此不利的影響。這或許顯示，並非是交談（使用汽車免持聽筒）干擾了注意力、行動和專注力，而是大腦接觸到有害的射線。即使這些射線距離你六十至九十公分，你仍會接觸到。另一個解釋是，當你與一個不是實體存在的人講話，你的大腦需要在心中創造那個人的影像。因大腦無法同時推斷和支援兩個影像，所以就會分心。換言之，你無法專注於開車，也無法隨時準備好做出行動，尤其是在交通流量大時。手持電話在耳朵上也會讓你的周邊視野受限，你也許會沒看到從你旁邊靠近的車子。

大多數使用行動電話和其他無線設備的人，都不知道低頻無線電會對他們造成什麼影響，因為它不是有形的，只有非常少數敏感的人會感受到負面的影響。當你站在雷達設施前面時，你會開始從裡到外地出汗和被烹煮，就像在微波爐裡烹調食物一樣。它的熱度是藉由分子快速運動（摩擦），以及打破分子束而產生。每年都有數百萬隻鳥兒因為太靠近或站在基地台上而死亡。顯然，當人經常性地暴露於這類的放射線，同樣的狀況也會發生在人身上。畢竟，人類細胞是由分子組成，而當暴露在放射線下，分子束會被損壞或毀滅。強大的放射線會燒掉一個人從裡到外的整個皮膚，但微弱的放射線會以較慢、較不明顯的方式造成同樣的結果。但如同你或許知道的，X光、電腦斷層掃描、微波是會累積的，而你永遠無法分辨何時身體會用一個治療的危險，例如癌症來回應。

很多人對自己的健康太具信心，或漠不關心、或太天真。僅僅一百年，慢性病的發生率就從百分之十提高到百分之九十。造成這些退化性疾病的原因也許不只一個，而是一堆因素的總和。但的確，每個因素在與其他因素結合一起時，就變得明顯了。

每個人都必須做出自己的選擇，決定何者對他們有益，何者不是。說服某個人是沒有意義的，因為那只會造成他們的憤怒，而那是比無線電波或抽菸還要嚴重的疾病成因。

近來我研究了一個簡單的設備，來保護我們的身體不受那些持續圍繞和衝擊我們的有害射線和電磁波（例如汽車、電腦、行動電話、電子設備、基地塔、螢光燈、食物中和環境中的有害化學物質，以及其他常見的壓力因素）的傷害。這個設備馬上就可開始運作，且它可能對個人和家屬帶來健康和安寧。過去十多年來，我測試了十幾種方法或設備，想要來保護免於行動電話的放射線，但結果都令人失望。然而，這次這個真的令人興奮，這個產品的名字叫做

Aulterra Neutralizer。

●電磁波與重金屬的關聯

一九九三年，行動電話產業和美國政府機關給了美國知名研究員卡洛博士（Dr. George Louis Carlo）一筆二千八百萬美元的研究經費，研究手機和所有他們關心的議題之間的關聯。對業者極為有利且讓他們大大鬆一口氣的是，初期三年的研究結果顯示，使用行動電話是沒問題的。然而，一九九九年卡洛博士獲得了更多顯著的證據，指出它會造成DNA、眼癌和腦腫瘤的風險。

發現行動電話會造成包括癌症的嚴重疾病之後，卡洛博士發展出一個理論，指出低頻的行動電話訊號會干擾正常細胞功能。他發現，細胞暴露在行動電話的放射線下，會讓它們進入一種保護／防禦的模式，類似「打或跑反應」期間會發生的——那會妨礙養分和廢棄物通過細胞膜。無法吸收營養會削弱、損害、甚至殺死細胞，且無法把廢棄物移出細胞，造成毒物的累積。這項發現讓卡洛博士相信，在大量增加使用無線科技和引人注目的自閉症案例增加之間，必然有密切的關聯。他假設，小孩暴露在電磁波中，較無法處理由空氣、食物和水中攝入的重金屬，結果會在他們的組織中累積，如果剛好是在腦部組織中，就會造成神經性的傷害，包括自閉症。在老年人身上，重金屬在腦部的累積會造成DNA的損害、多發性硬化症以及阿茲海默症。汞只要十億分之一的量，就具有毒性。這個濃度就像在一個游泳池中放一公克的鹽。

汞和其他重金屬，例如鉛，與自閉症等神經性疾病有關，這已是非常確定的事實。二〇〇三年，《國際毒物期刊（International Journal of Toxicology）》發布了一項研究，指出自閉症嬰兒的頭髮所含的汞和其他重金屬，明顯比較少。自閉症嬰兒無法經由頭髮和身體其他天生的廢棄物排除途徑（頭髮是含有多餘蛋白質和礦物質的廢棄物）排泄掉這些有毒的金屬，因此這些有毒金屬仍困在他們的腦部。

為了證明電磁波會妨礙自閉症小孩釋放有毒金屬的理論，卡洛博士和他的同事馬利亞（Tamara Mariea）設計了一項對二十位自閉症孩童的試驗。研究結果被刊登在二〇〇七年十一月分的澳洲大學《營養及環境醫藥期刊（Nutrition and Environmental Medicine）》。這些小孩每週二至三次，每次至少花四個小時，待在一個完全沒有電磁波的診所裡。他們並沒有接受其他的治療，三個月之內，這些孩子開始從他們的身體排出重金屬。

如果電磁波真的會限制金屬從身體排泄出來，那麼常使用行動電話就該為增加癌症機率而受到譴責。很多微量金屬會逐漸破壞大範圍的酵素和蛋白質的功能，包括細胞訊號、生命週期、複製和細胞死亡。金屬中的鎘，已知會誘發有機體突變、損傷ＤＮＡ，增加攝護腺、腎臟和肺癌的機率。類似的情形，鉛的增加則和骨髓癌（一種血漿細胞的癌症）和白血病有關，也和胃癌、小腸癌、大腸癌、卵巢癌、腎臟癌和肺癌有關。

其他金屬，包括鉻和鋅，和乳房、結腸、直腸、卵巢、肺、膀胱和胰臟等癌症，以及白血病的快速增加有關。而鎳、銻和鈷，則被認為是誘導有機體突變的物質，與肺癌和鼻癌有關。

牙周病與癌症的關聯

研究人員檢視了自一九八六至二〇〇二年蒐集的資料，發現有牙周病的男性患者，百分之六十三以上會得到胰臟癌，即使他們從未抽菸。科學家並不完全確定為何牙周病和癌症有關，但一些人提出理論說，牙周病會增加擴散到全身的發炎機會。其他研究也已指出牙周病和其他疾病的關聯，包括心臟病、中風、糖尿病、呼吸問題和肺部感染。

美國人的祖先使用濃鹽水來保存食物並殺死細菌。而以鹽水來清除細菌的動作，同樣是利用來使牙齦不受感染。數以百萬的人都用溫鹽水漱口，來緩解嘴部的膿瘡和牙齦膿腫等。顯然地，溫鹽水有助於把有毒液體從牙齦組織中清除，因而減少腫脹、減輕疼痛，並殺死有害的細菌。這讓牙齦獲得治療，且維持牙齒的健康。如果用在灌注裝置，則溫鹽水能到達所有牙齦溝隙和牙周囊袋，而這對完全反轉牙周病和蛀牙是重要的。

每天用鹽水漱口或沖洗數次，通常已足夠預防並反轉牙周病。然而，對於比較嚴重的牙周病，你也可以用一種名為Sanguinary的草本萃取物，好幾世紀以來它已被原住民用來當成口腔漱口劑。

牙周病顯示了人體內大量毒物的出現，尤其是始於嘴巴、終於肛門的消化道。除了上述的漱口方法，找出背後的原因也很重要，那就是不良飲食、缺水、生活不規律、阻塞的肝和腸道，以及情緒壓力。

●太陽能鈦牙刷

我個人使用一種太陽能牙刷來清潔牙齒。這種太陽能牙刷有一個專利設計，經過科學和臨床的證實，可顯著減少牙菌斑，效果比你平常在使用的牙刷還好，且不須使用牙膏或牙線。有另一個特色是一個鈦氧化物（TIO2）的金屬桿，對光線很敏感。它創造了一個自然的離子化學反應，把牙菌斑從牙齒琺瑯質上分離，並利用離子的自然吸引力，清除菸草、咖啡和其他汙垢。你也許知道負離子空氣淨化器也會產生離子。牙菌斑包含了帶有正電荷（正離子）的微粒。當鈦刷頭以光線作用時，它會創造出負離子來吸引正離子，就像磁鐵一樣。於是，牙菌斑會從你的牙齒分離並脫落，當你漱口時，它就會被洗掉。其他的汙垢也會以同的方式被去除。

在加拿大和日本已有四個不同的牙科大學，做了四個臨床測試，他們都發現使用這種太陽能牙刷的人，其牙菌斑比起其他使用一般牙刷的人，明顯較少。這個研究同時顯示了齒齦炎的改善。

太陽眼鏡和防晒產品：癌症的主因之一

不幸地，陽光中的紫外線是最容易被窗戶、房子、眼鏡、太陽眼鏡、防晒乳和衣服阻絕的部分。但為何那是件壞事？因為紫外線是有史以來最有力的天然藥物之一。一九三三年，研究人員發現，陽光被證實能對一六五種不同的疾病產生治療效益，包括結核病、高血壓、糖尿病和幾乎所有形式的癌症。直到今日，沒有其他治療顯示出如陽光般廣泛的益處。此外，被當成是維持健康必需品的防晒劑，其實含了有毒的化學物質，讓問題更加惡化。二〇〇八年一項由美國疾病管制與預防中心的研究，發現大約有百分之九十七的美國人受到化學物質羥苯甲酮的汙染，這種常見的防晒品添加物跟過敏、荷爾蒙受干擾、細胞損傷及出生時體重不足有關。

防晒品能有效預防皮膚癌的說法，是令人質疑的。「防晒品從來就不是用來預防皮膚癌，」《美容皮膚期刊（Journal of Cosmetic Dermatology）》的編輯佳洛斯（Zoe Diana Draelos）在二〇一〇年的報導上說，「事實上，沒有證據顯示防晒品能預防人類身上的皮膚癌。」它們阻礙了皮膚吸收陽光及生成維生素D。此外，這些常被用在皮膚乳霜裡的毒素，是非常危險的。

有件事已愈來愈明確，防晒品不但不能預防皮膚癌，且在許多防晒品裡內的成分，如棕櫚酸維他命A酯，當接觸到陽光時會變得有毒，這也意味著它們與造成皮膚腫瘤和損傷是有關的。事實上，根據環境工作小組的檢測，依據他們的標準，安全且有效的防晒品不到百分之八的是。

要維持足量的維生素D，一定要在不使用防晒品的前提下，經常晒太陽。你可能會問：「紫外線不是有害嗎？」定期的、有限度地逐漸增加暴晒於陽光下的時間，能助你發展出對它的容忍度，即使你本來就較容易晒傷。你也可以補充天然的抗氧化物蝦紅素，它能像天然防晒劑般作用，降低因過度暴晒在太陽所造成的氧化傷害。

在我的著作《神奇的陽光療癒力》中，我引述了一個科學研究，清楚地顯示即使陽光造成晒傷，但不會造成皮膚癌。截至目前並未有陽光能造成皮膚癌的科學研究資料。皮膚癌和陽光造成的傷害是兩件不同的事，你也不會因為太陽而過敏。

然而我在書上也解釋，有些食物（例如油炸食物中的反式脂肪、肉類、融化的乳酪、薯片、汽水、酒等具有強酸性的）和化學物質，一旦吃下肚或被擦在皮膚上（例如致癌包裝的防晒劑），紫外線和酸或化學物質互相作用，就會造成發炎反應。多年來我做了肝臟淨化，我也發現當肝臟內有肝內結石時，人就會對太陽非常敏感。肝臟無法適當地排除血液裡的毒素，會造成毒素透過皮膚排出，進而干擾黑色素的生成。我大半輩子都居住在溫暖的國家，包括在塞普勒斯的十五年，以及非洲和印度。在我淨化了我的肝臟之後，所有的敏感症狀都消失，而且我晒太陽也甚至不會晒傷。愈多毒素跑到皮膚上，就愈可能晒傷。

而戴太陽眼鏡也會阻礙調節皮膚黑色素生成的大腦荷爾蒙分泌，而黑色素原本是來預防紫外線深層滲透。因此戴太陽眼鏡會造成紫外線更完全地滲透入深層的皮膚，損傷細胞並改變基因。這也會干擾維生素D的生成，而維生素D是所有癌症，包括皮膚癌在內的最強力預防因子。再次重申，這跟陽光無關，而是戴了太陽眼鏡的關係。根據一項在英國、美國和澳洲進行的大型研究，總是待在室內的人罹患癌症的機率最高，而且癌症傾向出現在身體上幾乎不會接觸到陽光的部位。

最近，研究也顯示紫外線事實上是減少的，而非增加。有幾年它下降了百分之零點四，這值得我們多加關注，因為這意味著我們必須比以前晒更多太陽，以便獲得保持健康所需的足量維生素D。值得高興的是，醫生現在提出警言說，舊有詆毀陽光的政策已造成佝僂症（骨骼變形）、癌症、心臟病、骨質疏鬆、多發性硬化症、流行性感冒以及其他與缺乏維生素D相關的疾病。

現在陽光被認為是導致皮膚癌、某種程度的白內障而眼盲，和皮膚老化的主要罪犯。只有那些願意甘冒暴露於陽光底下的「風險」的人發現，假如他們不使用太陽眼鏡、防晒產品，或擔心晒傷他們的皮膚的話，陽光真的能讓他們感覺好一點。陽光中的紫外線的確會刺激甲狀腺以增加荷爾蒙的產生，進而增加身體的基礎代謝率。這能促使體重減輕，並增加肌肉的生長。當農場動物被關在室內時，肥胖的速度會快得多，不晒太陽的人也同樣如此。因此，如果你想要減重或增加肌肉的強度，就該經常讓身體暴露在陽光下。記住，體重過重或肥胖，是得癌症的最主要危險因素。

遠離陽光的人會變得虛弱，且最後會有心理和心智上的問題。他的生命能量在適當時候減弱了，且反映到他的生活品質上。北歐國家像是挪威和芬蘭的人民，每年要經歷好幾個月的黑暗，比起那些生活在有陽光的國家的人，他們易怒、疲勞、疾病、失眠、憂鬱、酒癮和自殺的發生率較高。他們得皮膚癌的比例也較高。蘇格蘭東北方的奧克蘭和東方的昔德蘭群島，黑色素瘤（皮膚癌）的發生率是地中海群島的十倍。

紫外線已知能啟動一種稱為"Solitrol"的皮膚荷爾蒙。Solitrol影響我們的免疫系統，以及許多我們身體的調控中心，而且和松果體荷爾蒙——褪黑激素一起改變了情緒和日常的生理節奏。我們紅血球內的血紅素需要紫外線來結合所有細胞功能所需的氧氣，因此缺乏陽光幾乎成為所有疾病的原因，包括皮膚癌和其他癌症。使用陽光保護產品，只會保護數十億美元的防曬產品和癌症產業，而不是你的皮膚或你的人生。想想下面這些經由科學證明的重要事實：

● 紫外線的功效

- ☼ 改善心電圖的讀數
- ☼ 降低血壓和保持心跳速率
- ☼ 在需要時幫助心臟輸出（與保持心跳速率不相違背）
- ☼ 在必要時降低膽固醇

✲ 增加葡萄糖在肝臟中的儲存
✲ 平衡血糖
✲ 增加能量、耐受力和肌肉強度
✲ 促進身體對感染的抵抗力，因為淋巴球和噬菌細胞指數的增加（病人血液中每個白血球平均消化的細菌量）
✲ 強化血液的攜氧能力
✲ 增加性荷爾蒙
✲ 促進皮膚對抗感染的能力
✲ 提升人們對壓力的耐受度並減少憂鬱

另一方面，沒有任何一個科學研究能證實，陽光本身是造成癌症或其他疾病的元兇。而一定有其他原因顯示出來，像是組織的酸中毒（肇因於攝取了過多的酸性飲食，例如動物性蛋白質、反式脂肪和加工的食品及飲料）、大部分的成藥、組織內重金屬和有害化學物質的累積、有毒血液、嚴重的肝擁塞、失衡的生活形態，以及最重要的，太陽眼鏡和防晒產品。

人體吸收紫外線，有其好的理由；此外，我們的皮膚和眼睛生來就有天然的防晒物質來抵抗紫外線。一個最重要的原因是，紫外線是正常細胞分裂時所必需的。缺乏陽光會中斷了正常的細胞成長，因而可能導致癌症。戴太陽眼鏡，包括一般的紫外線反射眼鏡和隱形眼鏡，應對某些退化性眼睛病變負責，像是黃斑部病變。大多數時常戴太陽眼鏡的人都表示視力有持續減弱的現象。

剝奪你的眼睛暴露於適當紫外線下的機會，會對你的皮膚造成嚴重的後果，甚至會危及你的生命。正常情況下，當眼睛的視覺神經感受到陽光，腦下垂體會產生增加黑色素細胞（melanocyte）的荷爾蒙。黑色素細胞會產生褪黑激素，這種色素賦予皮膚天然的顏色，並抵禦日曬。當皮膚暴露在陽光下，黑色素細胞會產生更多的色素，使得皮膚變成棕褐色或變黑，然後你的黑色素細胞會開始產生褪黑激素。然而，當你戴了太陽眼鏡，這個過程就被阻斷了。身體將不會開始產生黑色素細胞來保護你的皮膚不被曬傷，你的腦下垂體會以為外頭已經變暗了，因此它會大大減少黑色素細胞促進激素（melanocyte-stimulating hormone）。繼而，你的皮膚會產出較少的褪黑激素，造成它被保護得較少，並因此受損。

皮膚損傷的發生率顯著地增加，看起來似乎是陽光造成的，然而其實是因為戴了太陽眼鏡，防曬產品和癌症產業也因而從中獲得利益。皮膚醫學產業之所以推廣防曬產品，主要原因在於它們是由防曬產品製造商所大力贊助的。醫藥產業從來就不打算要治療疾病，打從一開始，他們的意圖就是藉由生產藥物和化學物來賺大錢。那會製造出新的疾病，使他們可以發展特定的藥物或方法來紓緩症狀，但從未真正解決它們。在上述陽光的例子中，藉由宣傳陽光的危險，並推廣太陽眼鏡和防曬產品的使用，醫藥產業造就了某種程度數量的皮膚癌，也會增加非常多的健康問題。然後，他們會推薦適當的治療方法來對抗疾病，接下來將導致更多這些相同疾病的逐步擴大。這些心理的騙術原則，廣為業界所知，且被用在幾乎所有所謂的「疾病」上。結果是，美國幾乎每個人在他們生命中某些階段，都已經有或正在發展一個或多個嚴重的疾病。有些諸如太陽眼鏡或防晒產品般的「有害」物品，已創造了某種程度無法想像的健康災難比例。

如同健康作者網站NaturalNews最近報導的，有個CDCP的研究顯示，百分之九十七的美國人都受到一種特別毒的防晒化合物的汙染，稱為二苯甲酮（oxybenzone）。有將近六百種防晒用品中都發現含有這種化合物，包括小孩的配方。多數阻絕陽光的乳霜和乳液，也含有亞佛苯酮（avobenzone），以防禦那些被誤認為是長期皮膚傷害的元兇的、短波或長波的紫外光射線。（註66）多數防晒用品也含有十數種或甚至更多，會促進癌症的香料或化合物的混合物，以及無數從石油化學取出的合成物質。許多這類致癌化合物會經由皮膚被吸收，這個事實可能會讓很多必須持續補充「保護性」防晒用品的人感到困擾。防晒用品的形式，包括乳液、乳霜、油狀、軟膏、條狀、膠／果凍狀、噴劑、液體和餅狀。

這些產品的製造商宣稱，多數有害的化學物質在陽光底下會降低其質量，所以對消費者而言，應該是安全的，這個說法完全錯誤，因為根據美國疾病管制及預防中心指出，幾乎每個美國人都被防晒用品的化學物汙染了。亞佛苯酮（Avobenzone）滲透細胞的速度特別快。其他在防晒用品中發現的化學物質，包括二苯甲酮（dioxybenzone）、對胺基苯酸（PABA）和對胺基苯酸脂（PABA ester）、肉桂酸鹽類（Cinnamates）、水楊酸化合物（Salicylates）棓酰棓酸三油酸酯（digalloyl trioleate）和鄰氨基苯甲酸酯（menthyl anthranilate）。

幾乎沒有任何關於這些化學物質的安全測試。它們也出現在化妝品中，而身體就像海綿一樣將它們吸收。

很多大量使用化學防晒用品的人，有很強的產生自由基的效應，那是皮膚癌背後的主要原因。化學家在做化學合成時，利用這類化合物來啟動自由基的反應。這些化合物是如此危險，以致於那些在實驗室中處理它們的人，必須讓它們遠離他們的皮膚。當與其他化學物結合，並暴露於紫外燈底下，它們會產生大量在進行化學反應時需要的自由基。然而，你的皮膚對這類化學反應根本一點都不需要。

有個大型的研究檢視防晒產品如何增加黑色素瘤的風險。研究成員葛蘭（Garland, Cedric F.）等人，發現全世界黑色素瘤發生率最高的國家，化學防晒產品被大力由醫藥機構和化學製藥產業推廣。昆士蘭現在每人發生黑色素瘤的機率，大於全球其他國家。這個研究被刊登在《美國公共健康期刊》（註67）。

為何皮膚癌的發生率，在防晒產品被大量推廣之後，會如此顯著地增加？這個問題應向消費者提出警告，但相反的，消費者卻在肌膚上塗抹更多這些致命的化學用品。獲得大製藥廠財

（註66） 對於如何阻絕部分或所有導致深層肌膚組織傷害的紫外線的細節，請見《神奇的陽光療癒力》或《健康與回春之祕》的第八章。

（註67）《美國公共衛生期刊（American Journal of Public Health）》Vol. 82, No. 4, April 1992, pp. 614-15.

政資助的大眾傳播媒體，當然不會讓民眾知道下列這些非常重要的研究：

加州的艾恩斯雷博士（Gordon Ainsleigh）發現，在一九八一至一九九二年間，乳癌的發生率增加了百分之十七，這也可能是那十年來普遍使用防晒產品的結果。（註68）根據數個研究，習慣使用防晒產品的男性得黑色素瘤，而女性則得基底細胞癌的機率較高。（註69）

醫藥界對喜好使用防晒產品的最大論點，在於它們預防了皮膚癌，因為他們假定皮膚癌是晒傷造成的，而防晒產品可預防晒傷。但這只能說它們具有相關性，而不能說是因果關係。最近更多研究在英國和澳洲進行，發現最常在室內者比最常在室外者，得皮膚癌的機率高得多。

如同加州大學的塞德瑞克和法蘭克葛蘭博士（Drs. Cedric and Frank Garland）在〈防晒產品可能增加黑色素瘤的風險嗎？〉一文中指出的，並沒有科學證據顯示防晒產品可以預防黑色素瘤或基底細胞瘤在人體上發生（註70）。根據葛蘭博士所說，化學防晒產品的增加是造成皮膚癌的主因。由布朗博士（Drs. Mike Brown）、癌症研究基金的凱特羅博士（Kate Law of Cancer Research Campaign）和米蘭的歐洲腫瘤研究所（European Institute of Oncology）的奧提爾博士（Philippe Autier）所做的研究發現，假日時使用防晒產品的小孩，回家後有更多的皮膚斑點——這可能是癌症風險增加的徵兆。不管防晒產品是否會增加形成皮膚癌的風險，至少證明了防晒產品完全無法預防皮膚癌。

一九九八年二月，紐約史隆凱特琳癌症紀念中心的病理學家波維克（Marianne Berwick）在美國科學促進會（American Association for the Advancement of Science）的年度會議上，展示了一個經審慎分析的資料，比較使用防晒產品和皮膚癌的關係。她的結論是：防晒可能無法預防皮膚癌，包括黑色素瘤。「我們真的不知道防晒產品是否能預防皮膚癌。」波維克博士說，「在檢驗了得到的病理資料，並進行我們自己大型的族群病體對照（case-control population-based）研究後，我們發現使用防晒產品在任何年齡層，與形成惡性皮膚癌之間，並沒有關聯。」雖然防晒產品的確可以預防晒傷，但波維克博士下結論說，「晒傷」本身並非是造成癌症的直接因素。她的論點是，如果人們有黑色素瘤，可能是因為他們遺傳上較敏感且容易形成皮膚癌，與他們在陽光下的暴露程度或有沒有用防晒產品沒有關係。（註71）

波維克博士先前的研究（一九九六）就找不到晒傷和形成黑色素瘤之間的關係。美國皮膚醫學會（American Academy of Dermatology, AAD）受到防晒和護膚產品的大力贊助，他們當然強力譴責波維克博士的研究，且指她是個「咀嚼數字的科學家」。我認為，那的確是個科學家該做的：咀嚼數字。

（註68）「晒太陽對癌症死亡率的效益」，《預防醫學期刊（Preventive Medicine）》Vol. 22, February 1993, pp. 132-40

（註69）《國家癌症研究院期刊（Journal of the National Cancer Institute）》Vol. 86, No. 10, May 18, 1994, pp. 798-801;《國際另類與互補醫學期刊（International Journal of Alternative & Complementary Medicine）》1994; 12(12): 17-19

（註70）《美國公共衛生期刊（American Journal of Public Health）》, 1992; 82(4): 614-615

（註71）關於皮膚癌形成的可能原因，可以參考《神奇的陽光療癒力》和《健康與回春之祕》，有更詳細的說明。

現在回到正題。防晒產品到底對你做了什麼？他們不只該為黑色素瘤負責，更該為許許多多其他形式的癌症及身體的失能負責。最擾人的是，很多普遍被使用的化學防晒產品，具有強大的雌激素作用，可能會對孩童的性發展和成年人的性功能造成嚴重的影響，更進一步增加癌症的風險。讓你的身體接觸化學物質，會改變荷爾蒙的平衡，讓你的健康置於危險之地。

皮膚將你擦在它上面的東西完全吸收，只需要三十秒。當然，防晒產品業者不會告訴你，喝下你的防晒產品跟把它擦在皮膚上，其實沒什麼差別，但喝了它事實上傷害較少，因為你的消化系統會過濾大部分的毒性。皮膚在沒有任何選擇下，只能讓這些混合的致癌物進入循環系統，而從那兒進入並攻擊肝臟、心臟和大腦。

維生素D的重要性

太陽眼鏡和防晒產品是對健康危害最大的產品之一。因為它們阻絕了紫外線的吸收，而那是你的身體在合成維生素D時所需的。除了妨礙你的眼睛和皮膚對陽光的必要接觸，使用防晒產品和太陽眼鏡，也必須大大地為折磨著百分之八十美國人的慢性維生素D缺乏負責。維生素D缺乏與憂鬱症、攝護腺癌、乳癌、骨質疏鬆症和絕大多數退化性疾病有關。梅約醫院發出聲明指出：「不常晒太陽，和經常使用防晒產品的老年人，可能會有維生素D缺乏的風險。」（註72）維生素D缺乏，與骨頭疾病和骨折有非常大的關係。你會想，難怪這麼多老年人深受骨頭疾病之苦。

刊登在《內科醫學總覽》一項新的研究（註73）指出，要增加維生素D的含量，你可以每天平均花二十分鐘晒太陽（膚色較黑的人可能需要一個小時或更多），對維持良好的健康有決定性的影響。缺乏維生素D的男性，被發現其中風或因而死亡的風險，比起正常人多一倍以上，即使其他包括高血壓、糖尿病、高血脂等危險因子被排除在外。北方國家的人們（較少陽光接觸且維生素D較低）心臟病的人口數，比充滿陽光的南方國家來得多。除此之外，中風較常發生在冬季，尤其是陽光不足時。此外，維生素D較少，形成糖尿病和死於乳癌的危險增加。

一個由德國癌症研究中心（German Cancer Research Center, Deutsches Krebsforschungszentrum, DKFZ），與漢堡艾盆多爾夫大學醫院（University Hospitals in Hamburg-Eppendorf）的科學家共同合作所做的研究，提供了明確的證據，血中維生素D低下的更年期婦女，得乳癌的機率會顯著增加。這個研究在二〇〇八年四月發表，並刊登在醫學期刊《癌腫瘤（Carcinogenesis）》上。在其他的癌症內因性影響上，陽光誘發維生素D，增加了突變細胞的自我毀滅，並減少癌

（註72） http://www.mayoclinic.org/drugs-supplements/sunscreen-agent-topical-application-route/beforeusing/drg-20070255

（註73） 《內科醫學期刊（Archives of Internal Medicine）》，June 9, 2008; 168(11):1174-1180

細胞的擴散和再生。

晒太陽能幫助你預防多達十六種不同的癌症，包括胰臟、肺、乳房、卵巢、攝護腺及結腸的癌症。研究清楚地顯示，那能讓你減少百分之六十的發生率。另一方面，缺乏陽光的接觸和持續性的缺乏維生素D，每年殺死了將近一百萬人。

居住在愈靠近赤道的人們，其患有癌狀的機率是最低的，這絕非偶然，因為他們接觸到適量的陽光——這個事實從一九四〇年代就已被知曉並獲得證實。後來的研究也強烈指出，血中維生素D指數範圍在每毫升五十至八十奈克（ng/ml），與癌症風險的顯著降低有關。經常在不受遮蔽的情形下晒太陽，能確保有足量的維生素D。在氣候較冷的地區及冬季，補充營養品也有助於確保指數足夠。

比較起來，被陽光傷害的風險是微乎其微的。皮膚癌中最危險的，是黑色素瘤，通常出現在皮膚上太陽沒有晒到、或者晒得不夠的地方。如果你有機會並有理想的保護措施，請讓全身晒個夠，包括你的私處。

乳草汁（Milkweed sap）是一種已知有益於皮膚生長的天然療方。只要將乳草的葉子折斷，將它乳狀的汁液塗在皮膚上，請避免直接接觸眼睛，因為它可能造成強烈刺痛並令你的角膜受損。

血清素：快樂和健康不可或缺的因素

把多數時間花在室內阻斷了陽光紫外線和其他具有療效的光線，對身體、心理和情緒造成了非常大的挑戰。最終，體內所有的荷爾蒙會受生理節奏（日與夜的循環）調整。具有極大影響力的神經傳導素和小腸激素——血清素，緊緊地跟隨太陽的移動。血清素在中午期間到達高峰，此時正是太陽最強烈的時候。

在中央神經系統中，血清素扮演了一個重要的角色，身為神經傳導素（荷爾蒙），來調節憤怒、沮喪、幹勁、體溫、心情、睡眠、性慾、食慾和新陳代謝。在腸胃道中，包含了百分之九十身體所有的血清素，負責平衡消化功能。在血液中，最大的儲存地點是血小板，裡頭的血清素用來調節受傷後的血管收縮。最新的研究指出，血清素在肝臟受傷後的再生及作為全身細胞分裂素（促進細胞分裂）上，扮演了重要的角色（維基百科）。細胞分裂的誘發程序失敗，是癌症的主因之一。

除此之外，一項最新的義大利研究在蒙特婁的歐洲分子生物實驗室（European Molecular Biology Laboratorty）進行，研究發現腦中血清素不健全的訊號，也許是嬰兒猝死症（Sudden Infant Death Syndrome, SIDS）的根本原因。這非常有道理。新生兒被安置在暗室中，鮮少接觸陽光，會缺乏維生素D，且血清素將會很少或甚至沒有。全球每年死於嬰兒猝死症的寶寶比死於癌症、心臟病、肺炎、受虐、囊狀纖維化（Cystic Fibrosis）和肌肉失養症（Muscular Dystrophy）等加起來的還多。這個義大利的研究顯示，實驗中的老鼠心跳速率會下降，也會有其他嬰兒猝死症的症狀，而很多動物在非常幼小時就死亡。研究人員在二〇〇八年七月四日的《科學（Science）》期刊中指出，控制動物心跳和呼吸的腦幹，若血清素低下可能會造成動物猝死。既然人類的血清素控制著老鼠身上相同的功能，研究人員相信相同的情形也會發生在人類嬰兒身上。

在目前已做過的研究中，與血清素相關的資訊非常多。血清素在體內長時間的不平衡，會影響身體最基本的功能。雖然，蔬菜和水果也含有血清素，但要消化這些食物，你需要一個健康的消化系統。消化系統會以它自己的時程來運作，而它正是由血清素的循環來控制。血清素循環是跟隨著日夜節奏而變（註74）。這讓陽光變成生命和健康最具影響力且最天然的支持者。陽光是天然的藥物，而且它是免費的。

●正確的預防措施

應該預防非必要或太長時間曝晒在陽光下，尤其是正午的時間，而不是要用保護性的衣著、太陽眼鏡和防晒用品。很多藥物，像是利普妥（LIPITO®/Atorvastain，降血脂藥）、顛茄（或稱「莨菪」，belladonna）、樂泄錠（Furosemide，利尿劑的一種）、奎寧（quinine）、四環黴素（Tetracycline，一種中度廣效型的抗生素）和另一種四環黴素（doxycycline，抗生素，用來治療細菌感染引起的發炎），也許會讓你的眼睛和皮膚對陽光敏感。藥物和興奮劑，像是咖啡因、尼古丁、腎上腺素和娛樂用藥物（recreational drug）會使瞳孔放大，讓過多的光線進入你的眼睛。這個副作用可能導致不當使用太陽眼鏡。

高度酸性的食物，包括肉類、蛋、乳酪、油炸食物和糖，也可能讓你的眼睛和皮膚易於受到太陽的傷害。因此，你可能會發現你再也無法不戴太陽眼鏡就離開房子。當陽光變得如此危險，讓你不得躲著它，這是非常嚴重的情況。結果是，無法獲得足夠的陽光，降低了你的維生素D和血清素，因此增加你得癌症和其他疾病的風險。

同時也要注意，現今大多數的化妝品都含有防紫外線的化合物，包括面霜、化妝品、保濕品、乳液和防皺乳霜。

如果你覺得你無法避免中午直接的日晒而必須使用防晒產品，請確認它裡面含有的成分絕大多數是天然、有機的，椰子油、雪亞油（又可稱乳油木果油）或蘆薈，能夠提供足夠的保護讓你免於晒傷。

（註74）　更多細節請參考《健康與回春之祕》的第五章，「生物節律的神奇之處」一節。

藥物

致癌原因中，無論是直接或間接造成的，其中影響最大的是一般藥物。多數藥物含有合成的化學物質，會依附在細胞的接受體上，以引發或抑制因為某些原因而不再自然發生的特定反應。雖然這種細胞上的干預，聽起來是合乎邏輯且令人嚮往的，但它卻會造成嚴重的後果。事實上，當你試著找出造成你健康問題的原因時，這種干預會讓你的身體無法進行自然的反應。一段時間之後，你的身體別無選擇，只能拋棄它自己天然的化學產物，而變得依賴藥物。

舉個例子，多數人都知道，膽固醇可以靠著維持健康的飲食和生活型態而自然降低，然而很多人卻不願意這麼做，反而求助於史嗒汀類藥物以應付他們的膽固醇問題。這些藥會衍生一堆健康問題，包括增加產生糖尿病、心臟衰竭和高血壓的風險，還會讓你的身體無法透過晒太陽而生成天然的維生素D。不管各大藥廠是怎麼告訴你的，但身體確實需要膽固醇來實行諸多功能，像是生成細胞膜、荷爾蒙以及膽汁酸來幫你消化脂肪。大腦需要它才能形成記憶。現在問一問自己：用一種會造成心臟病的藥物來預防心臟病，這合乎邏輯嗎？

如果說你拒絕以自然的方式維持你的膽固醇，決定用史嗒汀來當成預防的方法，史嗒汀之後會讓你得糖尿病。市面上有很多藥可以用來治療，對嗎？然而這些藥包括metformin、sitagliptin和glipizide等，已證明與造成多種癌症有關聯，也與貧血、肌肉痙攣、疲倦、記憶喪失、心律不整有關。這些副作用，也會間接地造成癌症，因而必須不計代價地加以避免。

用來治療高血壓、心臟衰竭和水腫的利尿劑，會造成身體脫水，導致重要維生素和礦物質的喪失，並讓血液變稠。它們也會讓體重增加、造成憂鬱。這些普遍且廣為人知的副作用會增加罹癌的可能性。

再以抗憂鬱劑為例。很多選擇性的血清再回收抑制劑（SSRIs）干擾了身體裡兩種最重要的大腦激素——血清素和褪黑激素自然交互作用的進行過程。如先前提到的，血清素（註75）與正面的情緒、食慾和滿足感有關，而褪黑激素則是睡眠的促進者，提供身體進入深層且恢復精神的睡眠。這些藥物藉由抑制血清素在體內的衰竭，瓦解了褪黑激素的進行過程，影響了適當的睡眠誘發。如同持續進行中的「護士健康研究」（Nurse's Study）（註76）和其他最新的癌症研究顯示，血中褪黑激素較低，會大大增加癌症的風險。褪黑激素控制一個負責導致正常細胞死亡的基因；低下的血液褪黑激素降低了這種基因的活動力，使得細胞比它們正常壽命活得更久，而這些不受控制的細胞就會癌化。

（註75）多數人以為血清素只是一種大腦的荷爾蒙。事實上，人體整體的血清素有百分之八十是位於消化道，用於調節腸道活動。其餘的則是在中樞神經和血液中合成。

（註76）「護士健康研究」，於一九七六年由史培瑟博士（Dr. Frank Speizer）建立，以及「護士健康研究II」，於一九八九年由威勒博士（Dr. Walter Willett）建立，是目前為止針對年長女性的健康所做過的最長期的流行病學研究。這個研究從一九七〇年代開始，追蹤了十二萬一千七百位女性護士，了解癌症和心血管疾病的危險因子。（維基百科）

干擾身體自然的褪黑激素週期並不只是小事。事實上，這種荷爾蒙本身可是有效的癌症治療劑。無數研究指出，褪黑激素能停止癌細胞生長，讓它無法擴散。在一個關於腦癌膠質母細胞瘤的研究中，病人被給予放射線和褪黑激素，或只給予放射線。接受褪黑激素的病人有百分之二十五在一年後仍然存活，而只接受放射線者則全都死了。一個類似的義大利研究乃是針對小細胞肺癌，結果也差不多，此外有更多的研究也顯示，它對治療胰臟癌是有效的。

它的方式運作是這樣的：首先，它引發癌細胞自我毀滅，它也限制了腫瘤生長、降低了發炎並阻礙了雌激素對癌細胞的效應（對於受荷爾蒙影響的癌症，例如子宮癌和乳癌等，尤其重要）。最重要的或許是，它刺激了免疫系統。

那麼為何醫療單位不重視褪黑激素？原因大概就是最常用於治療這些癌症的藥物花費高達每個月四千元，然而褪黑激素的補充品每月只需十一元。

抗憂鬱劑擾亂了身體最基礎的功能，包括食物的消化和細胞代謝。舉例來說，當病人被施予最普遍的抗憂鬱劑「帕羅西汀」（paroxetine, Paxil）治療，很多人會突然感覺比之前餓，且在進食後不會有飽足感。因此，他們吃得愈來愈多，當然體重就會增加，或變得過胖。肥胖在現今被認為是多數慢性疾病的最主要危險因素，包括心臟病、癌症和糖尿病。

有些普遍的抗精神病藥物，像是「金普薩」（olanzapine, Zyprexa）能在短時間就帶來十五公斤的體重。這些藥物提升了體內的多巴胺——一種會造成渴望食物的荷爾蒙。這類藥物也會減少瘦體素的分泌，瘦體素是一種抑制食慾的荷爾蒙。換言之，那些服用抗憂鬱劑的人，可能產生強烈的食慾，無法控制而吃得更多。想想這在身體其他部位所造成的困惑及混亂，從產出更多的胰島素和消化液，像是氯化氫酸、膽汁和酵素，到必須減少前所未有增加的有害廢棄物。驟升的胰島素分泌，增加罹癌的風險。

其他的藥物，像是荷爾蒙替代療法（Hormone replacement therapy, HRT）和避孕的藥片或針劑，會導致使用者增加高達百分之七十的體重，再一次地干擾了身體最基本的功能。它們也增加了乳癌的風險。當這個風險升得相當高（在使用荷爾蒙藥物的期間），在婦女停用荷爾蒙之後大約五年，才會降回原來的水準。這是在海德堡的德國癌症研究中心（German Cancer Research Center，德文名稱Deutsches Krebsforschungszentrum, DKFZ），以及艾朋多夫醫學大學（University Hospitals in Hamburg-Eppendorf）所做的研究結果。

除了乳癌之外，使用荷爾蒙療法或避孕藥能造成子宮（子宮內膜）癌、卵巢癌、陰道出血、中風、失智、血塊、深層靜脈栓塞以及心臟病。它們也摧毀消化系統內的有益菌，進而影響你對維生素B_6和鋅的吸收。長時間缺乏這些營養素，增加罹患癌症的風險，也會出現心臟病、失眠、記憶喪失和易怒等情形。截至二〇一一年六月，拜耳公司因為在廣告上隱匿全球最暢銷的避孕藥「悅姿」（YAZ®）所產生的可怕副作用，而面對兩萬五千件的訴訟案件。一天一顆小小的避孕藥會帶來數百萬年輕女性的痛苦和死亡，你可以想像嗎？

骨質生成的藥物也會造成體重增加。強體松（prednisone）、可體松（cortisone）和其他類固醇可用來治療十多種疾病，包括氣喘、狼瘡和癌症，經常造成體重增加，因為它們增加食慾，迫使身體保留液體。類固醇造成許多健康失調狀況，包括肝癌、心臟病、憂鬱症、好鬥、攻擊性、飲食失調、身高發育不良、HIV的風險、痤瘡，以及更多更多情況。

抗雌激素Tamoxifen是一種普遍的藥物，用來預防女性乳癌的復發。這種藥會造成體重增加將達十二公斤，足夠增加其他癌症、心臟病和糖尿病的風險。

很多人，包括醫生和病患，相信現代藥物干預身體細胞運作的能力，是一種「醫療奇蹟」，但這個奇蹟為世界所帶來的毀滅，比它所能預防和減少的還多。我們已創造了一個無止境的惡性循環。我們治療疾病，卻造成其他疾病，接著需要更多的治療。這個永遠不斷產生疾病的系統，很大部分是因為承諾快速緩解症狀的「醫療奇蹟」，但卻付出更長期的苦難和病痛，且甚至有可能造成死亡。

現在連製藥公司的經理人都站出來說話了！二〇〇三年，英國葛蘭素史克的資深經理人羅素斯（Dr. Allen Roses）坦承，服用處方藥的病人中，不到一半的人能從中得利。他最後分析出來的數字是，百分之九十的藥物，都只對百分之三十至五十的病患「發揮作用」——比安慰劑還低！同時，它們的費用在過去三年來每年成長百分之五十，從一年花費納稅人二十三億，上升到七十二億！

雖然每年有將近一百萬人死於藥物治療的副作用和醫療誤失，但對大多數人來說，要拋棄從科學家、醫生、藥劑師、政府和製藥商而來、信心滿滿地承諾讓他們快速緩解病症的某種治療假象，是非常困難的。這需要極大的勇氣，要相信自己，相信你身體內在的智慧，相信自然，用這些信念來治療你自己。要治療癌症，你必須再次變成完整的你，包括你的身體、心理、情緒和精神等層面。

●小心受歡迎的抗癌藥

最受歡迎的抗癌藥之一是「癌思停」（Avastin®），由基因科技製藥公司（Genentech）所生產。在二〇〇七年，該藥賣了三十五億美元，其中有二十三億是在美國。一個人用「癌思停」來治療，每年可能花上十萬美元。

如果一種藥賣得如此之好，它一定非常有效，或至少你該這麼相信。然而，當你讀到基因科技公司於二〇〇八年在他們「癌思停」的網站上所做的聲明（註77），你會懷疑醫生為何會開這個處方給你：「目前，沒有可得的資料顯示，對乳癌使用癌思停，可改善疾病相關症狀，或增加存活率。」答案可能存在於一個事實上，那就是：「癌思停製造了一些藥物所能造成的最糟的副作用，但那卻是一宗好生意。」數以千計認可這個可能致人於死的藥的醫生、醫院管理者、健康機構，不是上了這個騙局的當，就是欣然接受它。

用「癌思停」來治療，可能會造成潛在致命的**胃腸穿孔**、**更多致命的併發症及致命的出**

（註77） http://www.gene.com/media/press-releases/11687/2008-11-23/avastin-plus-commonly-usedchemotherapie

血，會造成瘻管形成、中風或心臟問題（血塊）、高血壓危象、可逆性後側白質腦病變症候群（神經系統和視覺障礙）、嗜中性白血球缺乏之症（白血球細胞數減少可能提高感染的機會）、腎病症候群、充血性心臟衰竭，以及其他奇怪的症狀或特別的疾病。

在高度壓力下，FDA諮詢小組提出建議，「癌思停」不該被使用在治療乳癌上，因為它除了造成風險，並不能提供足夠的利益（其實是根本沒有）。FDA所做的一個對藥物的回顧中，出現以下結論：「癌思停」不能顯著地延長病人的生命；相反地，它殺死了很多病人。

一篇刊登在二〇〇八年七月五日《紐約時報》上的文章提出一些關於這個藥的疑問。它說：「說這個藥有效，是什麼意思？如果生命不能顯著地延長或改善，那麼讓腫瘤生長變慢，是足夠的嗎？在數十億美元的費用被花在一個藥上面之前，應該有多少證據呢？而何時該把平衡作為因素計入費用中呢？」我讓一個癌症患者來回答這個問題。

二〇〇七年，珍在Assertivepatient.com的網頁上寫道：

「每三個星期，總是在星期四下午，我會緩步走到癌症中心進行靜脈注射治療（我也每天服用Cytoxan，一種錠型的藥物，外加一堆其他藥物以治療副作用，和因癌症治療產生的焦慮、高血壓和偶發的憂鬱、失眠等這些額外的「福利」）。每次在癌症中心治療的總費用大約在二萬美元上下。我一年治療癌症的費用超過三十萬美元。幾乎每個月要花三萬美元來讓我活下來……『賀癌平』（Herceptin）和『癌思停』都是一家在舊金山灣區的公司——基因科技公司生產的。做得好，謝謝你們。這些藥之所以如此昂貴，是因為它們是新的，且目前還在專利期。所以基因科技公司可以予取予求。這些救命的藥，沒有競爭對手……因為『賀癌平』和『癌思停』的高價，我將在二〇〇七年底前達到人生中最高的健康保險，一百萬美元。」

●小心關節炎用藥

「關節炎藥物會造成癌症嗎？」這是一篇刊登在二〇〇八年六月五日的《紐約時報》上的標題。如同在文章中所提到的，ＦＤＡ收到三十個癌症案例的報告，包含孩童和年輕人用藥物來治療風濕性關節炎牛皮癬、克隆氏症和其他免疫系統的疾病。這些藥物包括：

- 依那西普（Enbrel），由安進和惠氏藥廠銷售
- 瑞米凱德（Remicade），由強生製藥公司和先靈葆雅藥廠銷售
- 復邁（Humira），由亞培大藥廠銷售
- 塞妥珠單抗（Cimzia），由比利時的優喜碧公司銷售

因為這些藥物會阻礙部分免疫系統，它們自然地會造成癌症和感染的高風險。在藥品的標籤上有警語，提醒關於淋巴瘤，一種免疫系統癌症的風險。這個因為服用關節炎藥物而致癌的風險，在成人中也很普遍。有項研究發現服用「瑞米凱德」或「復邁」來治療類風濕性關節炎的人，其罹癌比例是控制組的二點四倍。最常因這些藥物而引發的癌症，包括淋巴瘤、皮膚

癌、腸胃癌、乳癌和肺癌。結核病也被列為副作用。問題是，到底是有牛皮癬或關節炎、但活著比較好，還是因這些疾病而死了比較好？

所以，是誰從這些藥品中獲得利益？你可以自己下結論。一年花在「瑞米凱德」上的花費大概是一萬二千美元。二〇〇七年，「依那西普」、「瑞米凱德」和「復邁」三種加起來，讓製藥廠賺了一百三十億美元。然而，你能輕易地透過淨化肝臟、腎臟和結腸，從飲食中降低動物性蛋白質，以及攝取營養的蔬果，並伴隨一個平衡的生活形態來治療關節炎、克隆氏症和牛皮癬。我三十五年前深受關節炎的折磨，而當我知道原因之後，我不靠任何藥物幫忙就快速治癒了它。我提醒家中孩子有關節炎、克隆氏症和類似疾病的父母們，這些藥物的「成功」，指的只是他們所能將症狀減輕和壓制多少，而不是他們能導致多少真正的治療。

● 小心阿斯匹靈和泰諾

誰會想到，上百萬人每天或每星期吞下的那顆「無害」的阿斯匹靈，實際上會造成最嚴重的癌症之一？一項在麻塞諸塞州波士頓市的布萊根婦女醫院（Brigham and Women's Hospital）所進行的，將近九萬名婦女、時間長達十八年的研究顯示，當參與者每週吃超過二顆阿斯匹靈，會增加百分之五十八得到胰臟癌的風險。當劑量增加到每週十四顆，風險會增加到百分之八十六。

阿斯匹靈與勃起功能障礙有關。根據一篇由Thomas H. Maugh II所寫，刊登在二〇一一年三月三日的洛杉磯時報上的文章〈勃起功能障礙與阿斯匹靈和其他非類固醇類消炎止痛藥之間的關聯〉（Erectile dysfunction linked to aspirin and other NSAIDs），每天使用這些藥物，與勃起功能障礙發生率增加百分之二十二有關。

另一種非處方止痛藥乙醯氨酚（泰諾、益斯得寧和Theraflu的活性成分），若長時間經常服用，則會增加得血癌的風險。一項由華盛頓大學所做的研究發現，一週服用這種藥至少四天，持續四年的人，得到血癌，包括非何杰金氏淋巴瘤、漿細胞增生失調和骨髓瘤的機率是兩倍。ＦＤＡ也早已警告，乙醯氨酚對肝臟具有很強的毒性。

●避開藥物陷阱

化學的藥品，帶來極大的風險，這已經愈來愈明顯。在美國，它們每年最少會殺死十萬人。這個數字可能會更高，因為只有部分因藥物造成的死亡，被醫藥專家報告出來。幾乎每個死亡案例，醫生在開死亡證明時是寫下病名，把它當成是造成死亡的原因，而不是那個被用來「治療」疾病的藥物。如果今天醫生們突然停止為我們開立處方，明天就會有上千名生命獲得拯救。這個事實在很多年前就已經被知道了。

一九七六年，洛杉磯州政府宣布他們的死亡率驟降百分之十八，那時很多醫生罷工抗議誤診的健保費用增加。在一項由洛杉磯加州大學（University of California）的羅默博士（Dr. Milton Roemer）所做的研究中，該州十七家大型醫院在那段期間的手術減少了百分之六十。當醫生們恢復工作，醫療行為回復正常時，死亡率也回到罷工之前的水準。

一個類似的事件也於一九七三年在以色列上演。醫生們發動了一個月的罷工，他們每日門診量從六萬五千人減到剩下七千人。在那一整個月，以色列的死亡率降低了百分之五十。看起來當醫生罷工時，這就會發生。在哥倫比亞首都波哥大，醫生停止工作二個月，死亡率下降了百分之三十五。實際上，這讓醫藥專家連同醫院，都成為導致死亡的主要原因。

除了殺死病患，化學的藥品也會對免疫系統、肝臟、腎臟、心臟、大腦和其他器官造成永久性的傷害。服用處方藥物，也可能讓你進急診室。加拿大溫哥華的一項研究，顯示百分之十二進急診室的人，是化學藥品的問題所直接造成的結果。除此之外，那些人待在醫院的時間也明顯長得多。這個刊登在《加拿大醫藥協會期刊（Canadian Medical Association Journal）》的研究，是在溫哥華綜合醫院（Vancouver General Hospital）進行的。該院有九九五個病床，且提供了廣泛的服務，包括急診。這家醫院每年診治六萬九千個病人。化學藥品不是設計來治療任何疾病的，它們是設計來緩和症狀的。然而，那些症狀卻是身體處理身體／情緒未被解決的失衡而產生的。事實上，這些藥物的設計讓你的身體無法自我療癒。真正的問題不是你有了某種病的症狀，而是你已被洗腦，相信該症狀就是問題，而你所需要做的事就是去抑制它，以恢復健康。那種你非得吃顆藥丸來處理頭痛或胃痛的心態，是因為醫生那樣告訴你，這必須為你不願意找到這些症狀的原因負責。當疼痛消失，問題就消失了；至少這是多數人們相信且許多醫生反覆灌輸給人們的。這種心態的問題是它忽略了一個事實，就是這些症狀只是一個警告訊號，告訴你你正在做的、接觸的、吃的或忽略的事，迫使了你的身體進入一個療癒反應（症狀）。

疼痛或不舒服的症狀，並不是一個能被一顆誤稱為「藥物」的小丸子「治癒」的疾病。真正的藥物會支持並協助身體完成它已經開始的治療過程（由症狀開始顯現）。製藥藥品會抑制身體的自癒力，降低或限制了症狀，但反而增強了疾病的成因。這讓一般抑制症狀的方法（藥物治療）成為疾病的首要原因，包括癌症。我建議你，不要掉入藥物的陷阱；它只會把你推向一個惡性循環，讓你永不得翻身。

第三章
揭開癌症的神祕面紗

所有發生在我們情緒上的，也會發生在身體上。

真正的癌症是一種受困且孤獨的情緒，

一種「別無選擇」的感覺。

透過身心的連結，任何對生命中和諧、

和平、穩定和簡單的愉悅感覺的渴望，

一旦被壓抑，全都會轉變成身體內不適當的生物反應。

如果你想要打敗癌症，要先接受並擁抱它。

如果你想遠離癌症，別把注意力放在上面。

如果你想讓生活充滿歡笑，就多多大笑。

如果你希望永遠不再害怕，就去面對你的恐懼。

如果你想要一個更好的世界，就去做能讓它更好的事。

如果你認為自己是個受害者，改變你的觀點。

如果你想讓生活更平和，那就散播更多平和到週遭。

只有一件「不要」，是你該知道的：

不要將你的注意力和精力放在你自己和別人都不想要的事情上。

你該將所有思考，集中在你真正想要的事情上。

健康、歡樂、富足、自由與祥和，

是我們生命中能做的選擇，而非與我們無關的事物。

連結片斷

瑪莉在她三十九歲那年到我這裡就診。在那之前一年，她被診斷出有晚期乳癌。腫瘤科醫師開給她例行的癌症治療處方：放射線治療和化學藥物治療。但沒有任何幫助。不久後，他勸她進行右側的乳房切除術。手術在她生理期開始前不久進行。讓她鬆一口氣的是，醫生告訴她，他們「解決了所有的癌」，現在情況掌握中。但她的醫生卻不知道，根據時間生物學（chronobiology）（註78），婦女在生理期前一週或生理期間進行手術，其癌症復發的機率是在其他時間進行手術者的四倍。婦女在生理期間，免疫力與鐵含量較低下，她的身體會因此無法消滅手術後剩餘的癌細胞。因此，婦女會有癌細胞在身體其他部位發展的高風險。

如我所料，在她進行乳房切除手術一年後，瑪莉開始抱怨她的下脊椎（lower spine）和左膝有嚴重的疼痛。十年前，她曾被診斷在她的下脊椎處有頸椎關節黏連（cervical spondylosis）（註79），因脊柱關節軟骨邊緣不正常的增生和鈣化而形成。然而這一次，檢查發現在她的下脊

（註78）時間生物學（chronobiology）是「身體時鐘」與地球的循環一致，且編碼在我們細胞內的科學。人類的身體天生具有至少一百個這種「時鐘」，且與實際手錶時間不相關。舉例來說，晝夜節奏（Circadian rhythm）負責為數眾多的荷爾蒙循環，決定我們的食慾、心情、代謝，以及成長和老化的速度。細節請參考《健康與回春之祕》一書。

（註79）椎關節病變是脊椎退化和兩個或兩個以上的脊椎關節的畸形。

椎和左膝已形成骨癌。那次的乳房手術和抑制免疫系統作用的結果，促使上百萬的癌細胞在瑪莉體內最脆弱的地方形成。因此，癌細胞開始在她對抗癌症形成特別脆弱的下脊椎生長。

自有記憶以來，瑪莉就有嚴重的生理期問題。除此之外，她也被診斷出有貧血。然而，多年來雖然規律地補充鐵劑，但她仍持續貧血，且鐵劑造成她經常噁心和胃痙攣。她告訴我，她的消化系統從未「適當地運作」過，她也有便秘，三到五天才會排便一次。經檢查發現，她的肝臟裡有數千顆結石。

瑪莉同時提到她這些年來也使用多種抗生素，以治療各種的感染。規律地使用抗生素會增加罹患乳癌的風險，這已是很明確的事實。根據癌症研究，在已接受了二十五次或更多次各種抗生素超過十七年時間的婦女中，其乳癌發生率是從未接受抗生素治療的婦女的二倍。

瑪莉從小到大，攝取了很多的糖果、蛋糕、冰淇淋和巧克力。許多目前的研究都指出，婦女較高的乳癌罹患率，與飲食中所含的高糖量有關（尤其是軟性飲料和受歡迎的甜點）。科學家現在相信為了處理在這些食物中發現的澱粉和單糖，額外的胰島素會被釋放出來，造成細胞分裂以及血中雌激素的增加，而這兩個因素（細胞分裂和血中雌激素）都會導致癌症成長。實際上，因為過量攝取糖的習慣導致胰島素阻抗，會導致突變，造成百分之八十的癌症。

另一個常見的因素是情緒壓力，它會引發體內荷爾蒙可體松的波動，可體松負責調節許多生理程序，包括抗發炎反應，以及碳水化合物、脂肪和蛋白質的代謝。根據卡內基美隆大學（Carnegie Mellon University）的研究發現，壓力會削弱免疫系統，直接造成心臟病、上呼吸道感染、氣喘、某些病毒感染、自體免疫失調，以及傷口癒合不良等問題。（註80）此外，壓力也會影響我們的習慣，漸進且週期性地讓我們不健康，例如衝動進食、飲酒或抽菸，進而讓我們感覺變糟，接著更沮喪。累積下來，情緒上的失衡本身就成了癌症的促進因素。

癌症的情緒因素

回到瑪莉身上。瑪莉的童年過得很不快樂，因為她的父母有很嚴重的相處問題。當我問她時，她甚至記不得她父母之間曾經有過和諧相處的情況。她有顆敏感的心，比起她外向的弟弟她看待任何事都嚴重許多，且常覺得缺乏安全感、恐懼和沮喪。她苦笑著說，她總是覺得在父親和母親之間拉扯，無法選擇喜歡哪一個。

與她的父母同桌用餐，更是件痛苦的事。她被逼著要與他們一起在餐桌吃飯，在那種非常緊繃的氣氛下備受折磨。有時候大家會保持沉默，避免引爆任何新的衝突。而今她對食物有強烈的厭惡和恐懼，通常她都是在站著或開車時，狼吞虎嚥地把食物吃下去。

（註80）《美國醫學學會期刊（Journal of the American Medical Association）》October 10, 2007

瑪莉在工作上也面臨了極大困難。身為一位老師，她覺得學生可以把所有的挫折放在她身上，但她卻得把她所有的感覺放在心裡。當她回到家，對自己的小孩吼叫時，那又讓她有罪惡感。她希望自己是個好母親，但她相信自己並不是；她就是不知道該如何對自己的孩子好。瑪莉也告訴我，她從來不想要當學校老師，她一直夢想成為一個體操教練。

不能實現她的渴望的挫折感，是瑪莉罹癌的主因。從她生命一開始，就被教導要順從社會體系，對她而言這意味著她總是要做被要求的事。在她的內心深處，有著她未曾實現的夢想，因為她不想要激起緊張的氣氛，或讓其他人對她的感覺很糟。

為了維持平和，瑪莉表面上進行父母要求她做的事，但內心裡卻感到非常憤怒。那天早上她走進我的辦公室時，給了我一個甜美的微笑，而不顯露她內心的痛苦。她已學會把內心的痛苦封鎖在她的內在世界。傷害她的，最主要的不是她身體上的痛苦，而是所有威脅著她心中對愛與和平的敏感感受的，那些被壓抑的挫折、恐懼和沒安全感。身體上的痛，僅僅提醒她情緒中因為長期以來所經歷的痛苦，造成的深沉心痛。不管是在孩童或是成年期間，她不停地試圖壓抑或隱藏她真正的內在感覺，因而造就了某種個性，而需要一種疾病來帶它走向某種結局。

被迫與父母分離多年，並試著取悅他們雙方，瑪莉從未大膽到做出能取悅她自己和只取悅她自己的選擇。在她心理的分裂，耗竭了她所有的能量和快樂。癌症開始於她被分裂的心，開始於充滿她早期人生、所有未能表現出來的悲傷和挫折。

全都與身心有關

你可能會說，這聽起來太牽強了。怎麼可能是這種狀況？當然這一定違抗了主流醫學的智慧，但那個「智慧」卻創造了長期生病、無效、有毒、昂貴、以症狀為導向的系統。只要想一想安慰劑已持續被證明比化學藥物還要有效，所以背後的情緒也對一個人的生理狀態有巨大影響，可能變好，也可能變差。

所有發生在我們情緒上的，也會發生在身體上。真正的癌症是一種受困且孤獨的情緒，一種「別無選擇」的感覺。同樣的，生理上的阻塞也會讓你的情緒受困。心理和身體是不可能單獨存在的。影響了一個，另一個也會受影響，這一切都是自動且同時發生的。透過身心的連結，任何對生命中和諧、和平、穩定和簡單的愉悅感覺的渴望，一旦被壓抑，全都會轉變成身體內不適當的生物反應。這有效率地剝奪了身體細胞所有這些正面的品質。細胞並非沒有感覺的物理機器、沒有「自我」意識、對外來的改變或威脅沒有反應。情緒上的窒息感，讓瑪莉形成非常多的憤怒和挫折，以致於害怕不被其他人愛或喜歡，包括她的父母。她把這些負面情緒凝聚在自己的身體裡。她的「有毒的」心智轉變成一個有毒的身體，而那威脅著瑪莉的生存。她保留了她對自己最重要的想法和感覺，並因而威脅著她身體細胞的健康。

無論你是否讓你自己遠離被批評或傷害的恐懼，事實上兩者都會在體內轉化成毒物。這些毒物是如此強大，以致於如果你哭出來並把你的眼淚擦在蛇的皮膚上，它們會在上面燒出洞來（我住在非洲時真的看過這種現象）。另一方面，歡樂之淚，則不具有任何毒性。

瑪莉在她父母家吃晚餐時所經歷的持續性緊張，嚴重地干擾她的消化功能。在壓力和緊張之下，供應到消化系統器官的血管變得又緊又窄，讓它們無法消化，即使是健康的食物亦然。更進一步，當你情緒低落時進食，減少了消化液的分泌。當你感到憤怒或沮喪，你的膽汁植物群（bile flora，讓膽汁平衡的益菌）會被改變，使它有易於凝固的傾向。持續的情緒緊繃導致肝臟的膽道和腎臟中形成結石。膽汁分泌受抑制的結果，削弱了「阿格尼」（Agni，印度神話中的火神），也就是「消化之火」。瑪莉仍然把用餐這件事，連結到她坐在父母家餐桌前所經歷的緊張情緒中。她的潛意識企圖避免任何跟食物和飲食有關的事，她的身體也是。身體無法適當地消化和吸收在匆忙中吃下的食物，因此大量的有毒廢物累積在她的小腸和大腸中。慢性便秘以及營養吸收不良，包括脂肪、鈣、鋅、鎂和維生素的消耗增加了，且削弱了她的骨頭組織、骨髓和生殖功能。

當維持細胞基因藍圖（DNA）的生殖組織（reproductive tissue）缺乏氧氣和營養，正常和健康的細胞就會開始改變它們的基因，並不正常地分裂，以在「饑荒」中存活。正常情況下，免疫細胞大軍、胰臟酵素和維生素會在身體的癌細胞出現時擊敗它們。然而，大多數的消化酵素會很快地被「用光」，尤其當飲食中富含動物性蛋白質，例如牛肉、豬肉、禽肉、魚肉、蛋、乳酪和牛奶時，而含糖量高的食物也是一樣。瑪莉特別依賴這些食物。因為在生命中大部分時間，都深受消化不良和便秘之苦，瑪莉的身體因而特別缺乏對癌細胞的解毒劑。相較於那些消化系統有效率地運作且擁有開朗性格的人，癌細胞常發生在消化功能持續被干擾，且情緒健康常受到剝奪的人身上。

瑪莉下頸椎的椎關節顯示了其內在和外在支援系統的虛弱；它顯示了對缺乏她父母支援和鼓勵的直接反應。當瑪莉坐著時，她的身體往下沉，看起來只有她實際體形的一半大。她看起來像個嚇壞了的孩子，缺乏自信和信賴感。她的姿勢顯示出，她試著保護她的心不要再度受傷害。除此之外，她的呼吸淺淺的且沒有效率，像是她不想被注意到她父母可能對她的苛刻或不認同。膝蓋是整個身體的支持系統，一輩子的「讓步」以及沒有「支持她自己和她的渴望」，表現在她多年來的膝蓋問題上。

瑪莉的成功戰役

日本的研究顯示，癌化腫瘤自然消失的癌症病患，在突然痊癒之前，通常曾在二十四小時之內，經歷一個對自己態度的深刻改變。瑪莉必須在她的生命中做一些重要的改變，其中之一是找個新工作，即使收入減少。如果瑪莉仍處在對壓力及嘈雜的噪音高度敏感的情形下，她在學校顯現的緊張情緒就無法有助於治療。她也需要花更多時間接觸大自然，在陽光下及沙灘上漫步，畫出她的感覺，聽她最愛的音樂，還要每天花一些時間平靜下來並冥想。

除了遵循阿育吠陀日常的計畫和飲食之外，瑪莉開始使用淨化的方法來去除她結腸裡汙穢的、舊的排泄物，以及把累積的毒物血液從肝臟和結締組織中清出來。這個肝臟淨化法，讓她排除了十五至二十年來影響她的肝臟和膽囊的數千顆石頭。

對瑪莉而言最重要的事是，她對生命中的任何事產生更大的意識。包括飲食、情緒抒發，以及傾聽她身體對於口渴、飢餓和疲倦的訊號。她需要對其需求和渴望變得有感覺，且只要可能就開始去實現它們。她所了解到的最重要的事是，她不需要去做任何無法讓自己開心的事。允許自己犯錯，即使犯了錯，也不去責怪自己，這是對她最必要的療法。

瑪莉的朋友和家人也必須了解，她正處在一個非常具決定性的復原階段，任何正面的想法和感覺，都是一個她在年輕時從未有過、非常棒的支持系統。在她開始接受約百分之六十我的建議的六個月之後，瑪莉開始穩定改善。現在，她覺得這個「疾病」帶她進入一個對生命更深刻的理解，且進入一個她以前從未經歷過的內在覺醒。現在，她的癌症完全痊癒，她仍持續改善及培養自信與自我接納。

癌症：被拒絕而引起的反應

傑若米患了何杰金氏症，一種最普遍的淋巴瘤。淋巴瘤是淋巴組織的生長速度改變而形成的惡性腫瘍，也被稱為淋巴癌。當代的醫療無法解釋此病的成因。何杰金氏症通常在青春期或在五十至七十歲之間發病。

傑若米二十二歲時，注意到頸部有兩顆腫大的淋巴結，幾天之後，他被診斷出了何杰金氏症。有些患了此病的人，會在數月之內死亡，但有些人多年來只會出現一些徵兆。傑若米是其中之一。他是土體質（Kapha type）（註81）的人，有非常像運動員一樣強壯的身體，且天生具有很多的精力和耐力。他天生的緩慢代謝率，可能是讓疾病進展較慢的原因。

傑若米在一九七九年被診斷出淋巴瘤後，很快地就接受首次化學治療，但對他的情況並沒有任何改善。一九八二年，他的醫生在例行的化療中，增加了多重放射線治療，但造成了嚴重的副作用，包括讓他身上所有的毛髮全部掉落，並失去了味覺。他的沮喪可想而知。然而，儘管因為在之後的十四年裡，各種治療造成的無數創傷，傑若米卻不希望掉入憂鬱和沮喪中。他

（註81）詳情可參考《健康與回春之祕》中，阿育吠陀的身體體質：風型（Vata）、火型（Pita）與土型（Kapha）。土型體質的人是三種型式的人當中，有最強的骨骼和肌肉的人。

強烈的戰鬥精神讓他繼續身為一家成功企業的總經理的工作。

透過阿育吠陀的把脈法（Pulse Reading），以及觀察眼睛（虹膜學，Iridology）（註82），我能確定傑若米從非常早以前，消化功能和淋巴排毒功能就已經開始快速衰退。他的肝臟出現非常多肝內結石。後來證明，傑若米在四歲時經歷了一次非常巨大的創傷，雖然一開始他幾乎不記得這個事件。據傑若米說，他最大的情緒壓力事件發生在他二十一歲時，那時他交往已久的女友因為另一個男人而離開他。事實上在她離開的前一年，他就發現自己脖子上有淋巴腫大。被他女朋友拒絕，是他生命中最讓他心碎的經驗。然而，這個經驗只是開啟另一個更痛苦的被拒絕的記憶。

● 與記憶幽靈對抗

傑若米出生在一政治情勢不穩定的開發中國家。四歲時，他的父母為了他的安全，送他去另一個開發中國家的寄宿學校就讀。因為他不了解這個做法背後的原因，他感覺父母不再愛他，且不希望他在身邊。他所能記得的，是他從他認為的生命線——與他父母的親密關係被切斷。雖然他的父母相信送他離開，對他而言是最好的，但他頓時失去了生命中最重要的人，就在他最需要他們的時候。他的小小世界在他人生中這個「黑暗」的日子瓦解，而他身體的主要功能繼而開始衰退。

傑若米用生命最大的力氣，試著向父母證明他值得他們的愛。然而，他卻不自覺他這種想要成功的持續驅力。他很驕傲地告訴我，他在人生中從不放棄，且他拒絕讓任何事擊敗他。一部分的他不知道他已嚴重生病了。他的外表，除了禿頭之外，並未顯露出他的身體正在戰鬥。他把所有的精力和時間投注在工作上，且他非常的擅長。

要治療他自己，傑若米必須意識到他內在那個「被拒絕的小孩」。他早已在四歲時，就把他自己那部分埋入潛意識的最深處。而第二次，是二十一歲時女友離開他。第二次被拒絕，增強他認為被父母「拒絕」的深沉痛苦。

身體把我們的所有經驗，儲存在一個不可見的「檔案櫃」中。據此，所有我們在人生中的憤怒感覺，存在一個檔案中，悲傷的事件存在另一個，而拒絕，被放在一個不同的檔案裡。這些印象並非依照線性時間來記錄或儲存，而是依照其相似性。他們餵養了「記憶的幽靈」，且給它愈來愈多的能量。當一個檔案櫃「滿了」，即使一個小事件也能造成毀滅性的爆發，並喚醒記憶的幽靈，從而賦予它一個自己的生命。這就發生在傑若米的生命中。

傑若米四歲時被拋棄的經歷，在女友離開他時再度被喚醒。藉由忽略及否認這次的拒絕曾發生的這個事實，他不自覺地導引他的身體去創造相同的反應，就是在淋巴系統中的癌症。淋

（註82） 是一種診斷方法，用來觀察在身體和心靈之間是否存在著不平衡。

（註83） 為了保持健康，人類的身體每天必須清除超過三百億個死亡、破損的細胞，以及大量的代謝廢棄物。

巴系統是負責中和並移除身體有害廢棄物的系統。因為無法遠離那個因為感覺被拋棄，而造成深刻恐懼和憤怒的記憶幽靈，傑若米再也無法將自己從死亡的細胞和代謝廢棄物中釋放（註83）。他的肝臟和膽囊都累積了數千顆的肝內結石，那幾乎令他窒息。他的身體別無選擇，只能透過在身體顯現出癌症，來表達多年來傑若米心中和精神上受到的折磨。

放棄對抗的需要

所有發生在生命中的負面事件，事實上是生命中使內在變得更完整且完全，並向前進的獨特機會。當我們需要給自己更多的愛、時間和讚賞，卻無法實現這些必要的需求時，生命中的某人或某事會把我們推向那個目標。感到被別人拒絕，或讓人失望或生氣，突顯了我們未對這些發生在我們身上的負面事件負責。為了一個不幸的情境去責備自己或他人，造就了身為一個受害者的感受，且容易因而致病。進而，若我們不能了解伴隨疾病而來的訊息，我們可能甚至必須面對死亡，以體驗生命或生活。

癌症，在非正統的概念中，是一種脫離心被麻痺的僵局的方式。它幫助打破那個因持續的自我價值低落，而感覺禁錮和束縛人心，老舊且刻板的罪惡及羞恥的樣板。現今的醫療方式不會把焦點放在癌症的主要議題上，但是「疾病的過程」會，以讓它的原因被處理。化療、放療和手術，造就病人是個受害者的心態，且不傾向去治療這個疾病的根本原因。唯有當病人將自己從受害者和自我攻擊的需要中釋放出來，治療奇蹟才會發生。當人的健康和自我接受的內在感受很強烈，外在的問題就無法造成重大的破壞性衝擊。因此，光是移除生命中的外在問題，並不足以導致自然的緩解；一個伴隨著的內在改變更是必要的。

傑若米必須給自己，他認為沒有從他父母那兒得到的愛和讚賞。他也需要給快樂和歡愉空間，給自己時間去冥想、自我回饋，去處在大自然中，感受它喚醒我們的歡樂和能量。癌細胞是為了在一個「充滿敵意」的、有毒的環境中生存而戰鬥的細胞。放棄在生命中對抗的需要，為身體DNA重寫程式，改變它戰鬥且最終毀滅的原因，讓它健康地繁殖。不需要再為自己的生存而戰鬥，給了癌細胞一個再度被身體內的細胞「大家庭」接納的機會。癌細胞是被它們認為的「家」拒絕的正常細胞。它們被剝奪了適當的養分和支持。當它們不顧一切求生時，會緊抓住任何它們發現可以維生的東西，即使那是細胞的廢棄物和毒物。這尤其讓它們變成「被拋棄」的細胞。

然而，就如同我們想要被愛一樣，癌細胞也需要知道它們是被愛的。透過手術把它們從身體切除，或利用有毒藥物或致命的放射線來摧毀它們，加諸在身體上的暴力比它們必須處理的還多。為了健康平和地生活，我們尤其必須跟身體的細胞做朋友，包括癌細胞。「愛你的敵人」這句俗話，適用於人，也適用於癌細胞。傑若米罹癌的原因，是因為缺乏自我欣賞，感覺不被愛和不被需要、不夠有價值或不夠好。等待父母對他展露他們的愛，實際上是否定了他對自己的愛。傑若米後來了解他的疾病事實上是偽裝的祝福，幫助他第一次找到自己、愛自己。

如果我們能夠將那個被稱為疾病的東西，視為我們內在世界的一個完美表現，我們就會花更多精力注意內部發生了什麼事，而不是試著去處理某件不是那麼需要處理的事。癌症這麼說來，好像很難懂，且具有深奧的意義。它的目的不是摧毀，而是去治療已不再完整的你。

癌症：強而有力的治療者

幾年前，有位女士在Curezone.com論壇網站上的「請教安德烈莫瑞茲」（註84）上面貼文，詢問她如何才能給予她剛被診斷出有癌症的雙胞胎妹妹支持。她提到，她的妹妹一輩子都拒絕她。她也告訴我，她盡了最大的努力為了妹妹而表現堅強。我回覆她，變得堅強並非她妹妹和她此刻真正需要的。我這麼寫道：

「癌症最常因為試著在外在表現堅強，而不表現或承認內在感受到的軟弱和弱點而發生。妳妹妹現在最需要妳給她的，是一個面對自己的明鏡。告訴她妳內在真正的感覺。告訴她妳自己的罪惡感、妳貧乏的自我價值，還有妳因持續被拒絕而流下的淚，這樣她就能開始在她的內在世界看到這些，並開始促使釋放出她封鎖在自己身體裡面的受困情緒。如果妳希望她能得到治癒，請告訴她妳所有的軟弱，允許妳自己為她和為自己而哭。那會促使她也做同樣的事。」

我繼續解釋，她妹妹的癌症只是一個無意識的企圖，以讓所有事困在內部，包括食物、廢物、怨恨、憤怒、恐懼和其他負面的感覺和情緒。

「因為這個理由，」我寫道：「要治療癌症，一個人必須把內在翻到外面來，讓世界看看他藏了什麼（因為錯誤的羞恥和罪惡的感受）。罪惡感是一種完全不公平和不必要的情緒，因為人類事實上無法避免做錯事，雖然要一個不認識所有事物的寬廣面向的人了解這個，幾乎是不可能的事（註85）。事實上，你從未能造成任何人的問題，除非受影響的那個人藉由他們的真我（Higher Self）（註86），直接允許或要求它（無意識的）這麼做。不愛、不關心自己的孿生妹妹的罪惡感，擁有強大的負面能量，讓自身的細胞開始充血並發動攻擊。癌症是她所選擇用來消除心中罪惡感的方式——一種她把對過去做錯事的謬誤潛意識，帶到意識層面的方式。」

與癌症病患對談時，我通常會提到死亡的話題，那是他們最終會面對的事。我告訴他們，他們並不會真正死去；沒有人會。身體的死亡對那些留下來的人來說，是一個實際的、真正的

（註84） 這個論壇提供了安德烈對數以千計的問題提出的答案（搜尋記錄）。

（註85） 請見我寫的《一切都是最好的安排》以了解我們從「犯錯」和「行惡」當中，學到的負面概念和相關經驗的信念，有可能對我們的生命是大有利益的。

（註86） 每個人都擁有一個「真我」（Higher Self），以導引個人實體存在的所有最微小的細節。

經歷。對那些身體死亡的人來說，這卻不是事實。一條蛻掉舊皮的蛇，並不擔心牠身體某部分已死亡且掉落。只要我們對「我」的認知存在（它是一直存在的），身體的死亡就無法毀滅我們。事實上，死亡是一種「非經驗」（non-experience），因此，對那些仰賴他們實體的認知，以決定他們要相信什麼的人，就形成了一個「真實的假象」。當一個我們所愛的人突然間因身體的死亡而離開我們的生命，我們很自然地會為他／她感到悲傷，我們會覺得傷心，或內心空虛。雖然這些悲傷和傷心的情緒是真實的，但造成這些情緒的理由卻不是。一個人的消失只跟旁觀者有關，但其實卻沒有任何事發生在「消失」的那個人身上，他仍然是他一直是的那個人，只是不在一個實質的身體裡。

我個人曾經因為發作了嚴重的疾病或外傷，而有過數次瀕死經驗（註87）。在一九八〇初期，一次我在印度染上了第三次瘧疾，我被判定臨床死亡達八分鐘，我在意識中經歷了死亡，如同出生時你覺知到你自己的意識延伸的內在狀態，以及全然的喜悅。我的父親也有過相同的經驗，但我們都沒有死去的感覺。事實上，情況正好相反：對於活著、醒著和對任何事物的察覺，強度變得非常大，以致於死去的感覺就像是銀河那般遙遠。相較之下，被拉回生病的身體，感覺還更像死亡。當我用母親想要的方式將她埋葬時，那是值得慶祝的一天。我們不需要為自己感到遺憾，事實上應替他們感到高興，並尊敬被分離的靈魂。當你的身體死去，唯一感到的痛苦和懊悔，是那些留在世間、你所愛的人，無法與你分享你因為真正自由和存在，而感到的極其美妙的歡樂和開闊。

當一個人經歷死亡時，並沒有任何「在自我裡」或「自我的」東西去了他處。「因此，」我寫給這位女士，「比起繼續住在她身體裡更重要的，是她是否與自己和平共處，因為她將帶走所有的東西，除了她實質的肉體。無論她是否已準備好接受和擁抱真正的自己，並因此治療她潛意識自我毀滅的行動，完全仰賴她自己，沒有人可以或應該為她做決定，這或許很難理解，但她要為發生在她身上的每件事負責。妳唯一能為她做的事，是展現妳是誰以及妳的感覺給她看。這會是她經歷自己的轉變時，所需要的催化劑。告訴她要如何做，絕對不是她需要的。藉由寬恕、治療妳自己，妳就能給她最大的幫助。讓她內在原本就有的東西被打開，並為治療她自己而準備。」

如果你所愛的人得了癌症，你能在他／她的治療過程中扮演非常重要的角色。藉由向他打開你的心，分享你自己的恐懼和察覺到的軟弱，你也會促使他向你打開他的心扉。如果他需要，讓他盡情地哭泣。不要試著安撫他，或告訴他：「一切都很好。」讓他自己去經歷痛苦、絕望、困惑、孤獨、無望、生氣、恐懼、罪惡感和羞恥的感覺。事實上，癌症並不會產生這些情緒，但它會把它們從潛意識層面，帶到感覺及了解的意識層面。如果患病的那個人知道他／

（註87）一次在印度，我患了瘧疾，我的靈魂或潛意識從我的身體脫離／分開，且「上升」，當時我完全了解發生了什麼事。我對死亡並不感到恐懼，也不覺得有任何損失。我就在一個令人無法置信的清明感中，像是我可以知道任何我想知道的事。一位醫師確認我的心跳已停止。在紐西蘭，我昏厥過去而有了另一個類似的經驗。在我回到我的身體並感到身體又再度活過來之前，我的心跳停止了五分鐘。

她能有這些所有的感覺，而不須對你隱藏或馬上把它們推回內心深處，癌症就會變成一個非常強而有力的自我療癒方法。你只要待在朋友旁邊，不用評斷或試著移除他的痛苦，這可能會讓你變成一個比其他醫生更好的治療者。

解決衝突情境的力量

未被解決的衝突往往是所有疾病的開端，包括癌症。身體總會利用壓力反應來應付衝突造成的創傷。根據一項在二〇〇七年三月十二日《生物化學期刊（Journal of Biological Chemistry）》所發表的研究，壓力荷爾蒙腎上腺素，會以讓它們對抗細胞死亡的方式，改變攝護腺和乳癌細胞。研究人員發現，腎上腺素在壓力下會快速增加，且能在長時間的壓力或沮喪期間持續增加。他們發現，當癌細胞接觸到腎上腺素，一種被稱為ＢＡＤ的蛋白質（會造成細胞死亡），就會無法起作用。這表示，情緒壓力也許不只啟動或導致癌症的進展，也會損害或降低癌症治療的效果。

德國大學教授同時也是德國新醫學（German New Medicine, GNM）的創始者海默（Ryke Geerd Hamer, M.D.）發現，在超過二十萬名癌症病患例行的電腦斷層掃描中，每個人在大腦的某個部位都出現了機能損害，看起來像射擊靶心的同心圓，或有石頭掉進去的水面。腦中的這種變形被稱為「海默群」（HAMER herd）。現住在西班牙的海默博士發現，這些損傷是由病人的一個嚴重、劇烈且孤立的「衝突－震驚－經驗」所造成。只要衝突解決，電腦斷層影像就會改變，一個浮腫會出現，而最後疤痕組織（scar tissue）形成。自然地，癌症就會停止生長，變得無法作用，而後消失。

僅僅是藉由幫助病人解決他們嚴重的矛盾，並在治療階段中支持他們的身體，海默博士在他的癌症治療上，達到了一個異常高的成功率。根據公開的記錄，在接受他簡單的治療後四至五年，六千五百名末期癌症患者中，有六千名仍然活著。

當我讀了漢默博士的作品，我感到異常激動，因為截至那之前，我對於一直以來所抱持的「癌症是身體處理不自然的身體／心理／情緒等狀況時，必要的過程」這個信念，我基本上是孤獨的。我第一次提出癌症不是一種疾病的觀點，是出現在我一九九五年第一版的《健康與回春之祕》。自從一九八一年，我開始研究癌症，我總是告訴我的病患，需要治療的不是癌症，而是整個有機體。後來不斷有新的研究出來支持這樣的觀點，因而我也將它補充在這本書內。

有清楚的證據顯示，癌症要形成並讓療癒機制啟動，需要有至少二或三個危險因子。這些輔因子中最常見之一是游離輻射，它可能來自例行的X光檢查、乳房造影、電腦斷層掃描等。事實上，研究顯示百分之七十五的癌症是由這類輻射再外加至少一項輔因子所造成的，即使沒有情緒或者精神上的衝突，也會發生。同樣的，長期缺乏維生素D再加上一、兩個輔因子，例如飲食中充滿反式脂肪，也會罹患黑色素瘤。癌症可以啟動體內強大的解毒反應並消失，但如果病患還是不晒太陽，就會很容易復發。我也研究累世的創傷在這輩子形成的嚴重衝突情況，若未平衡這些舊有的歷程，即便德國新醫學（German New Medicine）也幫不上忙。

雖然我極度欣賞漢默博士的成就和觀點，但他和我仍有相異之處。如果漢默博士自己在心理和身體上的健康都達到了他書上想要達到的目標，那麼我會完全接受它。他的飲食和生活習慣肯定影響了他自己的健康，所以他說食物不會造成影響，我並不認同。我透過光是調整人們的飲食，已經幫助數百萬人重獲健康。然而，我還是很開心能看到有人對癌症提出與我相同或類似的觀點。

化療藥已知會製造出更具惡性及更快生長的癌症，尤其是當所有背後的成因都還存在時。藥物導致肝臟膽管內累積了許多結石，若不將它們清除，身體的免疫系統和自癒能力會降低，除非身體非常強壯，否則無法熬過這種折磨。用化療縮小腫瘤尺寸並不是奇蹟，但它無法清除體內所有的癌細胞，這也就是為什麼許多人的癌症會再復發。

研究顯示超覺靜坐（Transcendental Meditation, TM）練習可以大大降低尋求主流醫學幫忙的需求及花費。有一個針對老年人的研究，比較了有做超覺靜坐的六十五歲以上老人，和年紀、性別及其他因素符合的控制組的差別。研究人員發現，五年期間，靜坐組付給醫生的錢比控制組少了百分之七十。這點很激勵人，因為這個年紀的人花費在醫療上的費用與其他年紀相比，不成比例的多。用於照顧老年人的花費，在全球各國的政府和保險公司都成了重要的問題。

（註88）為什麼靜坐對於降低我們對主流醫療的需求，能產生這麼顯著的效果呢？有沒有可能一般人認為「心理的健康和身體的健康是分開的」這種觀點，完全是錯的呢？

癌症是你不愛自己的結果

很多癌症病患把他們全部的生命，都奉獻在幫助和支持其他人。在他們無私服務的背後動機，可能是一個非常高貴的情操。如果他們犧牲和忽略他們自己的健康，以避免面對任何在他們內心中的羞恥、罪惡或無價值，實際上他們是切斷了支撐他們的主幹。他們是「無私」的，致力於取悅別人，換言之，別人會喜愛且感謝他們的貢獻。然而，這在潛意識裡卻被告知不愛自己。這會鎖住身體器官和組織的細胞記憶中，未被解決的問題、恐懼和無價值感。

「愛你的鄰居，像愛自己一樣」是治療癌症時，一個最基本的要求。這句話意思是，我們有多愛並感激自己，就能同等地去愛其他人，不多也不少。一個人想要能真正去愛一個人，卻

（註88） Herron, R.E. Cavanaugh, K. Can the Transcendental Meditation Program Reduce the Medical Expenditures of Older People? A Longitudinal Cost Reduction Study in Canada, Journal of Social Behavior and Personality 2005, 17, 415-442

沒有情感或占有的羈絆，就必須完全接受自己所有的缺點及可能的不完美。我們對自己身體、心智和精神健康的關注程度，同時也決定了我們對其他人的關注程度。對自己嚴厲，或不喜歡自己看的、行為或感覺的方式，我們就會關上我們的心房，並覺得自己毫無價值且羞愧。為了避免向暴露我們的陰影自我（shadow self，我們不喜歡自己的那個部分）的恐懼及拒絕，我們試著藉由取悅他們來贏得別人的愛。我們相信這種方式能讓我們接收到無法給自己的愛。然而，這種方式就長期而言是行不通的。

你的身體會依照你的心智給予的指令行事。這種內在的驅力，像是思想、情緒、感覺、渴望、信仰、慾望、愛好和厭惡，就像是軟體一樣，被編寫在你細胞中日常的基本生活中。透過心智與身體的連結，細胞別無選擇，只能遵守經由你的潛意識或意識心智，所接收到的命令。如同ＤＮＡ研究人員最近證實的，你可以在事情發生的瞬間，正確地改變你的ＤＮＡ設定和行為，你的ＤＮＡ會傾聽你對自己所表達的每個字，感受著你經歷的每一刻。此外，它也會對它們有所回應。無論是有意識或潛意識地，你都在編寫生活中每一秒鐘的程式。如果你選擇這麼做，你就能以你想要的方式重寫程式，讓你擁有真正的自覺。一旦你知道自己真正為何許人也，你會情不自禁地愛上、接受並尊敬自己。你不再會因為犯錯而評斷自己，不會再要求完美，不會再成為別人要你成為的人。用這樣的觀點來看待自己，你會發送愛的訊號給你的細胞。愛的連結效應統一了差異，讓每件事物和諧地結合，包括身體細胞。愛不應因為需要或附屬而困惑，當愛不再是每天都會感受到的事實，身體就會開始瓦解並生病。

愛的增長，是我們生存在地球上的主要目的。那些愛自己的人也能夠愛其他人，反之亦然。他們因為和其他人、動物和大自然環境，分享他們全然的心而茁壯成長。完全接受自己的人不會畏懼死亡；當他們死亡的時刻來到，他們心中會不帶一絲悔恨和自責，安詳地離開。

當我們對自己封閉了心，我們會變得孤單，身體開始變得虛弱且不健全。眾所周知的，寡婦和離群索居的人，或那些沒有人可以和他們分享內心深處情感的人，是最容易得到癌症的。

你的身體細胞是你所擁有最親密的「鄰居」，它們需要感受到你的愛和自我接納，知道它們是你的一部分而且關心它們。讓自己享受一次精油按摩、準時上床睡覺、吃營養的食物、每天忙於會讓自己健康的事，是非常簡單但力量強大的愛的訊息，促使你的細胞之間相互和諧地運作。它們同時是能夠完美且有效率地降低毒性的訊息。這並非毫無科學根據。你可以造訪許多醫院，並詢問病患他們在生病前是否對自己的生活感到滿意。所有的回答都會是「否」。雖然你不是一個醫藥領域的研究人員，但你可以做一個沒人做過的、最重要的研究。你會非常驚訝地發現，造成疾病最普遍的原因是「不愛自己」，或用另一個不同的表達方式，就是「對生命的結果不開心」。對生命不開心或不滿意，也許是你所遭遇的最嚴重的壓力形式。事實上，它是許多疾病，包括癌症的一個主要危險因素。

研究指出，嚴重的情緒壓力會讓乳癌風險變成三倍。一百位有乳房腫塊的人，在他們得知自己患有乳癌前接受了訪問。二分之一有這種疾病的人都在過去五年內遭受了生命中意外的大創傷，像是痛失親人等。情緒壓力或不快樂的效應，會嚴重地損壞消化、分泌和免疫作用，因此導致體內帶有危險的強烈毒性。僅僅利用「大規模毀滅的武器」來使身體擺脫癌症，無法解決癌症背後那未被解決的情緒傷痛。

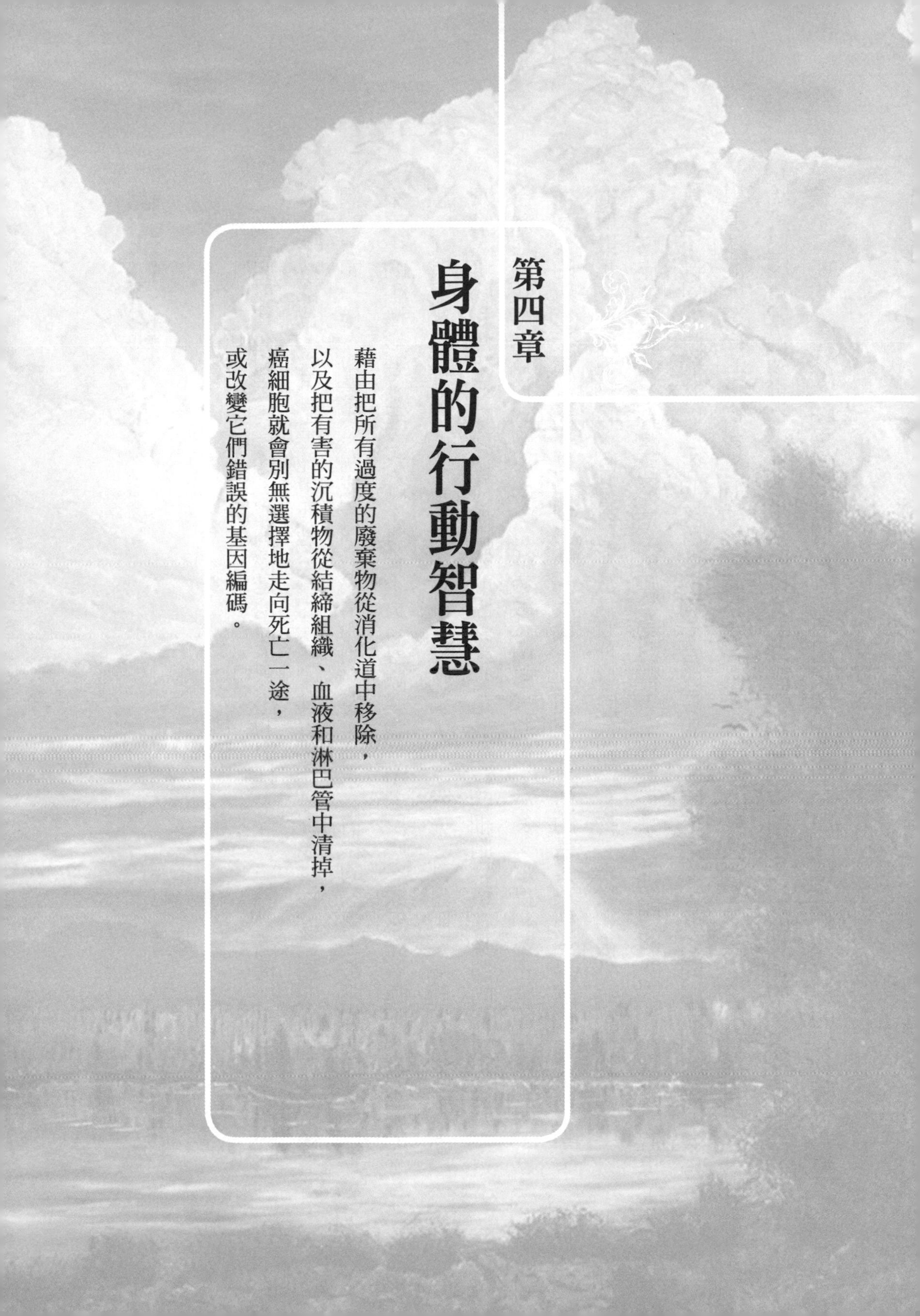

第四章 身體的行動智慧

藉由把所有過度的廢棄物從消化道中移除，以及把有害的沉積物從結締組織、血液和淋巴管中清掉，癌細胞就會別無選擇地走向死亡一途，或改變它們錯誤的基因編碼。

癌症無法殺了你

癌症跟其他的疾病一樣，並不像是地面上長出的蕈菇一樣，隨時且隨機地出現在身體的某個或某些部位。它不是一種可清楚定義的狀態。其實癌症是許多毒性危機造成的結果，就像它們的源頭一樣，會造成一個或多個耗竭精力的影響。刺激、情緒的創傷、被壓抑的情感，以及不規律的生活形態、缺乏水分、營養不良、暴飲暴食、壓力反應、缺乏深層睡眠、重金屬的累積（尤其是來自補牙用的汞合金）、接觸化學物質、缺乏陽光，都是阻礙身體努力清除代謝廢棄物、毒物和每天三百億個汰換細胞的因素。當這些死亡的細胞累積在身體的任何部位時，會自然地導致一堆漸進式的反應，包括過敏、腫脹、硬化、發炎、潰瘍和不正常的細胞生長。就像其他的所有疾病，癌症是一個毒性的危機。它顯露出身體的最後一搏，以讓自己擺脫已累積的腐敗毒物和酸性物質，因為身體無法適當地移除代謝廢棄物、毒物和被分解的細胞。

癌症總是證明了身體已經是中毒狀態的結果。它從來就不是疾病的成因，而是對一個重度、不健康的身體狀態產生的反應。把癌症當成疾病的成因來治療，就如同用髒汙的泥巴（化學療法混合藥物的毒物）來清洗一個骯髒的鍋子（被毒害的身體）。顯然，使用有毒的物質來治療已因負載過多毒物、正為生存而掙扎的身體，希望擁有乾淨、功能良好的身體這個結果，是不可能的。當然，你可以把這個鍋子丟掉，來解決這個問題。但當你要煮新的食物時，你會面臨一個更大的問題，你沒有東西可以煮食物。同樣地，藉由殺死癌症，我們幾乎也殺死了這個病人；或許不是馬上，但卻是逐漸的。

儘管醫藥產業花了很大的努力及支出（無論理由是什麼），但癌症的死亡率在過去的五十年並沒有減少。雖然外科手術的確有助於抵銷或消滅腫瘤中的腐敗毒性，也在某些個案中改善了情況，但無論是手術或其他兩項主要的治療方法（化療和放療），都無法移除癌症的成因。發生在前白宮發言人史諾身上的事，也可能發生在任何人身上。一個癌症患者可能在一個「成功的」治療之後返家，解除警報，並且顯然地被「治癒」了，但另一方面卻繼續耗竭他的身體能量，並像他之前所做的一樣讓毒物累積（藉由吃同樣有害的食物和過著同樣的壓力生活形態）。免疫系統已經因為一個創傷（傷害）的介入而十分憔悴，無法再經歷第二次。然而，如果這個病人死掉了，並不是癌症殺了他，而是那未被解決的原因。目前對癌症的治療，只有非常低的緩解率（百分之七），藉由摧毀病患身上的腫瘤，來承諾他們可以被治癒，根本就是騙人的。病人很少被告知是什麼原因讓一個正常、強健的細胞，變成一個虛弱、受損且不正常的細胞。

腫瘤細胞是因為缺乏食物、水分、氧氣和空間，而「痛苦」的細胞。生存是它們基本的基因傾向，就像我們一樣。在一個酸性、缺乏支援的環境生存，這些受損的細胞被迫要突變，且開始吃光所有它們所能抓住且能支持它們的東西，包括毒物。它們從組織液中過濾掉的營養，像是葡萄糖、鎂和鈣，比它們是正常成長細胞時所需要的還多。一個癌細胞為了製造出與健康細胞製造的相同數量的能量，需要十五倍的葡萄糖。癌細胞需要使葡萄糖發酵，那是一種非常沒有效率，且非常浪費的能量製造方式，類似在地球上石化燃料的燃燒。然而，與它們為鄰的較健康的細胞，開始在這個過程中逐漸地衰弱，最後整個器官會因為精疲力盡、缺乏營養而衰弱，進而失去功能。癌腫瘤總是在尋找更多能量來自我分裂並繁殖。糖是它們最愛的食物之一。渴望吃糖是細胞過度活動的表現，而許多吃很多糖的人，會因體內長了腫瘤而死亡。

看起來似乎很明顯，癌細胞須為一個人的死亡負責，這是整個醫療方式急於摧毀它們的主要理由。然而，癌細胞一點也不是罪犯，就如同阻塞的動脈不是心臟病的真正原因一樣。事實上，癌細胞幫助一個高度充血的身體活得比沒有它們還更久的時間。是什麼原因，讓免疫系統必須忽視可以被輕易消滅的癌細胞，而讓它聚集起來形成腫瘤？唯一合理的解釋，是這些細胞正在充滿有毒廢棄物的身體裡進行艱難的工作。大自然為此提供了一個清楚的範例，你只要想想毒磨菇的功能就好。磨菇是菌類植物其肥厚、產孢子的主體。你會說一朵有毒的磨菇很「惡毒」或「邪惡」，只因為如果你吃它就會死亡嗎？不會的。事實上，那些在森林裡的磨菇，會從土壤、水和空氣中吸收毒性。它們是自然界中形成一個生態系統中的一個必要部分。雖然這些磨菇製造出來的淨化效應不容易被注意到，但為了森林的健康成長，以及棲居於其間的動物，它被允許存在。同樣地，癌細胞一點也不惡毒，事實上，它們扮演類似吸收身體某些會立即殺死人的毒物的角色。突然變成「有毒的」或惡性細胞，向來不是正常、健康細胞的主要選擇，但卻是它們在避免身體面臨一個立即的大災難時，最佳的選擇。如果身體死了，不是因為癌症，而是根本的原因所導致。

為了持續做它們愈發困難的工作，這些腫瘤細胞必須長大，即使必須以消耗其他健康的細胞來達到目的。若少了它們的活動，器官也許會突然失去它已經衰敗的結構而崩解。某些癌細胞也許甚至會離開腫瘤區而進入淋巴液，跑到身體其他也有相同高毒性和酸性的部位。這種癌細胞的擴散，就是所謂的轉移。然而，癌細胞注定只在高度毒性（酸性）的背景下安頓下來，也就是一個它們可以生存，並繼續它們不尋常的解救任務的周遭環境。它們已經突變成可以在有毒且無氧的環境中生存，在那兒它們有助於中和一些阻塞的代謝廢棄物，像是乳酸和腐爛的細胞殘骸。在這種情況下，免疫系統去破壞這些被「疏遠」的、正在從事一部分重要的免疫系統工作的細胞，是一個致命的錯誤。沒了腫瘤的出現，很大數量由腐爛細胞所累積的殘骸而造成的腐敗性毒物，將穿透血管壁，滲入血液中，並在數小時到數天內殺死一個人。記住癌細胞仍然是身體的細胞是重要的。如果它們不再被需要，ＤＮＡ的一個簡單指令會讓它們停止失控地分裂嗎？

腫瘤不會殺死任何人（除非它們阻塞了維生的通道）。我們已經了解到，癌細胞沒有足以毀滅任何事的任何武器。此外，腫瘤裡大範圍的細胞根本不是癌細胞。癌細胞無法形成組織；只有健康的細胞可以。一個腫瘤若沒有與正常的細胞結合在一起，就無法存在。如果要說明，則可以舉攝護腺或肺腫瘤為例，這兩種腫瘤裡的癌細胞數量，實在是少到不足以危及一個人的生命。

腫瘤就像海綿一樣，吸收在血液、淋巴液和組織液中循環和沉積的毒物。這些毒物才是真正的癌症。而且它們會不斷循環，除非腫瘤能將它們過濾出去。一旦摧毀腫瘤，真正的癌症會維持並繼續循環，直到一個新的腫瘤產生（稱為「復發」）。透過添加化療藥物、抗生素、免疫抑制劑等毒物，真正的癌症（由毒物組成）繼續擴散，且愈發造成阻塞及變得更具侵略性。藉由移除這些毒的唯一出口，也就是腫瘤，真正的癌症就會開始摧毀身體。換言之，施予治療以及忽略移除身體的真正癌症（毒物），才是真正殺死病人的兇手。癌細胞不會危害人的生命，但那些造成癌細胞的物質會。再重複一遍，腫瘤內的癌細胞是無害的，切除、燒掉或毒死一個腫瘤，不能預防真正的癌症擴散。除非以淨化身體及恢復正常的消化與排泄功能來處理真正的癌症，否則癌細胞的成長會在身體本能求生的企圖上，持續扮演重要的角色。

身體必須費盡精力來維持一個腫瘤，而不是限制它。如果它沒有被迫利用癌的成長，當成它最後的生存手段，身體不會選擇這個自衛本能的最後企圖——因為它最終得勝的機率可能非常小。如同先前提到的，多數癌症（約百分之九十至九十五）在沒有醫療介入下，會自己出現並自動完全消失。數以百萬體內有癌細胞的人四處走動，但卻不知道他們有癌細胞。沒有任何的治療可以與身體自己的療癒機制相比，但不幸地，這種機制卻被我們當成是「疾病」。癌症不是病；它是一個非常不尋常，但顯現高度效能的生存及自我保護機制。

我們應該給宇宙中發展最好且最複雜的系統——人類的身體，比它目前為止接受到的更多一點的信賴，且確認它非常完美地知道如何處理它自己的事務，即使是在最嚴苛的環境之下。

身體孤注一擲的生存企圖

沒有人想被別人攻擊；這道理同樣適用於身體的細胞。細胞只有在要確保它們自己的生存，至少盡可能活得愈長愈好時，才會進入一個防禦模式，且變成惡性的。當細胞不再需要防禦它們自己時，癌症就會自然消失。癌症就像所有其他的疾病一樣，是一種毒性的危機，當被允許達到它的自然結局，就會自動地拋開它的症狀。

一個健康的身體每天會汰換掉超過三百億個細胞，其中至少有百分之十是癌細胞。然而，這是否意味著我們所有人都注定要得癌症這種「病」？當然不是。這些癌細胞是「程式化突變」的產物，讓我們的免疫系統維持警覺、活力和被刺激。

在持續耗盡能量的影響下，情況有了改變。身體無法再適當地處理持續出現的破損、損傷和癌化細胞，結果就是細胞間液持續地阻塞。這同時影響了養分到細胞的傳送，以及廢棄物從細胞的排出。結果，為數眾多死亡細胞的殘骸開始分解，留下大量退化的蛋白質碎片。為了移除這些有害的蛋白質，身體將一部分的它們建立在血管壁的基底膜中，並將其他的部分丟棄至淋巴管中，導致淋巴阻塞。所有這一切妨礙了身體正常的代謝過程，且使某些群組的細胞轉而變得衰敗且受損。這些細胞中，很多會進行基因突變並變成惡性，癌化腫瘤因而產生，而毒性的危機達到高峰。

用正確的方法，一個雞蛋大小的腫瘤會自然地縮小且消失，不管它是在腦部、胃部、乳房或卵巢中。當毒性危機停止了，治療就開始了。當我們停止去耗盡身體的能量時，毒性危機也會終止（見第三、四章），且從血液、膽管、腸胃道、淋巴管和組織液中移除存在的毒物。除非身體已嚴重受損，否則能夠妥善地照顧其他的部分。從另一方面來說，醫療的介入產生抑制和使人衰弱的效應，讓自然緩解的可能性降低至幾乎是零。只有那些有強壯身體和心理體質的人，可以在治療中存活且治癒自己。

多數癌症會在重複的警告後才發生。可能包括：

- 你持續使用止痛藥來停止的頭痛。（註89）
- 你持續飲用咖啡、茶或汽水來抑制的疲倦。
- 你試著用尼古丁去控制的緊張。
- 你所服用用來避開不想要的症狀的藥。
- 季節性的感冒，且你沒有時間讓它自然痊癒。
- 沒有給自己足夠的時間放鬆、笑和安靜。
- 你一直試著避免的衝突。
- 當你情況不好時，假裝自己很好。
- 當感到沒有價值且不被他人所愛時，必須持續地取悅他人。
- 自信心低落，讓你持續地努力向他人證明自己。

※用可慰藉心靈的食物來犒賞自己，因為你覺得自己不配得到獎勵。

所有這些以及類似的症狀，都是嚴重的危機指標，表示即將形成癌症或其他的疾病。

得了一場單純的感冒和發生一個癌腫瘤，在生理學的基礎上並沒有什麼不同。兩者都是身體試圖擺脫累積的毒物，唯一不同的是強烈的程度。服用藥物試圖避開感冒或上呼吸道感染，而沒有給你的身體去消除累積毒物的機會，對身體細胞而言有很強的阻礙效應，也會對你的自我價值產生抑制效應。它迫使身體把大量藥物造成的細胞廢棄物、酸性物質，以及可能的有毒化合物，保存在細胞周圍的組織液（結締組織）中。持續不斷地耗盡身體的精力以淨化細胞本身，細胞的氧氣和養分的供應會逐漸被切斷。這改變了它們基本的代謝功能，最終影響了ＤＮＡ分子本身。最終結果是，你不再感覺與自己合為一體。

位於每個細胞核內的ＤＮＡ，利用它六十億個基因來駕馭及控制身體的每個部位及功能。因為沒有養分的適當供應，ＤＮＡ別無選擇地，只能改變它的基因程式，以保證細胞的生存。突變的細胞能在有毒廢棄物的環境中生存。很快地它們會開始從周圍細胞身上取得養分。為了讓這些被剝奪了養分的細胞存活，它們也必須讓自己基因突變，導致癌症的擴散及變大。癌症

（註89）要知道造成疼痛的原因，以及當你抑制它時會發生什麼事，請見《健康與回春之祕》的第二章，「止痛藥——致命循環的開始」一節。

的成長過程是厭氧的，意思是它們的成長和生存都不須用到氧氣。

諾貝爾獎得主瓦伯格博士，是第一個展示正常細胞和癌細胞最主要的相異點的人。它們兩者都從葡萄糖取得能量，但正常細胞利用氧氣來與葡萄糖結合，而癌細胞則不須利用氧氣就能分解葡萄糖，產出的能量則是正常細胞的十五分之一。很顯然的，癌細胞選擇這種相對而言較沒效率且無效益的方式來獲取能量，因為它們不再使用氧氣。供應氧氣到細胞或到周圍的結締組織（通常兩者都有）的毛細血管，可能嚴重地被有害的廢棄物和有毒物質阻塞，包括食品添加物及化合物、過剩的蛋白質或分解的細胞殘骸。因此，它們無法運送足夠的氧氣和養分。

因為它們的氧氣和養分供應被阻斷了，癌細胞對糖會有永不滿足的食慾。這也可解釋為何持續渴望甜食的人，有較高的罹癌風險，或為何癌症病人通常想吃大量的糖或甜食。

癌細胞分解葡萄糖所產生的主要廢棄物是乳酸，這可以解釋為何癌症病人的身體會這麼酸，相較之下，其他健康者的身體則自然會是鹼性的。

為了應付高乳酸的危險，並找出另一個能量的來源，肝臟會把一些乳酸復原成葡萄糖。如此一來，肝臟利用每個正常細胞從葡萄糖分子獲得的五分之一的能量，但癌細胞卻須利用三倍的能量。為了幫助餵養癌細胞，身體甚至可能長出新的血管壁，以注入更多的糖給它們。這表示，受損的癌細胞繁殖得愈多，正常細胞所獲得的能量就愈少，並造成對糖的渴望。在一個有毒的體內，氧氣和能量濃度通常是很低的。這造就了一個最易於癌症擴散的環境。除非毒性和癌症的食物來源能減少、氧氣量能大幅提高，否則代謝廢棄物會和癌症聯合起來自立自強，癌症就會更廣泛地擴散。所以如果死亡發生了，不是癌症造成的，而是因為身體組織的廢棄物，以及最後的酸性。

基因突變現在被認為是癌症的主要原因，然而事實上它只是「細胞飢餓」的一個影響，它只是身體孤注一擲的，且通常是不成功的求生企圖。發生在人身上一個類似的情況，是當使用抗生素來對抗感染時。多數造成感染的細菌，若被抗生素攻擊，會被殺死，但有一部分會活下來並重新組合它們的基因，讓它們得以對抗抗生素。沒有人真正想死，細菌也一樣。

同樣的自然定律對我們的身體也同樣適用。**癌症是身體求生的最後企圖，而不是像多數人所認為的，是為了走向死亡**。基因若不穩定，那些住在一個有毒、無氧環境裡的身體細胞，就會窒息並死亡。類似被抗生素攻擊的細菌，事實上很多細胞因有毒的食物而死亡，但有一些會主動以不正常的改變來適應環境。這些細胞知道，一旦它們想讓身體存活的最後手段失敗了，它們最終也會死亡。

如果想要更了解並成功地治療癌症，我們就應該徹底地改變我們現今對它抱持的觀點。我們也必須去了解，它在身體裡的目的是什麼，以及免疫系統無法阻止它擴散的原因。僅僅聲稱癌症是一種自體免疫疾病、且會讓身體死亡，是不夠好的。這種「身體試圖自殺」的見解，與實體生命的原則背道而馳。說癌症只是身體最後的求生企圖，顯得有道理多了。

藉由把所有過度的廢棄物從消化道中移除，以及把有害的沉積物從結締組織、血液和淋巴管中清掉，癌細胞就會別無選擇地走向死亡一途，或改變它們錯誤的基因編碼。除非它們受損太嚴重，否則它們必然能再度變成正常、健康的細胞。那些厭氧及嚴重受損的細胞，因為無法讓自己適應乾淨、充滿氧氣的環境，所以就會死掉。透過完全清除肝臟及腎臟的結石和其他的毒物，身體的消化能力會顯著地改善，因而增加消化酵素的產生。消化和代謝的酵素擁有非常強大的抗腫瘤能力。當身體透過大掃除解除了阻塞的情形，並得到適當的養分供應，這些強而有力的酵素就能輕易地進入身體細胞中。永久損傷的細胞或腫瘤，就能輕易且快速地被清除。

世上有很多人用這種方式治療他們自己的癌症。很多人知道這些事，因為他們被診斷出的腫瘤在沒有進行任何醫療下自然消失了，但多數人甚至不會知道他們有癌症，因為他們沒接受診斷。在一次的感冒痊癒、咳嗽一個星期後咳出有臭味的痰，或者連續幾天的高燒之後，很多人排出了大量的毒物，而且伴隨著腫瘤組織。近來德州休士頓的安德森癌症中心在一項對重症病人的研究中，發表了一個藉由讓癌細胞感冒來殺死它們的方式，也就是為腫瘤注射感冒病毒。在研究人員發現得幾場感冒會有相同的效果之前，可能需要一些時間。因此，若不去干擾身體的自我修復機制，一個人就會經歷癌症的自然消失，且相較之下，沒那麼不舒服。

攝護腺癌及其具風險性的療法

一個研究發現，超過四分之三被診斷出有攝護腺癌或有罹患風險的男性，會被積極地治療，即使多數攝護腺癌都是進展緩慢，且不會威脅男性的生命。而許多侵犯性的治療都有嚴重的副作用，包括小便失禁和陽萎。該研究因而建議，最明智的行動是主動監控，除非狀況惡化才需要治療。

此外，因為用來確認攝護腺癌或其風險的（Prostatic Specific Antigen, PSA）檢測，是利用辨識特殊的發炎來進行，因此會受到很多其他因素的影響，導致檢測的可信度不足。醫生透過測量攝護腺發炎的指標——攝護腺特異抗原ＰＳＡ指數來做篩檢，很多病患被告知要做攝護腺切片，然後通常發現他們沒有癌症。要注意到這些侵入性的篩檢和治療會讓病患日後易受感染或產生併發症，更別提醫院中有著愈來愈多危險的超級細菌。所以為何要冒這個險呢？

事實上，有足夠的科學證據提出，如果不去管它，多數癌症會自動消失。一個一九九二年瑞典的研究發現，在二百二十三名有早期攝護腺癌、但未接受任何形式治療的男性中，只有十九位在診斷後的十年內死亡。在歐盟國家中，三分之一的男人有攝護腺癌，但只有百分之一的人死了（且不全是因為癌症），所以去治療攝護腺癌是非常靠不住的。這尤其特別有意義，因為研究顯示病患的治療並不能減少死亡率。

相較之下「治療方式」是「保持觀察等待」的男性，其存活率比接受攝護腺手術者還高。進行經尿道內視鏡刮除手術（Trans-Urethral Resection, TURP）時，醫生會將一根大約零點六公分的管子放入患者的陰莖中膀胱下方的位置，然後再用一個灼熱的線圈燒灼攝護腺。這完全不是個安全的方法。一項研究發現，在手術的一年後，百分之四十一的男性因為慢性漏尿的關係需要包尿布，百分之八十八則有性功能障礙。

甚至連攝護腺癌的篩檢，也會造成嚴重的結果。根據一些研究，接受攝護腺特異抗原檢測的男性，死亡數比未接受檢查的還多。近期《英國醫學期刊》以這個評語來衡量ＰＳＡ的價值：「現今唯一對ＰＳＡ能確定的事，就是它會造成傷害。」ＰＳＡ檢測為陽性，典型地需要接著做切片——這個程序可能會造成流血和感染。最新的研究顯示，很多切片的進行完全沒有必要。事實上，它們可能會危及生命。每年，美國有九萬八千人死於醫療測試錯誤，ＰＳＡ也包括在內。

另一個ＰＳＡ檢測的嚴重問題，是它們廣為人知的不可信賴。在二〇〇三年由紐約史隆凱特琳紀念醫院所進行的研究中，研究人員發現，半數以上ＰＳＡ值高到被建議進行切片檢查的男性，在之後的追蹤檢查都發現ＰＳＡ是正常的。事實上，在西雅圖佛瑞德亨崔森癌症研究中心（Fred Hutchinson Cancer Research Center, FHCRC）的醫生，估計ＰＳＡ篩檢可能造成超過百分之四十的過度診斷率。讓情況更糟的，是一個最新的研究發現，有百分之十五的老人，其ＰＳＡ值被認為完全正常，但卻有攝護腺癌，有些還已經發展成晚期的腫瘤。

有一個比PSA更準確的檢測，是較鮮為人知的抗致惡性素抗體篩檢（Anti-Malignin Antibody Screening, AMAS）。這種血液檢查是非常安全且不貴的，比起其他的檢測方法還準確百分之九十五以上。當體內出現癌細胞時，抗致惡性素抗體會升高，且能在其他臨床測試找到癌細胞之前好幾個月，就偵測出來。（詳見網站amascancertest.com）

如果男性們學會避免在體內累積毒物，攝護腺癌也許就能變成所有癌症中最不普遍、最不具傷害性的癌症。積極治療早期攝護腺癌，現已成為一個具爭論性的議題，但對所有類型的癌症而言，是應該都要去爭論的，無論它發展到哪個階段。尤其當簡單的方法，像是清除器官的代謝物、維持平衡、吃解除擁塞的飲食，以及經常接觸陽光，就能讓身體避開癌症。

關於攝護腺肥大有一些自然療方值得我們來了解一下。例如蕁麻根萃取物，已被證實在處理男性的攝護腺肥大時，比傳統西藥還要有效。核桃和石榴也含有有助於防止攝護腺癌細胞與睪固酮交互作用並擴散的成分。多攝取omega-3並透過經常的運動和健康的飲食來降低膽固醇，也非常有益。另一個自然的療方在過去經常受到健康專家的譴責，但在某些方面它的確有用，那就是咖啡。過去我曾經指出咖啡的不良效應，但我必須承認這並不完全是事實。事實上，咖啡有很令人驚奇的正面利益，尤其是對男性而言。雖然喝咖啡會造成脫水，然後造成很多嚴重的負副作用，但對那些仍然充分保持水分的人來說，咖啡可能是救星。

由哈佛公共衛生學院（Harvard School of Public Health）的科學家所做的研究顯示，無論是含咖啡因或不含咖啡因的咖啡，都能降低百分之六十得到致命攝護腺癌的風險，還能預防一堆疾病的發生，例如帕金森氏症、第二型糖尿病、膽結石、肝癌和肝硬化。它也有助於預防乳癌，因為它含有許多天然的抗氧化物，能降低發炎，調節胰島素。綠茶也具有類似的作用，而且它的咖啡因含量比一般咖啡還少。

●遠離脂肪食物（除了無鹽奶油）

一項在一九九八年發表的哈佛研究發現，攝取大量脂肪食物的男性，會增加百分之五十得攝護腺癌的風險，以及將近一倍的轉移性攝護腺癌的風險。研究人員將高癌症風險歸咎於鈣的大量攝取。體內含鈣量太高，已知會增加癌症的風險。另一個在二〇〇一年十月發表的哈佛研究，檢視了二萬零八百八十五位男性脂肪食品的攝取習慣，發現男性攝食最多脂肪產品者，其罹患攝護腺癌的風險比攝食最少者高出百分之三十二。

過度攝取鈣質，可能會造成以下的併發症：

- 腎結石
- 關節炎／關節及血管退化
- 軟組織的鈣化
- 高血壓及中風
- 增加極低密度脂蛋白（VLDL）

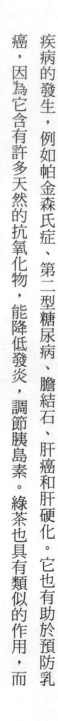

※腸胃不適
※情緒不佳及憂鬱症
※慢性疲勞
※礦物質缺乏，包括鎂、鋅、鐵和磷
※干擾維生素D對癌症的預防效應

●關於攝護腺肥大

治療攝護腺肥大的處方藥，會促使睪丸酮轉變成雌激素，這會大大地增加癌症風險，服用這些藥物的男性甚至會出現女乳化的現象。也要小心類雌激素的食物，包括大豆製品及其他一些無論是男性和女性都被建議要吃的食物。其實要預防攝護肥大有更好的辦法。在《英國國際泌尿學期刊（British Journal of Urology International）》近一期刊登的研究中，芝加哥大學的研究人員回顧了近二十個測試Permixon（一種鋸棕櫚的萃取物）的試驗結果，結果完全是正面的，包括改善尿流量、減少尿急及疼痛、促進膀胱的排空、減少攝護腺二年後的體積，以及明顯增進生活品質。一個鋸棕櫚的萃取產品造成的正面結果類似藥物，但與藥物使用相較，較沒有性功能障礙的問題。Permixon是在歐洲製造的，至今尚未在美國銷售，但可以找到其他一樣有效的補充品。尋找含有β–穀固醇（beta-sitosterol）的產品，像是Healthy Choice Nutritionals生產的攝護腺保健食品"Prostate Care"，甚至比鋸棕櫚還有效。

一項中國的研究顯示，每天喝五杯綠茶，可延緩攝護腺癌的成長，這個研究刊登在二〇〇三年十月七日的《國際癌症期刊》上（註90）。更多最近的研究，包括日本公共衛生中心前瞻性研究（Japan Public Health Center-based Prospective study, 2007）顯示，男性可降低一半得到攝護腺癌的危險。新的研究顯示，每週喝五杯紅茶的男性，對減少攝護腺肥大及攝護腺癌，也有很深遠的效益；紅茶也能預防攝護腺癌。

有個有效的方法，就是將綠花椰菜用四百五十至六百毫升的水煮沸，早上空腹時喝一半花椰菜水，傍晚時喝另一半，每天持續喝，直到癌症或攝護腺肥大消失。一星期內應該就會看到效果。

一項名為「健康的攝護腺及卵巢」（Healthy Prostate and Ovary）的產品，是中國及越南藥草的混合物，傳統上認為它對增進卵巢、攝護腺、乳房和其他器官及組織的健康，具有正面效果。它有助於解毒及產生能量，並加強身體的免疫反應機制。它包含了黃耆（根）、水澤（根）、西南文殊蘭（葉）、苦瓜（果實）、木瓜（葉）和刺番荔枝（葉）的萃取物。吃西南文殊蘭葉的越南男性及女性，很少有生殖系統的病痛。

如果陰莖上出現了紅點，可以用純蘆薈膠按摩，一天兩次。很多攝護腺的問題是源於陰莖中滯留的尿液沉積及結晶體。當用純蘆薈膠來移除，就會消失。你會在數天之內就注意到皮膚過敏消失了。

若有攝護腺肥大，我強烈建議你進行一系列的肝臟淨化，以及一次或數次的腎臟淨化。（註91）

為何大多數的癌症會自然消失？

無論是複雜的癌症，或只是一個單純的感冒，每個毒性危機事實上都是治療危機，當它獲得淨化方法的支持，就會導致康復。然而，如果用抑制症狀的手段來干擾，則會產生通常是「短命的」康復，而且會很容易變成慢性病的狀態。不幸地，癌症研究人員不敢或不想找出癌症的自然療法，這不是他們受訓練及被付費的目的。甚至如果他們真的碰巧發現了某個自然療法，他們也不會將它公諸於世。偶爾會有知名的醫師和研究人員試圖在醫療和科學期刊上刊登成功的癌症另類療法的內容，但這些內容通常被認為是騙人的東西，儘管這些被稱為騙子的醫

（註90）《國際癌症期刊（International Journal of Cancer）》Volume 108 Issue 1, pp. 130-135
（註91）詳細的作法，請見《神奇的肝膽排石法》一書。
（註92）編註：作者是在二〇一一年注意到這個作者的著作，但直到這本書的原文版出版，也就是二〇一六年，才在公眾領域上找到相關資料。

生有令人不可置信的成功率。舉例來說，康乃爾醫學大學的教學院——史隆凱特琳紀念醫院的院長古德醫師（Dr. Robert Good），他也是三屆諾貝爾獎的提名人，儘管他有無懈可擊的記錄，但他也無法做這類的發表，只因為他希望發表的內容太具「爭論性」且與主流醫學相抵觸。（註92）

你可能會想，為什麼醫學期刊裡沒有刊登對於另類癌症療法的科學研究？如果你讀到這個由知名醫學期刊的編輯在一九七八年，為了回應古德醫師希望刊登另類療法研究的要求所寫下的聲明，那麼答案就很明顯了：「你沒看到這全是騙人的嗎？」你可以想像，如果這些醫學界的科學家被告知許多癌症不需要任何治療竟可以完全消失，他們會做何反應。

所有癌症當中，最常見且過度處理的種類之一是乳癌。大多數醫生不知道，或者沒有告知他們的病人，乳癌中最常見的種類之一——乳管原位癌，鮮少是侵犯性的，不易被偵測出來，且沒有症狀。那也就是為何在乳房造影系統被發明之後，乳管原位癌的診斷一路攀升。乳管原位癌最佳的處理方式是持續監控，並改變生活習慣，然而單純就這個診斷而言，就已經夠具威脅性，讓這些婦女相信她們只能選擇昂貴、侵犯性且有害的放療、化療、手術以及其他主流醫學的治療方法，然後製造出更多這個病患原本沒有的健康問題。

同時，醫療界拒絕去區分真正的具有侵襲性的乳癌種類及乳管原位癌，仍舊堅持主流療法是透過早期偵測及對這個普遍無害的情況進行非必要的手術，來拯救性命。然而，乳管原位癌患者十年存活率高達百分之九十六至九十八，並不是因為接受了治療，而大部分是因為乳管原位癌原本就不是惡性的。

耶魯醫學大學的腫瘤科教授帕巴克（Rose Papac）曾經指出，短期內少有機會能看到若不去治療癌症會發生什麼事。他研究了許多癌症自然緩解的案例，「看到這些疾病時，每個人都急切地立即治療它們。」柏巴克說。因為恐懼而感到窒悶，以及在某些案例中偏執地想要找到快速解決這些令人畏懼的疾病的療法，很多人沒有給身體自己治療的機會，而是選擇去摧毀不須被摧毀的東西。這或許是為何自然緩解，在現今癌症病人身上如此少見的主要原因之一。

另一方面，這些年為數眾多的研究人員都指出，各種不同的情況，例如傷寒、昏迷、更年期、肺炎、水痘、甚至是出血，都能啟動癌症的自然緩解機制。然而，官方對這些緩解和與癌症的消失相關的解釋卻不存在。因為它們是未被說明的現象，看起來沒有科學根據，所以不會被用在日後的研究上。結果，科學界在發現身體如何治療自己的癌症上的興趣，也幾乎不存在。這些「治療奇蹟」看起來最常發生在某些形態的惡性腫瘤上，如腎臟癌、黑色素瘤（皮膚癌）、淋巴瘤（淋巴癌），以及神經母細胞瘤（一種會影響胎兒的神經細胞癌）。

大多數的身體器官都有排泄功能，當這些重要的排泄器官及系統不再負載過多毒物時，肝臟、腎臟、結腸、肺、淋巴和皮膚癌理所當然就會消失。此外，惡性腫瘤不會在一個防禦及修補功能完整無缺的健康身體上形成，它們只在一個會促使它們生長的特定內部環境中生存。無論是透過什麼方法淨化這樣的環境，都可以為治療癌症產生非常不一樣的結果。

例如肺炎或水痘等毒性危機，除非被消除或克服，否則都能排除很大量的毒性，且幫助細胞再度自由地「呼吸」。發燒、流汗、流血、排出黏液、腹瀉、嘔吐等，是讓毒性離開身體的方法。用一個未受阻礙的方法分解移除毒物，免疫系統接受了一個自然且更需要的幫助。一個以減少身體所有毒性為基礎的全新免疫刺激，可以徹底地殺掉不再扮演身體求生角色的惡性腫瘤。不受歡迎的水痘、肺炎、發燒或其他這類的症狀，事實上是「上帝的禮物」（以另一個不科學的表達方式），可以拯救一個人的命。拒絕接受這個禮物，會要了這個病人的命。很多人不必要地死亡，因為他們被阻止去經歷一個疾病的所有過程。疾病不是什麼，它只是身體為了創造出口給阻滯的有毒物質的企圖。在症狀被處理掉的同時，這些毒物的出口通道也受到阻絕，因而讓身體窒息並停止它維生的功能。身體擁有自療的天生傾向和能力。醫療應被限制，以支持身體在這方面的努力，而不是去干擾它。現在的醫療模式是以抑制及介入為基礎，而不是幫助及支持。這個原則尤其被運用在現今的疫苗計畫，及其他很少被考慮到的因素上。

第五章

其他主要的癌症風險

現在你正在吃的、用的、穿的，
以及你的生活習慣、工作型態，
甚至政府規定的疫苗注射計畫，
都潛藏著致癌風險。

日常生活中的毒物

我們都已經覺知到自己生活在一個有史以來最毒的環境中。水中的氟化物、牙科填充物的汞、容器裡的BPA、食物中的農藥以及不活動的生活型態，我們也都知道不斷增加的毒素對我們的身體一點好處也沒有。

●氟

氟長期以來被推廣用來防止蛀牙。然而這種強力的神經毒素和工業汙染物並不像過去五十年來牙科所宣傳希望我們相信的那樣有效果。美國人每年花費高達五百億元在填補牙齒凹洞上。一個研究指出，氟留在牙齒琺瑯質上的保護層只有六奈米厚——也就是，比一根頭髮還細一萬倍。這麼微不足道的氟數量是否真能保護琺瑯質，實在令人高度懷疑。

更重要的是，並沒有確切的證據顯示攝取含氟的水能對你的牙齒帶來效益。事實上氟是一種毒素，一旦攝取了，會造成嚴重的健康問題。它和降低孩童的智商以及造成大腦損傷有關。百分之四十的美國孩童也顯示出牙齒氟中毒的跡象，代表他們已過度暴露在這個毒素之下。

長期下來，氟會累積在身體組織裡並導致其他嚴重的健康問題，例如鉛的吸收增加、妨礙膠原蛋白的合成、亢進且／或倦怠、肌肉疾病、關節炎、失智、骨折、甲狀腺功能低下、阻礙抗體形成、基因受損和細胞死亡、免疫系統受損、不孕，甚至是骨癌。若要去除家中用水所含的氟，逆滲透系統是最有效的方法。

蛀牙的真正原因是糖在被細菌代謝時，產生了過量的酸。有趣的是，很多沒有實行傳統牙科衛生的地區並不會有蛀牙，因為他們並未攝取像美國常見飲食中那般大量的糖，尤其是位居第一名的高果糖玉米糖漿。

●廚房和浴室裡的化學物質

研究人員發現，幾乎所有的孕婦在體內都帶有無數的化學物質，有些甚至是從一九七〇年代就被禁用的。我們可在每天使用的產品中發現這些毒素——廚房、浴室、辦公室，它們從飲食和清潔等方面影響著我們。透過分析一百六十種不同的化學物質，科學家偵測到幾乎每一個被檢測的婦女的血液和組織裡，都有多氯聯苯（polychlorinated biphenyls，簡稱PCBs）、有機氯農藥（organochlorine pesticides）、全氟化合物（perfluorinated compounds，簡稱PFCs）、酚類（phenols）、多溴二苯醚（polybrominated diphenyl ethers，簡稱PBDEs）、鄰苯二甲酸酯（phthalates）、多環芳香烴（polycyclic aromatic hydrocarbons，簡稱PAHs）和高氯酸鹽（perchlorate）等物質。

※ **多氯聯苯**（polychlorinated biphenyls, PCBs）：這種工業化合物會導致癌症，並使胎兒的大腦發展受損。雖然它在美國已被禁用了數十年，但它還是持續地汙染著環境。

※ **有機氯農藥**（organochlorine pesticides）：多數是殺蟲劑（包括ＤＤＴ），出現在現今普遍的農產品及食物鏈中。它們在人體內的分解很慢，而且會累積在脂肪組織裡。它們被視為與神經損傷、生長缺陷、帕金森氏症、呼吸系統疾病、免疫系統失能、荷爾蒙失調，以及癌症相關。

※ **全氟化合物**（perfluorinated compounds, PFCs）：這些化合物被使用在不沾鍋具裡。研究指出它們與降低新生兒的體重有關，也讓嬰兒置身於發展問題的風險中。

※ **酚類**（phenols）：可在許多個人照護用品及家用清潔劑中發現。它們會損傷心臟、肺臟、肝臟、腎臟及眼睛，也會干擾你的內分泌系統。

※ **多溴二苯醚**（polybrominated diphenyl ethers，簡稱PBDEs）：它們被用於電視機、電腦、沙發和其他居家內設施的防焰產品。它們會阻礙荷爾蒙的釋放，且會替學習和記憶帶來負面的影響。

※ **鄰苯二甲酸酯**（phthalates）：它們會干擾內分泌，存在於乙烯地板、清潔劑、部分塑膠，以及香皂、除臭劑和頭髮噴霧等個人用品中，還有塑膠袋、食物包裝紙、玩具，甚至儲血袋和醫療用的靜脈導管等產品中。

- **多環芳香烴**（polycyclic aromatic hydrocarbons, PAHs）：是強力的致癌物，當燃燒汽油或垃圾時，就會被釋放出來。
- **高氯酸鹽**（perchlorate）：這些鹽類是從過氯酸（perchloric acid）衍生而來，用於國防及煙火工業。因為它們是水溶性的，導致全球很多地區都遭受了擴散性的環境汙染。它們能破壞荷爾蒙的製造及甲狀腺功能，也會引發胚胎的發展問題。
- **雙酚**A（Bisphenol-A, BPA）：這是一種內分泌干擾物，尤其會損傷發展中的胚胎。它存在於很多塑膠製品中，消費者已經逐漸意識到它是一種危險的毒素。近幾年來，企業界開始提供不含雙酚A的產品，以回應消費者對於更安全產品的要求。主張天然健康的人，也對**苯乙烯**（styrene）提出警告，這種物質是用於例如拋棄式的咖啡杯和發泡式的外帶容器等產品的添加物。美國衛生和公眾服務部（United States Department of Health and Human Services, HHS）長期以來受迫於化學工業的壓力，忽視這些毒素帶來的風險，直到最近才開始面對事實，將它們加入已知的致癌物之清單中。（註93）

不出所料，化學工業很快地譴責這個發展，宣稱暴露於雙酚A和苯乙烯不會帶來顯著的危險。而美國癌症學會（American Cancer Society）並未敦促大眾停止使用罐裝食物、塑膠瓶和容

（註93）《美國醫學學會期刊（Journal of the American Medical Association）》October 10, 2007

器或泡沫塑料包裝盒，即使他們也懷疑這些是危險的致癌物。（註94）

這些各式各樣的化學物質已滲透到環境中，也成了警訊。一個由環境工作小組（Environmental Working Group）進行的研究，檢測了新生兒的血液樣本，結果發現平均每個嬰兒身上有二百八十七種毒素（包括汞、殺蟲劑和PFCs）。胚胎、嬰兒和孩童特別脆弱，因而導致生長缺陷、氣喘、嚴重過敏和神經發展疾病數量大幅增加。

●苯鉀酸鈉

近來另一個幾乎無所不在、特別危險的化合物，是苯鉀酸鈉（Sodium Benzoate）。它被當成防腐劑使用於許多食物裡，但它是一種致癌物，會助長癌細胞，並殺死健康的細胞。此外，很多水果中會發現微量的苯甲酸（benzoic acid），這種化學物質是在實驗室裡由苯甲酸和氫氧化鈉進行反應而合成的。

很不幸的，它也出現在市場上最便宜且最有效的制菌劑上面，且ＦＤＡ一如既往地堅持，用於保存食物的濃度是「安全」的。令人震驚的是，這種毒素在被標示「天然」的食物中也會被發現。當它和維生素C或E結合時特別危險，會形成已知的致癌因子——苯。它會阻礙養分，剝奪細胞粒線體的氧氣。如果組織因而阻塞了，會造成帕金森氏症、神經退化以及過早老化。沒有任何量的苯鉀酸鈉是真正安全的，這種毒素若逐漸累積，會大大地增加形成癌症的風險。

●汞

美國地質調查局（U.S. Geological Survey）的一項研究發現，全美國的魚類樣本都含有汞。不只有在魚類身上發現汞濃度逐漸增加，汞也出現在其他以它們為食的物種身上，即使該物種是在相距甚遠的區域。ＣＤＣＰ指出，一週吃魚二次或以上的人，其含汞量是那些不那麼常吃魚的人的七倍以上。

人們也會透過牙科填充物和疫苗而接觸到汞。汞是一種強力的神經毒素，一點都不安全，應盡可能地避免。嬰兒和胚胎特別脆弱，若暴露於其中會有心智發展遲滯、腦性麻痺、耳聾和眼盲的風險。如同梅約醫學中心的小兒神經科醫師科塔可所下的結論：「孩童身上沒有任何汞存在的空間。」

●酒精、鋁與乳癌的關係

當有過多的雌激素產生，乳癌的風險就會增加，因為體內增加的雌激素會增加游離鐵的數量。正常來說，鐵存在於血液裡（稱為運鐵蛋白）和細胞裡（鐵蛋白）——然而，體內的雌激

（註94）截至二〇一六年為止的現況，可能會有所改變。

素因為攝取了大豆、某些藥物、各種塑膠和其他毒素，以及由脂肪細胞自然製造的量而增加，鐵就會從被限制的狀況中釋放出來，造成嚴重的發炎和自由基的損傷。

攝取酒精和吸收到鋁（從止汗劑、疫苗、食物容器等）也會增加游離鐵的濃度。一項研究發現，即使只是少量的攝取酒精，例如一週喝三至六杯，也會增加乳癌的風險達百分之十五。一週喝三十杯或以上的重度飲酒者，其風險會增加百分之五十。該研究的成員之一，北卡羅萊納大學教堂山分校（University of North Carolina in Chapel Hill）的葛貝特醫師（James Garbutt, M.D.）說，「這個研究中重要的是，它長時間追蹤這些婦女，並且確認、找出了攝取酒精和乳癌之間的關聯。假設我們的社會中有許多女性飲酒，這個發現就非常重要，值得女性注意。」

●久坐的生活型態可能致命

在西方世界中，久坐的生活型態比以前來得更普遍。人們白天花很長的時間坐在桌子前，晚上又坐在電視機前，而不是進行有意義的身體活動。健康專家一直在警告這種不動的生活就像抽菸一樣危險。如同紐約的聖路克－羅斯福醫院（St. Luke's-Roosevelt Hospital Center）心臟科醫師柯芬（Dr. David Coven）說：「抽菸當然是造成心臟病風險的一個主要原因，而久坐也一樣。」

研究持續指出，長期不動和種種健康問題之間的關聯，例如心臟病、肥胖、糖尿病、癌症和早死。然而，即使是溫和的運動（例如三十分鐘的健走）也能對打擊疾病產生很好的功效。它能助你掌控體重，還可抒解壓力、焦慮和憂鬱。

而這個問題並不局限於一般成人，其實連孩童也沒有獲得足夠的運動，因而比之前世代的人更早面臨諸多後果。家庭作業的負荷愈來愈重、電動遊戲以及看太多電視，孩子們愈來愈早增加體重，讓他們自己在下半生都得面臨健康問題。

無論運動量如何，都比什麼都不做好。散步、騎腳踏車上班，或去游泳池裡游泳都很好。不要讓現代社會的久坐生活型態導致那些原本可以輕易防範的健康問題。

牛痘疫苗：定時炸彈？

除了壓抑脆弱的免疫系統，疫苗也因為內含一堆有毒物質例如鋁，而會傷害身體。從炭疽病、肝炎和破傷風等疫苗而來的鋁，含量超出了FDA的標準。有研究發現，新生兒接收到的鋁，其劑量是安全上限（5 mg/kg/day）的二十倍，而到了六個月，其劑量是上限的五十倍。鋁會累積在組織中，並能迫使鐵從保護蛋白移開，進而會大大增加乳癌和其他與鐵相關疾病的風險，例如肝臟變性、神經退化疾病、糖尿病、心臟病和動脈粥狀硬化等。

另一個對抗「豬流感」（Ｈ１Ｎ１）的疫苗施打行動則產生失敗的結果，有十二個國家的人表示這個疫苗造成了猝睡症（narcolepsy），這是一種嚴重的長期疲勞疾病，患者會在毫無預警之下立刻睡著。舉例來說，芬蘭報告說接受Ｈ１Ｎ１的兒童，罹患猝睡症的可能性提高了九倍。然而世界衛生組織（ＷＨＯ）卻持續大肆宣傳這些令人質疑的疫苗（對藥廠當然有很大的好處），包括葛蘭素史克的Pandemrix新型流感疫苗。此外，這已經不是ＷＨＯ第一次製造這種「流行」以加重人們的恐懼並讓製藥公司有大筆的收入。舉例來說，葛蘭素史克因為二〇一〇年的豬流感，達到十四億的營收。

透過非自然的免疫計畫來抑制兒童疾病，會置兒童於最終形成癌症的高風險。牛痘、麻疹及其他自然的自我免疫過程（被誤解為「兒童期疾病」），有助於賦予孩童免疫系統對抗潛在致病因子的能力，且能夠有效率又不用經歷嚴重的毒性危機。

單是在美國每年就有五十五萬以上的癌症病患死亡，但這個國家強制性免疫計畫的正確性，卻是高度不可靠。其制定的免疫力標準方法，未經證實且不科學，並會因而破壞並抵銷身體自身較優秀的自我免疫力。身體透過接觸病原體，可獲得自然的免疫力，且偶爾出現的治療危機會自然限制癌症產生的毒性。而另一方面，疫苗也會抑制自然的免疫力，改以人工、仿冒的免疫力來代替。

因為是被設計出來的，所以所有的疫苗都會抑制免疫功能。疫苗中含有毒性化學物質、金屬、病毒，以及動物組織的ＤＮＡ等，這些混合物會削弱免疫系統。很多疫苗都含有神經毒素和致癌物。這些東西被注射入健康的身體：鋁、硫柳汞（thimersol）、甲醛（formaldehyde）、抗生素新黴素（neomycin）、鏈黴素（streptomycin）以及各種其他毒藥，溶劑丙酮、甘油（有可能致死）、氫氧化鈉（sodium hydroxide）、山梨糖醇（Sorbitol）、水解明膠（hydrolyzed gelatin）、甲苄索氯銨（benzethonium chloride）、甲基對苯甲酸（methylparaben），以及其他預期會導致癌症的化學物質。（註95）

疫苗尤其會降低多型核白血球（polymorphonuclear neutrophil, PMNs）（註96）、淋巴細胞生存能力、嗜中性球的高分葉數（neutrophil hypersegmentation），以及白血球數量——這全都是維持一個正常的健康免疫系統，且據此持續追蹤細胞突變不可或缺的必要因素。疫苗只是一種暫時且不完全的免疫力，只能對抗一個或數個疾病，我們用它來對抗通常是無害的兒童期疾病，卻讓真正的免疫力降低，這種做法是瘋狂的。

疫苗也會奪走增進免疫力的重要營養素，例如維生素C、A和鋅，而那些是建立或擁有強大的免疫系統所必需的。疫苗內含的毒性，不會讓一個小孩發展出健康的免疫系統，而會讓他們在未來容易罹患多種疾病。那麼，有安全的疫苗嗎？

「唯一安全的疫苗，就是從未被使用過的那個。」前國家健康局（ＮＩＨ）的局長薛能

（註95） Conscious Rasta Report vol. 3, no. 9: Epidemic
（註96） 多型核白血球（PMNs）是人體對抗致病細菌和病毒的防禦力。

（James Shannon）說。小孩是最脆弱的，因為他們的免疫系統實際上無法對抗疫苗中的毒性。他們的母親無法透過母奶把免疫力傳送給他們（因為他們同樣都接種了疫苗，再也無法製造抗體）。在接受白喉、百日咳、破傷風混合疫苗（DPT）注射之後，兒童的死亡率是正常的八倍。薛能了解此種情形，因而他說：「在提供給孩子之前，沒有疫苗能被證實是安全的。」

前美國總統布希曾說：「我從未施打過感冒疫苗，而且以後也不想。」——布希先生是否知道一些我們不知道的事？

芝加哥大學醫學中心（University of Chicago Medical Center）的研究人員說，在一九五〇及一九八〇年代九百八十萬個接受小兒麻痺疫苗注射的美國人，可能會因為預防接種而罹患致命的腦癌。被尊為藥學之父、小兒麻痺疫苗的發明者沙克博士（Dr. Jonas Salk），因為用這個疫苗對人進行了不合法的實驗，而陷入訴訟中。

另一個疫苗的失敗案例：二〇一一年中，英國的肺炎疫苗最終證明它們無法發揮作用。另一個頂尖的病毒學家，同時也是八種例行性疫苗的發明者希勒曼（Maurice Ralph Hilleman），他長期受聘於默克藥廠，他則承認疫苗有導致癌症和其他病毒性疾病，例如愛滋病的風險。

無論製造出來的疫苗是直接或間接引發癌症，都不是重點，重點在於必須知悉傳統疫苗注射計畫會讓身體無法發展出潛在的救命治療能力。所有這些每年被施打在數以百萬小孩及成人身上的各種疫苗，深深地影響身體自療的能力。疫苗含有大的蛋白質分子，會阻塞淋巴管及淋巴結，造成代謝廢棄物，且代謝和死亡的細胞會滯留在組織液中。相同的影響破壞了免疫細胞在淋巴液中循環的效率。

●疫苗與自閉症之間的關聯

疫苗是否嚴重傷害人體，導致自閉症，這個議題備受討論。然而，一篇標題為〈科學家擔心MMR與自閉症有關〉（Scientists fear MMR link to autism）的研究發現，在八十二個自閉症兒童中，有七十位發現麻疹病毒。最重要的是，它們都不是活麻疹病毒株，全部都是來自安全的麻疹、腮腺炎、德國麻疹混合疫苗MMR（Measles,Mumps and Rubella）的病毒株。該研究似乎證實了英國醫師韋克菲爾德（Andrew Wakefield）的發現，他因為在一九九八年提出兩者的關聯性而引起了一場大風暴。在被診斷出有退化性自閉中的兒童中，有這麼多人的腸胃道內發現麻疹病毒，支持了韋克菲爾德這項具爭議性的言論，證實了腸胃道中的這種發炎會造成兒童的自症，這種腸道疾病稱為「自閉性腸炎」（autism enterocolitis）。

韋克菲爾德的發現人令醫藥產業感到不悅，他們回應並指責說這個研究資料是假造的。「衛生單位和部分媒體想要讓我們的研究變成無用的資料，理由是沒有其他與我們相同的發現。」

醫療界對疫苗的追蹤記錄是眾所周知的不誠實。舉例來說，這些疫苗很少使用像是生理食鹽水等適當的安慰劑來進行科學化的測試，而是利用其他他們稱為安慰劑的疫苗，以試圖隱匿被測試疫苗的有害副作用。這些疫苗裡的成分簡直就是可怕至極，包括未標示在標籤上的其他病毒、來自生病動物的DNA、汞、鋁和甲醛。更糟的是，透過直接注射到人體內，疫苗繞過了消化系統，因而無法過濾掉部分毒素並降低它們的毒性影響。

主流媒體因為接收了來自大型製藥公司的贊助，因而不會對這些議題進行誠實的報導，而政府當局也有考量，他們對這個資訊保持沉默，以避免他們必須支付數兆元給那些疫苗政策下的受害者。美國疫苗傷害賠償信託基金（U.S. Vaccine Injury Compensation Trust Fund）已付出了幾千億元給疫苗的受害者，基本上這個單位的存在等於政府承認了疫苗的確是有危險性的——無論產業界怎麼說。重點是，疫苗是危險的，唯一真正的目的只在替製藥公司累積獲利。千萬不要相信它們。

要移除體內的有害化學物質和有毒的金屬，我建議你利用沸石、神奇礦物質補充品和海洋浮游生物。

我們需要問自己的最迫切的問題，為何世界上疫苗接種率最高的國家也同時最高的癌症發生率？那些否認含有致癌物的疫苗和癌症之間有因果關係的人，一定是因為財務上的利益，因而不讓大眾知道是什麼讓他們生病。

穿胸罩阻礙淋巴排毒

還有其他因素會影響淋巴液的流動和循環。習慣性地穿著胸罩，會妨礙正常的淋巴系統，且大大增加得乳癌的機會。研究人員摩斯（David Moth）進行了一項實驗，他測量了胸罩對底下淋巴管所施加的壓力。他說：「結果顯示，即使是最輕的胸罩，仍可發現它在淋巴管中施加了過度的壓力。」好幾個其他的研究，也證實了穿著胸罩和得乳癌之間的關聯。一九九一年，Hsieh CC & Trichopoulos D研究了胸部的大小及左／右手的使用習慣，是否為乳癌的危險因子。他們指出，發現停經前的婦女沒有穿胸罩的，比起有穿的，乳癌風險會少一半。這個研究刊登在《歐洲癌症期刊》上（註97）。

另一個二〇〇〇年刊登在《國際時間生物學（Chronobiology International）》上的研究發現，穿胸罩會減少褪黑激素的產生，並增加身體的核心溫度。褪黑激素是強力的抗氧化物及荷爾蒙，可促進良好的睡眠、對抗老化、提升免疫系統，以及延緩某些癌症的生長，包括乳癌。

對這個主題最詳盡的研究，是由一對醫學人類學家的夫妻檔——辛格及葛瑞斯瑪姬（Sydney Ross Singer and Soma Grismaijer）所進行的。辛格和葛瑞斯瑪姬發現，與西方文化整合

（註97）《歐洲癌症期刊（European Journal of Cancer）》1991; 27(2):131-5

的紐西蘭原住民——毛利人，患乳癌的機率與西方人一樣高。有趣的是，澳洲落後的土著，卻從未有乳癌。同樣的現象也發生在西化的日本、斐濟，以及從其他文化中改變成開始穿胸罩的婦女身上；一旦穿了胸罩，她們得乳癌的機率就升高了。

在一九九〇年代早期，辛格和葛瑞斯瑪姫研究了橫跨美國五個城市，共四千五百位婦女穿胸罩的習慣。他們發現，一天二十四小時穿著胸罩的婦女，有四分之三會得乳癌。一天穿著胸罩十二小時以上，但睡覺時不穿的，有七分之一得了乳癌。比起標準女性人口得乳癌機率是八分之一，稍高了一些。相對地，每天穿著胸罩少於十二小時者，只有一百五十二分之一有乳癌，而很少穿胸罩或不穿者，只有一百六十八分之一得乳癌。換言之，一天二十四小時穿胸罩的婦女，得乳癌的機率是很少穿或不穿者的一百二十五倍。有趣的是，選擇不穿胸罩的婦女，其患乳癌的機率與男性相同。

性早熟與乳癌的關聯

美國和其他現代化國家的女孩，在很早年紀就進入了青春，而這也顯示了她們罹患乳癌的風險增加。在十年前，女性青春期的生理性徵——月經來潮、乳房發育，以及陰毛、腋毛的生長——典型地會在十三歲或更大一點才發生。在二十世紀初期，差不多在十六或十七歲出現。現今，很多女孩在八歲時就開始出現這些性徵。顯然地，非裔美籍女孩特別有性早熟的傾向。甚至五或六歲，就經歷了性的過早發育。早熟讓女孩接觸更多雌激素——荷爾蒙相關乳癌的主要風險。根據生態學家史坦葛蘿柏（Sandra Steingraber）發表的數據，在十二歲就來初經的女孩，比十六歲才來初經者，罹患乳癌的風險會高出百分之五十。「如果我們能延後女孩的初經時間，」她說，「我們就能預防數以千計的乳癌發生。」

而此種性早熟趨勢的潛在原因，包括：兒童肥胖和不運動的比例上升、牛奶和嬰兒大豆配方奶、牛奶裡被加入了牛的成長激素、牛肉裡有成長激素和抗生素，而未發酵的大豆製品例如豆漿和豆腐裡則含有類雌激素。大豆的雌激素效應比避孕藥產生的多四至五倍（請見下面大豆和癌症的敘述）。其他因素還包括雙酚A和鄰苯二甲酸鹽（可在許多塑膠製品被發現，像是嬰兒用的容器、水瓶和汽水罐的內層）；其他人造的化學物會影響荷爾蒙平衡（可在化妝品、牙膏、洗髮精和染髮劑發現）；家裡和學校的壓力；以及過度觀看電視和使用媒體。

太早讓嬰兒吃固體食物，也會增加他們肥胖的機會，讓他們日後可能發展出癌症。在《小兒科》期刊中有一篇研究，研究人員得出了結論，喝配方奶並在四個月之前開始吃固體食物的寶寶，在三歲前變得肥胖的機率是較晚才吃固體食物的寶寶的六倍。

這個研究也發現了母乳和嬰兒配方奶之間營養的顯著不同，後者通常含有精製糖和基因改造成分，增加兒童肥胖的可能性達百分之二十。選擇母乳不只有較好的營養，而且母乳中含有天然抗體，能夠幫助嬰兒在這個較為脆弱的時期對抗感染。

新式螢光燈泡致癌

如果你為了省錢及節能，已將你舊的白熾燈泡換成小巧的螢光檯燈，那有必要知道德國有項研究發現，這些燈泡含有有毒的致癌因子，可能造成癌症。包含了：**酚**，一種從煤焦油而來的中酸性毒素，**萘**，一種也是從煤焦油過濾出來的揮發性白色結晶分子，以及**苯乙烯**，一種不飽和的液態碳氫化合物。這些毒素能產生電子霧霾，對人類健康帶來負面影響。

研究人員因而建議，盡可能少使用這種燈泡，若使用，則要保持通風良好，尤其應遠離頭部。就像其他人工燈源，它們也會擾亂人體褪黑激素的分泌，這是已知的癌症成因之一，同時也造成偏頭痛。此外，若這種燈泡被打破或有裂痕，也會釋放含有汞的有毒細塵。

糖的毒害

糖尿病是造成癌症的一個關鍵因素，這點應該不令人驚訝。事實上，《糖尿病照護（Diabetes Care）》期刊在二〇一一年報導，這個疾病會增加人們發生某些種類癌症的風險達兩倍。另有研究指出，美國孩童平均每週攝取高達近兩公斤的糖。這則令人震驚的數字很大的原因是美國對垃圾食物、加工餐點及含糖飲料的喜愛。而這樣的生活型態正以一個驚人的速度創造出新的糖尿病案例。

不用說，預防糖尿病對於預防癌症是重要的。有趣的是，我們在本書前面提到的「神奇藥物」——維生素D——就是能達到目標的方法之一。波士頓塔夫茲醫學中心（Tufts Medical Center）的研究人員發現，每天攝取兩千國際單位（IU）的維生素D，持續十二週，能明顯改善患有糖尿病前期的過重成人的胰臟功能。每提高五奈克／毫升的維生素D，糖尿病發生的風險就下降百分之八。

如果你有癌症，非常重要的一件事是，立即停止吃精製、加工的糖。精製糖在被消化後，不含任何必需的營養。吃這些糖會流失身體儲存的營養和能量（如果還有的話），只剩下很少可供身體的其他功能使用，甚至一點都不剩。癌症從未殺死人；器官組織的廢棄物才會。癌症和廢棄物是攜手並進的。經常攝食糖分會養大你的癌細胞，卻餓死了健康的細胞。

天然的甜味劑，例如甜菊（stevia）和木糖醇（Xylitol），不會剝奪身體的營養和能量來源。甜菊沒有熱量，所以它不會提供食物給癌細胞。木糖醇有熱量（比糖低了百分之四十），但它會緩慢地釋放到血液中，提供非常低的升糖指數（Glycemic Index）。如果適度攝取，木糖醇不會造成問題。然而，精製的碳水化物，例如義大利麵、白麵包、餡餅及蛋糕，就會快速地分解成葡萄糖，形成像精製糖一樣的效應。

注意：在全穀物及白印度香米（washed white Basmati rice）中發現的複合碳水化合物是好的，但應避免多數其他種類的精製白米，因為它們的營養價值都被耗盡了。

顯然地，富含糖的食物和飲料，像是巧克力、冰淇淋和汽水，都應避免。希望癌症痊癒的人，也應該將會造成淋巴阻塞的脂肪食物，像是牛奶、優格和乳酪，從飲食中剔除，不過無鹽奶油是安全的。再次強調，癌細胞是正常的細胞，它不得不變成無氧狀態，它們被迫停止獲取氧的功能，只好從乳糖和葡萄糖裡取得營養。因此避免攝取含有它們的食物，就成了你應具備的常識。

大豆：使人類致癌？

食品產業使用類似製藥產業的方法，成功地讓大眾認為大豆是健康的食物。大豆被讚頌成是能拯救世界於饑荒的神奇食物。支持大豆的人聲稱，它能提供理想的蛋白質來源、降低膽固醇、避免癌症及心臟病、改善更年期症狀，以及預防骨質疏鬆。然而，當你檢視對大豆所做的宣傳之外的資料，將可發現與其不盡相同的事實。儘管大豆有豐富的營養成分，但大豆製品在身體的生物性上卻毫無幫助。現今，大豆被包含在數千種不同的食物內，在已開發和開發中國家造成疾病大量增長。

大豆含有許多會干擾維生素和礦物質吸收的分子。舉例來說，大豆中的植酸會導致腸胃道中鈣、鎂、銅、鉬、鐵、錳還有特別是鋅等金屬，以及維生素E、K、D和B_{12}的缺乏。估計大概只要一百公克的大豆蛋白就能提供等同於一顆避孕藥的雌激素量。它也含有血球凝集素，這種促進凝塊的物質會導致動脈阻塞及中風的高危險。

事實上，生長在農田裡的大豆，使用了大量有毒、會致癌的殺蟲劑及農藥——且很多是經由基因工程（註98）改造的植物而來——愈來愈多的證據顯示，大豆危害健康甚大。只有很少的

（註98）在美國，百分之八十的大豆來自基因工程改造的大豆植物。

例外，例如味噌、天貝（tempeh，印尼傳統發酵食品，是素食蛋白質的來源），以及其他精心發酵的大豆製品。大豆並不適合人體食用，食用大豆、豆奶和一般豆腐，會增加嚴重疾病的風險。此外，大豆是常見的食物過敏原。很多研究都顯示，大豆會導致：

- ✲ 增加婦女罹患乳癌的風險、男性和女性的腦部損傷，以及嬰兒的畸形。
- ✲ 造成甲狀腺失調，尤其是婦女。
- ✲ 促使腎結石形成（因為過多的高草酸與腎臟內的鈣結合）。
- ✲ 削弱免疫系統。
- ✲ 造成嚴重的、潛在的致命食物過敏。
- ✲ 加速老年人腦部重量的流失。

● 大豆製品包含的物質

- ✲ 植物雌激素（異黃酮）、金雀素黃酮（genistein）和木質素黃酮（daidzein），它會模仿並有時阻礙荷爾蒙雌激素。
- ✲ 植酸（Phytic acid），會減少維他命和礦物質的吸收，包括鈣、鎂、鐵、鋅，因而造成礦物質的缺乏。
- ✲「抗營養」或酵素抑制劑，抑制了消化蛋白質和攝取氨基酸所需的酵素。

☼ 血球凝集素（Hemagglutinin），造成紅血球結塊，且限制了攜帶及生成氧氣的能力。
☼ 胰蛋白酶抑制劑（trypsin inhibitor），會造成胰臟腫大，且最終會發展成癌症。

植物雌激素是潛在的抗甲狀腺因子，大豆中含量很多。被單獨餵以大豆配方的嬰兒，其血液中含有的雌激素分子，比被餵食牛奶配方的嬰兒多一萬三千至二萬二千倍。這個雌激素的量約等同於每天食用五顆避孕藥。因為這個原因，性早熟的女孩（較早進入青春期）以及發育不良的男性，都被認為與使用大豆配方相關。嬰兒大豆配方和豆奶，也被認為與自體免疫——甲狀腺的疾病有關，如今更被認為與死亡相關。

二〇〇七年，有一對父母被控以謀殺，終身監禁，因為他們只餵食六週大的嬰兒豆奶及蘋果汁，導致其死亡。在這個事件以及數個其他嬰兒，因為類似情形住院治療或死亡後，大豆專家再度提出呼籲，應在所有豆奶製品貼上清楚且適當的警告標語。

只有像味噌、天貝和納豆等大豆製品，能提供人體能夠輕易吸收利用的大豆營養。因為，為了讓大豆製品有營養且健康，它們必須經過精心地發酵——根據日本傳統的方法。通常，大豆必須至少經過二個夏天的發酵，最理想的是要五至六年，才能對人體產生助益。

一個針對七百位印尼老人的研究顯示，適當發酵的大豆，例如天貝、味噌、納豆和豆芽（非基因改造的）可幫助改善記憶，特別是對六十八歲以上的人而言。研究也證實，大量攝取豆腐（至少每天一次），會讓記憶力變差，特別是對六十八歲以上的人。這項研究刊登在《失智症及老年認知疾病》期刊上（註99）。

儘管科學證據顯示，未發酵的大豆會致癌，也會造成DNA和染色體的損害，但數十億美元的大豆產業，仍計畫將這個毫無價值的食物轉變為普遍推廣的「健康食品」。在一個書面的宣言中，蛋白質科技公司（Protein Technologies, Inc.）的發言人說，大豆產業有「……律師團隊可以打敗異議者，可以收買科學家提供證據，有電視頻道和報紙可以使醫學院轉向，甚至可以影響政府……。」

脂質專家和營養學家艾尼格（Mary Enig）博士，解釋了大豆革命背後的一個主要原因。她說：「在美國，之所以沒有那麼多大豆，是因為他們（大豆產業）種植大豆是為了榨取大豆油，並使它成為一個非常大的產業。一旦在食物供應中有這麼多的大豆油，勢必會剩餘大量的大豆蛋白質殘渣。同時，既然他們無法用它來餵養動物，就必須尋找另一個市場。」換言之，廣大群眾成了食品工業最有效率的垃圾處理機，同時也為醫藥產業帶來不斷增加的利益，因為他們必須處理許許多因大豆而造成的疾病。這不就像是將有毒的氟──鋁工廠中危害極大的廢物──倒入自來水中，以「拯救」孩子使其免於一口壞牙？要用其他方式來處理氟，都將是一筆極其可觀的花費。

動物能在胃中將食物自然發酵而後吸收，因此能分解大豆中含有的酵素抑制劑，進而利用這些蛋白質。但並非生長在這個星球上的所有植物，都對人類有益。事實上，動物活在地球上的時間比人類來得久，因此多數食物都是為了餵養及支持動物王國而設計的。近來被大量加在人類食物鏈中未經發酵的大豆，對人類的健康造成了災難性的結果，且將持續如此，除非大眾教育他們自己關於食品產業中騙人的把戲，以及政府機構保護我們不受傷害。

為何薯條會致癌？

炸薯條以及其他油炸、烘焙或燒烤等，富含碳水化合物的食物，都含有已被證實是人類致癌物的化學丙烯醯胺（acrylamide）。根據一項刊登在《癌症流行病學生物標誌與預防（Cancer Epidemiology, Biomarkers & Prevention）》期刊上的最新研究，一天吃一份脆餅的婦女，會讓她們的卵巢及子宮內膜癌的風險增加一倍。

二〇〇二年四月，瑞典科學家意外地在食物中發現丙烯醯胺。他們發現洋芋片、薯條和麵包等食物，被加熱到攝氏一二〇度（華氏二五〇度）時，就會含有大量此種化學物質。在這之前，丙烯醯胺被相信完全是一種工業的化學物質。在加熱過程中產出的丙烯醯胺，明顯地與溫度有關。過度烹煮及微波食物，也會產生大量的丙烯醯胺，沸騰和未加熱的食物則不含有丙烯

（註99）　《失智症及老年認知疾病（Dementia and Geriatric Cognitive Disorders）》June 27, 2008; 26(1):50-57.

醯胺。

在這個新的研究中，研究人員檢查了從「荷蘭飲食和癌症的世代研究」（Netherlands Cohort Study on diet and cancer, NLCS）所蒐集的資料，在六二五七三位婦女之中，攝取最多丙烯醯胺者，每天是四零點二毫克，患有子宮內膜癌的機率高出百分之二十九，卵巢癌的機率則高出百分之七十八。令人驚訝的是，在那些攝取最多丙烯醯胺的婦女中，從不抽菸者，子宮內膜的機率高出百分之九十九，卵巢癌的機率則是一點二二倍。

二〇〇五年三月十五日《美國醫學學會期刊》有篇報導，穆奇（Lorelei A. Mucci）教授所撰寫的〈瑞典婦女丙烯醯胺的攝取與乳癌風險〉（Acrylamide Intake and Breast Cancer Risk in Swedish Women）。這個「婦女的生活型態與健康」研究，涵括了四萬三千四百零四位婦女。這些婦女最大的丙烯醯胺單一來源，為咖啡（占攝取量的百分之五十四）、炸馬鈴薯（占攝取量的百分之十二），以及薄脆麵包（占攝取量的百分之九）。

電燈與癌症

如同前面解釋的，低下的褪黑激素與癌症有很強的關聯。根據德州大學的細胞及結構生物學教授瑞特（Russell Reiter）說，褪黑激素能保護基因不突變。「夜間的光線抑制了身體產生褪黑激素，因此會增加癌症相關突變的風險。」他在倫敦的一個集會上如此說。華盛頓大學流行病學系的系主任戴維斯（Scott Davis）陳述道：「雖然夜間的光線和癌症表面上看起來屬延伸關係，然而其中卻有根本的生理基礎。」戴維斯和瑞特一直在研究夜間光線會如何影響女性荷爾蒙的產生，進一步影響乳癌的風險。「我們已經找到夜間光線及輪班工作與乳癌風險之間的關係。」戴維斯說。「這個研究指出，夜間工作干擾了褪黑激素的分泌，導致女性的荷爾蒙過度生產。」褪黑激素的分泌掌控了人體的正常睡／醒週期，並影響血壓、體溫和胰島素的敏感度。睡眠期間一道光線就足以擾亂所有重要的生物節律，並對褪黑激素的分泌帶來不良的影響。人體需要七至九小時不中斷的睡眠，不可以有燈光，才能進行再生並維持健康。只要保持這個簡單的原則，就能顯著地改善你的整體健康狀態和生活中的歡樂，更別說它還能大大降低你得癌症的風險。褪黑激素大概從晚上九點半開始分泌，並大約在凌晨一點達到最高峰，它也控制一個力量強大的基因，確保細胞不會存活超出它們正常的壽命。如果它們活得比它們應該活的還久，就會癌化。

從這裡的訊息得知，每天至少要睡足八小時，並在晚上十點之前就上床，以及關閉或阻擋任何在你周遭的人工照明，以讓美好的夜間睡眠達到最佳利益。

除此之外，如同前面說明的，時常接觸陽光，但不要戴太陽眼鏡或擦防晒乳，這是治療和預防癌症最好的方法。有殺菌特性的紫外線能損壞細菌的ＤＮＡ，進而殺死它們。

紫外線啟動了胸腺嘧啶的兩個分子之間的反應，胸腺嘧啶是形成DNA的基本構成之一。這個波長的紫外線（短波紫外線和UVC）造成DNA上鄰近的胸腺嘧啶分子二聚化，所形成的胸腺嘧啶二聚體非常穩定。如果這些缺陷在微生物的DNA上累積得夠多，它的複製就會受限，因而使它變得無害。暴露在UVC下愈久，DNA裡的胸腺嘧啶二聚體就會愈多，如果細胞的代謝過程因為DNA受損而中斷，細胞就無法實行它的正常功能。如果這種傷害持續且擴大，細胞就會死亡。

殺菌燈的UVC和能夠「美黑」並製造維生素D的UVB，也有同樣的方式。有趣的是，依照主流醫學的智慧，在熱帶氣候中接觸陽光最多的人，黑色素瘤的發生率應該要最高，但他們並沒有。事實上，如同先前提到的，皮膚癌最常發生在最少陽光的地區，在那些人們有慢性維生素D缺乏、人們使用防曬用品保護皮膚，以及人們大多待在室內的地區。

有些食物（例如油炸食物中的反式脂肪、肉類、融化的乳酪、薯片、汽水、酒等具有強酸性質的）和化學物質，一旦吃下肚或被擦在皮膚上（例如致癌包裝的防曬劑），紫外線和酸或化學物質互相作用，就會造成發炎反應。

對於只要細胞突變就會導致癌症的假設，現在已經被研究推翻了。它只是一項必要因子，但之所以有不正常的細胞分裂和腫瘤生長，細胞環境的改變必須放在細胞突變之前。再次強調，宣稱陽光會造成癌症是充滿誤導及錯誤的，從我的觀點，細胞突變是細胞因為接觸了很多毒素且非常有害的物質，以及要處理情緒和身體壓力造成的生化效應，為了生存而出現的一種生物調整反應。

陽光只是讓突變這個反應可能發生，但若沒有其他的輔因子存在，它是不會突變的。缺乏維生素D，以及情緒的壓力，兩者都會抑制免疫系統，它們都是輔因子，而缺乏睡眠、吃垃圾食物、吃藥和肝臟膽管的阻塞，都是因素。如果癌症發生了，它是自癒機制，不是疾病。如果癌症受到抑制或攻擊，而且根本原因還存在，療癒的過程就會停止，而症狀會消失或緩解，但這都不是痊癒，它會以更激烈的方式再復發。如果輔因子被移除了，且你在癌症的各種自癒階段給予支持，它就會消失自己消失且不會再發。

城市中的空氣汙染與壓力

二〇〇八年五月在NaturalNews.com上有篇報導，一個加拿大的研究顯示，乳房中含有百分之二十五或更多緻密組織（dense tissue）的婦女，得乳癌的機率是乳房含脂肪較多的婦女的五倍。這個研究也發現，有緻密組織的婦女在乳房X光攝影中顯示為陰性者，在一年內被偵測出乳房腫瘤的比例是十八倍。

最近由英國倫敦葛瑞絲公主醫院（Princess Grace Hospital）所做，並對北美放射科學會

（Radiological Society of North America）發表的研究顯示，在都市裡生活及工作的婦女，罹患乳癌的風險比住在鄉下的婦女高。為了了解導致這個結果的原因，研究人員檢視了九七二位，年齡從四十五至五十四歲的英國婦女的乳房組織。他們發現，在都市中居住並工作的婦女的乳房，緻密組織為百分之二十五的是鄉下婦女的二倍多。研究人員假設城市居民的乳房密度較高，是因為在空氣汙染中含有會干擾荷爾蒙的毒物。他們也指出，壓力是個可能的因素。

我還要補充一點，強制性的乳房X光攝影，也會因為傷害乳房緻密結締組織，而導致婦女產生乳癌。

微波爐

你是否想過，微波對水、食物和身體做了什麼？俄國研究人員發現，在所有微波食品中，其營養價值低、含有致癌因子，以及含會損傷腦部的輻射。根據這個研究，食用微波餐點也會造成記憶受損、分心、情緒不穩及智力衰退。俄國科學家在研究用微波爐烹調食物的營養價值時，發現其「重要的能量範圍」顯著地下降，超過百分之九十的微波食物都是如此。

此外，與降低壓力和預防癌症及心臟病有關的維他命B群、C和E，以及維持腦部及身體功能的必需微量元素，只需很短的時間就能被微波破壞殆盡。微波烹煮過的食物，其營養被削減到如同一張硬紙板。有個研究比較了用微波過的水澆植物和用一般的水澆植物的差別，結果以微波水澆的植物，在七天內就死了。如果你不希望營養不良，最好讓這個設備遠離廚房。此外，所有的微波爐都不可避免地會輻射外洩。因此，放射線會累積在廚房用具中，而使它們變成輻射源。

利用微波烹煮食物，會導致淋巴疾病，讓身體無法對抗癌症。研究也發現，吃微波餐點者，其血液中癌細胞形成的機率大增。俄國的研究也指出，會增加胃腸癌的發生率、更多的消化及排洩問題，以及較高比例的細胞腫瘤，包括內瘤。

一九三〇年代，德國人首度使用微波科技。在二次世界大戰之初，德國人發展了以微波為基礎的雷達系統。在極度寒冷的冬天，士兵們集結在雷達屏幕周圍藉以取暖，但他們卻得了血癌，因此之後德國軍隊放棄使用雷達。然而，德國科學家獲知微波會加熱人體的組織之後，他們想到這些微波應該也能加熱食物，所以他們發明了微波爐，目的在於希望能在對抗前蘇聯的戰役中，提供熱食餐點給德國士兵。然而，吃了用微波爐加熱的食物的士兵，也得了血癌，就如同雷達的技術人員一樣。因為這個發現，讓微波爐在整個第三帝國被禁用。

現今的微波比起八十年前，會較安全嗎？當然不會，它們是同樣的微波。微波會撕裂分子束，而那正是讓食物有營養的物質。微波爐發射出高頻的微波，藉由讓水分子以每秒十億次的來回翻轉移動，而沸騰食物裡的水分及旁邊的物質。這個狂暴的摩擦力讓食物分子破裂，重新排列它們的化學構成，變成奇怪的新結構，使人體認不出它是食物。食物的分子結構被破壞，身體在不得已的情況下，只好把食物當成「細胞核的廢棄物」。

其他暴露在微波底下的副作用包括：

- 高血壓
- 偏頭痛
- 頭暈目眩
- 胃痛
- 焦慮
- 掉髮
- 闌尾炎
- 白內障
- 生殖障礙
- 腎上腺素衰竭
- 心臟病
- 記憶減退
- 注意力不足
- 變得偏執
- 憂鬱
- 斷斷續續的思緒
- 睡眠障礙
- 腦部損傷

食用被微波破壞的食物，可導致身體相當大的壓力反應，因而改變了血液的化學性質。舉例來說，食用被微波震擊的有機蔬菜，會讓你的膽固醇飆高。根據瑞士科學家赫托（Hans U. Hertel）所說的：「血中膽固醇的高低受食物中膽固醇的影響，小於壓力的因素。」而俄國政府在一九七六年，以一個非常好的理由禁用微波爐：因為這些設備在美國十分之九的家庭每日的例行烹調中，扮演了一個傑出的角色。

農業與資源經濟局（Agricultural and Resource Economics, AREC）的法庭研究文獻報導（Reporting for Forensic Research Document）中，柯普（William P. Kopp）說：「微波食物的副產

品對人體造成的影響，是長期且永久的。所有微波食物的礦物質、微生素和營養，都被減少且改變了。因此，人體所獲得的利益非常少，甚至沒有，或者人體吸收了這些被改變的分子，卻無法分解它們。」

微波爐把健康的食物變成致命毒素，看到這些在美國以及其他大量使用微波爐來煮食的國家空前的癌症流行，或許我們遵照前俄羅斯聯邦和第三帝國的範例，停止使用微波爐，是比較明智的做法。

脫水

癌症通常發生在極度乾燥的地方。很多人呈現脫水狀態，卻不自知。脫水是一種狀態，脫水的身體細胞無法接收足夠的水分來進行基礎代謝。細胞乾涸的原因很多：

- 缺乏水分的攝取（每天少於六杯純水）。
- 經常喝具有利尿效應的飲料，例如咖啡、含咖啡因的茶、碳酸飲料如汽水、以及酒精類飲料，包括啤酒和紅酒。
- 經常食用刺激性的食物或物質，如肉、辣椒、巧克力、糖、菸草、迷幻藥、人工甘味劑等。

❂ 壓力。
❂ 大多數的藥品。
❂ 過度運動。
❂ 過度飲食及體重過重。
❂ 每天花數小時看電視。

脫水顯然與口渴、皮膚乾燥、皮膚暗沉或尿液有臭味以及疲勞有關。然而，還有許多常被忽略的慢性脫水症狀，例如胃食道逆流、便秘、泌尿道感染、早老、高膽固醇及體重增加。

脫水會讓血液變得濃稠，並因此迫使細胞放棄水分。細胞的水分是用來維持血液稀度的。然而，為了避免自我毀滅，細胞開始緊抓住水分。它們藉由增加其細胞膜的濃稠度來達到目的。膽固醇這個泥狀的物質，開始把細胞包起來，以防止細胞水分的流失。雖然這個緊急措施可以保留水分，並在當下救了細胞一命，但它也降低了細胞吸收新的水分的能力，以及所需的營養。

繼而，一些沒被吸收的水分和養分，就沉積在細胞周遭的組織液中，造成身體的腫塊，以及腿部、腎臟、臉部、眼睛、手臂和其他部位的水腫。這會導致相當程度的體重增加。同時，血漿和淋巴液開始變稠且阻塞。脫水也影響了膽汁的自然流動，且因此促使腎結石的形成。所有這些因素結合在一起，都會啟動細胞突變的生存機制。

茶、咖啡、碳酸飲料和巧克力，都具有相同的神經毒性和刺激物：咖啡因。咖啡因被釋放入血液時，會啟動一個強大的免疫反應，有助於中和並減低這個刺激。有毒的刺激物刺激了腎上腺，且在某些範圍內，刺激了身體的許多細胞，釋放了壓力荷爾蒙腎上腺素和可體松（皮質醇）到血流中。這種能量突然間的激增，就是我們說的：「打或跑反應」。如果持續地食用刺激性食物，身體的自然防禦反應會過度使用且無效。壓力荷爾蒙幾乎持續地分泌，它的成分是具高毒性的，最後會改變血液的化學結構，並對免疫、內分泌和神經系統造成傷害。日後的防禦反應將會愈來愈衰弱，身體變得更容易被感染或產生其他的不舒服，包括細胞突變。

在喝了一杯咖啡之後能量突然提升，並不是咖啡因本身直接造成的；而是免疫系統試圖擺脫它提供的效應。然而，過度興奮和壓抑的免疫系統最終會無法提供「精力充沛」的腎上腺素和可體松（皮質醇）的增長，以讓身體不受酸性神經毒素咖啡因的影響。在這個階段，人們說他們已「習慣」了這個刺激，例如咖啡因。他們傾向於增加攝取量，以感受它的「利益」。最常聽到的話是：「我極渴望一杯咖啡。」反應出他們的情況真正瀕臨危險。

因為身體細胞必須持續地放棄一些水分，以移除神經毒物咖啡因，經常飲用咖啡、茶或汽水就會令它們脫水。一個人喝了一杯茶或咖啡，身體必須動員二至三杯的水以去除咖啡因，這對身體而言太過奢侈且無法負擔。這同樣也適用於軟性飲料、藥廠製造的藥，或其他可帶來壓力荷爾蒙釋放的物質或活動，包括看好幾個小時的電視。所有的刺激通常都會對膽汁、血液和消化液，造成脫水效應。要治療癌症的成長，最好避免會產生不良後果的刺激物。

要預防脫水，確定每天喝六至八杯水（過濾過，但不要是冰的）。也要避免飲用自來水或瓶裝水，美國很多自來水和瓶裝水都含有砷、氯、鋁、氟、處方藥和成藥、消毒副產物（DBPs）和雙酚A。

我該如何保護自己？

只要想到我們每天透過各種不同管道接觸到各種毒素，不免令人沮喪。不過有很多方法可以幫助你保護自己和家人。

- 確定自己喝了大量的水！多數人並未攝取足夠的水來幫助身體自我清潔。
- 淨化肝臟、結腸、腎臟和膽囊，至少每年一次。
- 將食物存放在玻璃容器中，而非塑膠容器。
- 只使用天然的居家清潔用品。醋和橘子油都是極佳的天然清潔劑。健康食品店和部分連鎖商店也會賣天然的清潔用品。
- 盡可能吃有機種植和自由放養的好食物，以降低攝入殺蟲劑、GMOs、肥料和生長激素的機會。

✲ 避免傳統的養殖魚類，它們通常有受到PCB和汞的汙染。

✲ 戒除加工食品和人工添加物，包括人工甜味劑和味精。

✲ 丟掉鐵氟龍鍋具，改採更安全的材質，例如陶瓷和玻璃。

✲ 檢測你家的自來水，若有必要就安裝濾水器（包括淋浴或泡澡的水）。

✲ 避免合成的香水、人工空氣芳香劑、防靜電布、柔軟精等。

✲ 改用天然的洗髮精、牙膏、止汗劑和化妝品，盡可能地使用有機產品。

✲ 用盆栽、無毒的產品來取代油漆和乙烯基塑料。

✲ 不再用藥或將藥量降到最少，無論是處方藥或成藥，包括疫苗。

✲ 避免含有敵避（DEET）的化學殺蟲劑和驅蟲劑。

遠離癌症須避免的事物

●加氯消毒的水

有最強力的致癌化學物質。避免喝未經過濾的自來水、在加氯消毒的池子中游泳，或在沒有安裝氯過濾器的情形下淋浴（你從皮膚吸收的氯，比喝自來水吸收的還多）。

●自來飲用水中的氟

與氯一樣是致癌物。氟，事實上會加你身體對鋁的攝入，應使用可以過濾掉氟的過濾器。

●電磁輻射

電磁輻射干擾了身體的電磁場，且阻礙了細胞之間的基礎溝通。把所有電子設備或器材從房間移開，包括電毯和電子鬧鐘。把一個稍大的離子石（Ionized Stone）放置在屋內保險絲箱的裡面、上面或下面，就能抵銷許多電磁波的有害作用。

●無線設備

如同第四章所說明的。

●殺蟲劑和其他化學毒物

例如，在非有機的食品中、傳統的居家清潔用品、商業的美容產品、染髮劑（請見下述）、洗髮精、乳液和其他個人護理產品，加重了免疫系統的負擔，且當它所有的能量和資源需要被用來治療癌症時，它的作用會被抑制。尤其應避免含鋁的化妝品、含鉍的礦物蜜粉，以及充滿鋁的止汗劑，它們已知會增加得到阿茲海默症的機率達百分之三百！

●染髮劑

美髮師在所有專業人員中，有最高的乳癌罹患率，這個事實促使研究人員去探討染髮劑和癌症之間的關聯。有很多不同的研究發現，每個月至少用一次染髮劑的婦女，患膀胱癌的機率是不用染髮劑者的二倍。若婦女經常使用染髮劑超過十五年或更久，則風險會提高到三倍。不管婦女是使用持久的、半持久的或可沖洗掉的染髮劑，其中含有的化學物質會從頭皮滲透進入血流中。腎臟會過濾掉它們，把它們傳送入泌尿系統的膀胱，因而損害了膀胱細胞，導致膀胱反覆感染並產生細胞突變。

要將染髮劑的傷害降到最低，須確保每天喝了足夠的水（六至八杯），在一個經常性的基礎下，淨化你的腎臟和肝臟。選擇挑染的方式，並用天然的植物指甲花（Henna）染劑，例如肯夢（Aveda）銷售的產品。

●苯

苯在美國是最被廣泛使用的二十種化學物質之一。它能造成血癌和其他癌症。抽菸和吸二手菸，是接觸苯的最主要來源。

●甲醛

甲醛會造成鼻癌和鼻咽癌。甲醛普遍被用在較複雜的化學產品中，例如聚合物和樹脂。樹脂被使用在膠合板和地毯的黏著劑中。甲醛也被用在清潔用紙上，例如面紙、餐巾紙，以及衛生紙。大多數絕緣材料、鑄造產品，以及油漆，也都含有甲醛的衍生物。

●砷、石棉和鎳

這些物質會造成肺部和其他癌症。或許你不會認為砷是你會吃的東西，除非有人企圖毒死你。然而，如果你吃了雞肉，事實上就同時吃進了許多砷。家禽業者喜歡砷，因為它的作用如同大量生長激素。約翰霍普金斯大學公共衛生學院的西伯格德教授（Dr. Ellen Silbergeld）批評產業在飼料中使用砷的習慣：「這個問題大家都試著假裝它不存在。」然而，接觸無機物的砷已知是糖尿病的危險因子，它也被認為是造成全世界癌症死亡的顯著環境因子之一。如果你有攝護腺癌，或不希望得攝護腺癌，應避免吃養殖場的雞肉。

根據CBS和美聯社在二〇一一年六月九日的報導，FDA終於承認在美國銷售的雞肉含有砷，這種強力毒素和致癌物劑量若高，就會致命。致癌的砷從一九四〇年開始就被有意地加到雞肉中，FDA先前堅持砷只出現在雞糞當中，而不是雞肉，但現在它的立場完全改變了。

當然，每個頭腦清楚的人都知道，如果你把砷拿給其他人或動物吃，它不會隨著他們的糞便排出來，而會毒害他們，那也就是為什麼在過去會被用來毒害他人。我不相信FDA的科學家真的會假定，砷會因為某種神奇的原因，通過雞隻的消化系統，他們知道為何要餵雞吃砷，那是因為要殺死寄生蟲並讓他們更快長大。為了達到此目的，砷顯然必須要透過血液吸收並被帶到肝臟，而ＦＤＡ的研究發現在雞隻的肝臟內發現砷。

如果如同ＦＤＡ宣稱在養殖場中的雞隻體內的砷含量，給人食用是安全的，那為何含有砷的雞飼料洛克沙砷（Roxarsone）會突然被下架呢？洛克沙砷是由輝瑞的子公司雅來責任公司（Alpharma LLC）所生產，而輝瑞是製造疫苗和其他有毒藥物的公司。現在大眾發現它們全面性且漸進式地以已知的致癌物讓民眾生病，讓這個產品在市場上繼續存在會導致食用禽肉者因為癌症而對他們進行大規模訴訟。

一如往常，製藥公司只有在人們生病時才會獲利，讓人生病且讓他們一直好不了，是他們一貫的技倆。輝瑞仍在十幾個其他的國家銷售含砷成分的產品，我們要看看它是否持續這麼做。ＦＤＡ持續宣稱人吃了以砷餵養的雞肉是安全的，它們也持續以強硬的方式反對食品製造商和營養補充品供應商，像是接骨木莓果汁、櫻桃汁和核桃，它們的網站和食物標籤載明了科學證據，證明這些產品對健康有特定的正面效應。ＦＤＡ說做這種聲明是違法的，舉例來說，不可以宣稱蜂蜜可以清除皮膚感染，即使有數十個臨床研究指出蜂蜜真的比抗生素還有效。

如果你現在認為吃漢堡和牛排不會吃到砷的話，請再度想一想。養殖業常用的作法是在牛隻的飼料中添加含有砷的雞糞。為何要浪費這麼珍貴的砷呢？他們的座右銘即是：「重覆使用，這樣便宜多了！」

●環境／食物毒物

許多嬰兒一出生就帶有毒物，因為他們的母親體內有毒。新生兒的血液樣本中平均可發現二百八十七種毒物，包括汞、阻燃劑、殺蟲劑和鐵氟龍。此乃根據二〇〇四年環境工作小組所做的研究。

●鐵氟龍

這個在鍋具中的化學物質也是致癌物。食物不應該在鐵氟龍鍋具中烹煮。請用玻璃、鑄鐵、碳鋼、鈦，以及搪瓷鍋具。

●ＰＶＣ浴簾

它們會散發出一個強烈的氣味，造成肝臟、神經、生殖和呼吸系統的損傷。這個氣味來自致命的化學物質，包括甲苯、乙苯、酚、甲基異丁酮、二甲苯、乙醯苯和異丙酮，這些都被ＥＰＡ列為危險的空氣汙染物。ＰＶＣ浴簾在美國各大超市及量販店，都可以買得到。「一個窗簾的測試中，釋放了一百零八種揮發性的有機分子到空氣中，有些甚至維持了將近一個月。」一篇《紐約太陽報》的文章這麼指出。為了安全，請將PVC浴簾換成布製窗簾或玻璃門。

●人工甜味劑，例如阿斯巴甜和蔗糖素

一旦進入體內，就會分解成強大的致癌分子。（註100）無糖汽水和癌症風險增加之間的關聯已經獲得證實。它也與各種疾病有關，諸如頭痛、記憶喪失、癲癇、氣喘、失眠、腹部痙攣和肥胖等。這些人工甘味劑因為強大的政治及財政壓力而得以繼續待在市面上，品牌眾多，包括：NutraSweet、Equal、AminoSweet、Natra Taste、Spoonful、Canderel和Neotame等。

●酒精

會造成肝臟的膽管阻塞、抑制免疫系統、減少體內的鎂，這些都是形成癌症的危險因子。（註101）二〇〇二年《英國癌症期刊（British Journal of Cancer）》報導，在英國，百分之四的乳癌——每年約有四萬四千個案例——因為喝酒所致。而二〇〇八年，在聖地牙哥舉辦的年度會議中，根據美國癌症協會發表的研究，即使只喝少量的酒，也會顯著地增加乳癌的風險——尤其是雌激素受體／黃體激素受體陽性乳癌。這個研究追蹤了超過十八萬四千名更年前的婦女平

均長達七年的時間。每天喝少於一杯酒的婦女，比從來不喝酒者，乳癌風險高了百分之七。每天喝一至二杯者，高了百分之三十二，喝三杯或三杯以上者，高了百分之五十一。這些風險大多數是在百分之七十被分類為雌激素受體／黃體激素受體陽性腫瘤的人身上所得。該研究未顯示婦女喝啤酒、紅酒或烈酒，其風險有任何差別。

●牛奶中的成長激素

伊利諾大學公共衛生學院（University of Illinois School of Public Health）的科學家艾普斯坦（Samuel Epstein, MD），指出基因重組的牛隻生長激素（rBGH）的牛奶，「有更強大的自然生長因子（IGF-1），超越了先前已被歸罪是乳房、結腸和攝護腺癌的主要成因。」

（註100）　更多關於人工甜味劑的影響，請見《健康與回春之祕》一書。
（註101）　一個瑞士的研究顯示，攝取最多鎂的婦女，得癌症的機率比攝取最少者，低了百分之四十。而明尼蘇達大學公共衛生學院（School of Public Health at eh University of Minnesota）的研究人員發現，富含鎂的飲食降低了腸癌的發生率。

● 綜合維他命

人造維他命（非甲基化、便宜的垃圾維他命），會剝奪身體的能量，且事實上你吃某些維他命藥片，反而會造成這些維他命的缺乏。另一方面，天然維他命存在於水果和蔬菜中，「捐獻」能量給你的細胞。

綜合維他命藥片裡，包含高達百分之九十的填充料。這些藥片的吸收率通常低於百分之五。服用過多維命補充品，也會大大地妨礙消化系統、肝臟和腎臟。此外，要生產出包含各種維命、且維持適當均衡的維他命產品，幾乎是不可能的。因為每個人對維他命的需求都具有獨特性，且隨時在改變，因此沒有任何產品能永遠符合這個需求。讓身體自行決定該從食物中吸收多少維他命，是攝取它們唯一真正安全的方法。

從攝取的食物中獲得你需要的維他命，永遠都是最好的。維他命具有天然的毒性、酸性和反應性，而水果和蔬菜含有天然的中和因子，可讓維他命不會傷害身體。甚至一個高品質的甲基化維他命（使用維他命的輔酵素），也被奪去了這些因子，令身體啟動了一個不均衡的狀態，例如過敏，以及移除既有的維他命（因此造成維他命的缺乏）（註102）。

●燒烤的肉、禽肉或魚肉

二〇〇八年四月，美國癌症研究協會促使每個人重新思考烤肉這項消遣。在分析了七千個研究之後，協會得出結論，烤任何肉——不管是紅肉、白肉或魚肉——都會產生潛在的致癌化學物質。顯然，烤肉時的高溫，會與紅肉、禽肉和魚肉的蛋白質起作用，創造出與癌症有關聯的雜環狀胺化合物（heterocyclic amines）。另一個形式的致癌因子，多環芳香烴化合物（Polycyclic Aromatic Hydrocarbons），則是在肉汁滴下且碰到熱源時產生。接著它們會隨著煙霧上升，而附著在肉上。

協會尤其著重在加工肉品，例如熱狗、香腸、培根、火腿、煙燻牛肉、義大利蒜味香腸，以及所有鹽醃、煙燻或醃漬的肉。用來保存它們的化學物質會增加致癌物質的生成，不管用什麼方式來煮那個肉。

協會的報告指出，它「無法找到任何加工肉品是安全可食的」。

（註102）詳情請見《健康與回春之祕》第十四章，「維生素膠囊（錠）的隱憂」一節。

● 大量攝取果糖和蔗糖

夏威夷大學（University of Hawaii）和南加州大學（University of Southern California）的研究人員指出，食用這些糖會增加得胰臟癌的風險。果糖在水果中形成，而蔗糖通常由甘蔗和甜菜萃取而來。研究人員分析了十六萬二千一百五十位參與「夏威夷—洛杉磯多種民族世代研究」（Hawaii-Los Angeles Multiethnic Cohort Study）者的飲食資料，尋找高血糖負荷的飲食增加胰臟癌風險的證據。攝食最多果糖的參與者比攝食最少的人，明顯有較高胰臟癌的風險。喝較多果汁的參與者，也有較高的胰臟癌風險。同時，在肥胖和體重過重的患者中，攝取蔗糖較多者，也與較高的胰臟癌風險有關。特別是果糖，對神經系統也會有極大的負面效應，並確實會關閉大腦的某些部分。

● 抽菸

因為妨礙了血液攜帶氧氣到身體細胞的能力，並使細胞發炎，因此增加了所有種類的癌症發生率。此外，抽菸和二手菸造成鎘中毒，也是形成癌症的主要風險。提及此，對於反對抽菸的狂熱其實倒沒有必要這麼激烈。雖然抽菸並無好處，但它也不是導致肺癌的唯一因素。事實上，許多抽菸人口比例很高的國家，例如冰島、日本、以色列和希臘，其壽命長度都居於世界前端。

●防晒用品

當防晒用品和太陽眼鏡進入大眾的生活時，所有種類的癌症就突然遽增（詳見第四章）。

●日夜輪班的工作

世界衛生組織的國際癌症研究署（International Agency for Research on Cancer, IARC）基於對既有的研究所做的分析，把日夜輪班的工作增列為可能的致癌因子，ＩＡＲＣ回顧了對夜間工作者（主要護士和航空業人員）的研究，發現夜間工作者比日間工作者容易得到癌症。「已有足夠的範例證明通宵工作者的癌症機率增加。」ＩＡＲＣ致癌因子分類小組的總監科利安諾（Vincent Cogliano）如此說。

顯然，熬夜工作的女性幾年下來，特別會有較高的乳癌風險，而男性則在攝護腺癌方面具有同樣的反應。

●輸血

如果你選擇癌症手術，並接受輸血，請小心那可能會顯著地增加罹患心臟病和死亡的風險。新的研究顯示，輸血會增加併發症的風險，並降低存活率。幾乎在捐血之後的同時，血液就喪失了它運送氧氣到病患身體細胞的能力。因而血液被儲存得愈久，心臟病發作、心臟衰竭和死亡的風險就更高。

紅血球中的一氧化氮，對氧氣運送到組織中非常重要。如果血液存放超過二週，它的一氧化氮濃度會降低到一個可觀的程度，而可能危及病患的性命。現行的做法，是可讓輸血的血液存放達六週。上述的危險可藉由增加血液中的一氧化氮來降低，但少有醫院會這麼做。

在二〇〇八年三月二十日《新英格蘭醫學期刊》的一個研究報告，研究人員發現被輸予較舊血液的病人，院內死亡率較高；而另一年，被輸予較新血液的病人，死亡率明顯降低。在另一個研究中，布里斯托大學（University of Bristol）的研究人員發現，被輸以紅血球者，因為缺乏氧氣輸送到主要器官，因而產生心臟病或中風等併發症的機率高達三倍。而二〇〇四年杜克大學（Duke University）一個較早期的研究發現，因失血或貧血而接受輸血的病人，在住院期間前三十天內死亡的機率則是二倍。與那些沒有接受輸血的人相較，他們在三十天內心臟病發作的機率也在三倍以上。

注意：有另一種輸血的選擇，是風險較低的，例如自體輸血（Auto-transfusion）以及血液稀釋法（Hemodilution）。

●游離輻射

接觸之後會增加某些癌症的風險。用來治療痤瘡及腺樣體肥大（adenoids enlargement）等疾病的X光，會增加血癌和淋巴瘤的風險。醫生不會告訴你這些，但X光會累積在體內，每照一次X光就增加風險，無論是在牙齒、膽囊、脊椎、肺部或骨頭等任何部位。

二〇〇六年，在美國就進行了超過六百二十萬的電腦斷層掃描，那大大的地增加美國居民平均的個人輻射劑量。一次電腦斷層掃描的輻射量，比傳統X光大了五十至一百倍。游離輻射能產生自由基並打破體內的重要化學鏈結，對調節細胞程序（例如DNA、RNA和蛋白質）的分子造成巨大損傷。雖然在損傷程度輕微時，身體能輕易地修復，但由這些醫療科技發散出來的強度輻射，就會對重要的組織造成無法恢復的損傷。根據《新英格蘭醫學期刊》的報導，近二十五年來電腦斷層掃描使用率的急遽增加，讓每年有數百萬個病人暴露在非必要的危險輻射線中，增加了癌症的風險。

並沒有無害的核磁共振攝影或乳房X光攝影。其他的研究顯示，孩童暴露在X光中，會像成人一樣引發乳癌。用來加熱食物的微波爐也一樣會造成傷害以及血癌，同時也會造成腦部及身體其他部位的腫瘤。

●乳房X光攝影檢查

☼每一次的X光都讓你增加細胞不正常生長的風險。一次標準的乳房X光攝影測試，造成接近一雷得（rad，輻射吸收劑量）的接觸，大約比胸部X光大一千倍。

☼美國國家癌症研究院指出，三十五歲以下的女性，每七十五個乳癌案例中，就有十五個案例確認是因乳房X光攝影所致。

☼一個加拿大的研究發現，每年接受乳房X光攝影的婦女，乳癌的死亡率會增加百分之五十二。

☼國家癌症研究院裡一位免疫學和藥理學的前臨床教師，賽門博士（Dr. Charles B. Simone）說：「乳房X光攝影增加得到乳癌的風險，也提高了既有腫瘤擴散或轉移的風險。」

☼在檢視了一一七個在一九六六至二〇〇五年間所做的研究之後，美國內科醫師學院（American College of Physicians, ACP）的專家討論小組發現，女性在她們四十至四十九歲間所做的乳房X光攝影篩檢的資料，無法明確地顯示其降低乳癌死亡率的有效性，差不多在百分之十五或「幾乎是零」。

☼丹麥的北歐科克倫中心（Nordic Cochrane Centre）的研究發現，每二千位女性接受乳房X光攝影超過十年的期間，只有一位的生命有延長，但有十位必須忍受不必要且有潛在性傷害的治療。這個研究檢視了美國、加拿大、蘇格蘭和瑞典等地，涵括五十萬位婦女的七項乳癌篩檢計畫，其所帶來的利益及負面效應。

❂ 世界最頂尖的癌症專家之一、癌症預防聯盟（Cancer Prevention Coalition）的艾普斯坦博士（Dr. Samuel Epstein）說：「乳房X光攝影增加了前更年期婦女顯著且漸進的乳癌風險……前更年期的乳房對輻射線是非常敏感的，每一雷得會增加大約百分之一的乳癌風險，如果累計十年的篩檢，風險就會增加到百分之十。」

❂ 在乳房X光攝影時施加在乳房上的強力擠壓，會助長既有癌細胞的擴散。也因此，醫學院教導醫學生在觸摸女性乳房時永遠要非常小心。

❂ 研究已證實一種稱為AC的致癌基因，即使對非常少量的輻射也會極端敏感。在美國，有很大比例的女性有這種基因，而那會增加她們因乳房X光攝影而誘發癌症的風險。估計每年約有一萬個有AC基因的人，因乳房X光攝影而死於乳癌。

❂ 自從乳房X光攝影被導入之後，一種稱為乳腺管內原位癌（ductal carcinoma in situ, DCIS）的乳癌發生率已增加了三點二八倍。

❂ 每年有數千位女性在收到錯誤的乳房X光攝影陽性結果之後，接受了不必要的乳房切除、放射線或化學治療。

❂ 一九九五年七月，《刺胳針》有篇關於乳房X光攝影的文章，它說：「利益是有限的，造成的傷害是嚴重的，而花費的成本更是龐大的……」

❂ 考科藍圖書館（Cochrane Library）和PubMed（一個免費的搜尋引擎，提供生物醫學方面的論文搜尋及摘要）在二〇〇七年十月所刊登的文章顯示，自我乳房檢查對乳癌死亡率也沒有任何利益。兩個來自俄國和上海的大型族群基礎研究（三十八萬八千五百三十五位女性），比較了自我乳房檢查的情形，發現縝密執行自我檢查以及從不做自我檢查者，其因乳癌而死亡的比例是相同的。在切片組織中，篩檢組的良性結果（三四〇六）比起控制組（一八五六），幾乎是兩倍之多。

除了會因偽陽性的診斷，而導致非必要手術和極度恐懼與沮喪的高風險之外，核磁共振這個方法本身就很危險。事實上，進行核磁共振時要注射一種染劑，它具有過敏性反應的風險，其危險甚至比注射疫苗還高。更糟的是，這些檢測基本上對婦女一點醫療上的益處也沒有。

自伊利諾大學公共衛生系環境及職業醫學榮譽退休的教授艾普斯坦，至少從一九九二年就開始對乳房X光攝影的危險提出警告。艾普斯坦對官方乳房X光攝影的指導原則做了評論：「這是有意識的、選擇性的、政策性的自肥行動。為了一小群人的權力、名望和財務收入之利益，卻造成數百萬女性的折磨及死亡。他們符合了違反人性的罪行。

專家們現在不再建議遵循嚴格的例行檢查，而是讓女性知道什麼是正常的，且去感受乳房任何改變的徵兆。他們必須尋找乳房或腋下的新的腫塊或硬塊，或觀察乳房和乳頭的大小、顏色、形狀或對稱性等不尋常的改變，例如乳房腫脹或增厚。

●有較好的另類篩檢方法嗎？

是的，有遠比乳房X光攝影更有效率、沒有副作用且不貴的篩檢科技——紅外線熱影像系統（Digital Infrared Thermal Imaging, DITI），它偵測人體熱輻射之紅外線訊號，並將該訊號轉換成解剖上的影像。如果乳房有任何不正常的成長，它就會在熱影像中顯現出明顯的「熱點」。

雖然這種診斷工具已被杜克大學接受，但它仍不是主流科技。「……機關團體忽視在乳房X光攝影之外，還有更安全且有效的選擇，尤其是紅外線掃描的轉化影像。」艾普斯坦這麼指出。

感謝私人研究中心北卡羅來納科技機構（North Carolina Institute of Technology, NCIT）的研究，使用它們建立的協定所完成的熱影像，能比乳房X光攝影早十年發現發展中的乳癌。

必須再次說明的，我個人從不贊同用任何診斷癌症的篩檢方法，理由我都在本書中解釋了。當妳事實上並沒有乳癌，卻只是因為恐懼和預期，而把心智焦點放在疾病上，通常就足以在身體內引發疾病。只要想想恐懼時自己的反應：呼吸淺短、手掌出汗、胃部緊縮、易怒、頭痛、說不出話、無法思考、沒有方向感、困惑、沮喪、不受控制的發抖、恐慌、無法移動、生氣，以及感覺虛弱和一無是處。如果狀況持續，這些不愉快的經驗就足以讓你的身體釋放出壓力荷爾蒙可體松，再度妨礙你利用食物中的蛋白質，以及將已存在的細胞蛋白質分解後丟棄。換言之，對於癌症診斷的恐懼反應將讓它走向癌症末期。此外，醫生和你愛的人可能會對妳加壓力，要妳接受「適當的治療」，讓妳完全感到別無選擇而必須照著做。當身體不舒服時感受到禁錮和關心，不會有益於治療。如同本書的主軸，把焦點放在造成身體阻塞和情緒衝突的根本原因，比治療癌症的症狀，帶來的利益大得多。而這點適用於所有所謂的「疾病」上。

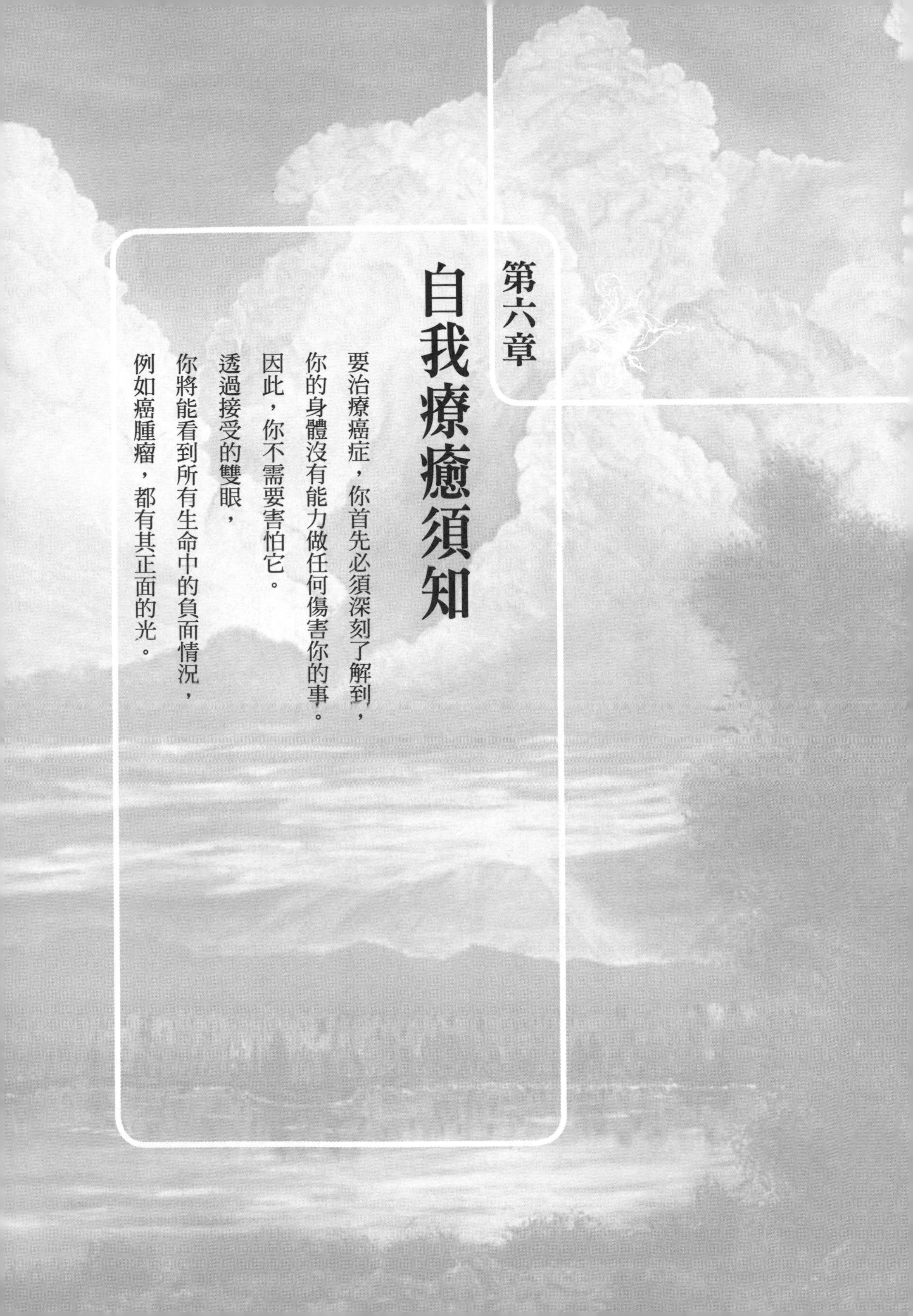

第六章

自我療癒須知

要治療癌症，你首先必須深刻了解到，
你的身體沒有能力做任何傷害你的事。
因此，你不需要害怕它。
透過接受的雙眼，
你將能看到所有生命中的負面情況，
例如癌腫瘤，都有其正面的光。

誰治好癌症？

那些自癌症中痊癒，以及沒有得癌症的人，可以為我們揭開造成及治療癌症的機制。

安，四十三歲時被診斷出得了無法治療的淋巴瘤，醫生說她活不久了。醫生強烈建議她接受放射線及化學治療，那是兩種最常用來對抗癌症的方法。安知道治療不但會增加引發第二種癌症的風險，也會帶來嚴重的副作用。她拒絕接受治療，爭辯說既然她的癌症無法治癒，為何還要治療，並承受因大量副作用而產生的不必要折磨？

她有個無法治療的疾病，意味著她將走向死亡，安接受了這個事實，並自在地尋找另一個讓「轉變」更輕易的方法。與其被動地接受命運，她決定把焦點放在美好的感覺上，並開始主動扮演改善自己健康的角色。她試了各種方法，從針灸、淨化器官、草藥到冥想及觀想，這些都向她的身體細胞發送出「關心」的確切訊號。安的癌症在數個月之後就消失了。一年之內，所有癌症的明顯徵兆都不見了，這令她的腫瘤科醫師非常驚訝。過了二十年之後，現在她不只沒有追蹤到癌症，也感受到前所未有的健康和活力。

琳達三十八歲時，就被診斷出惡性黑色素瘤（最具侵略性的皮膚癌）。在數個失敗的手術之後，她被告知癌症已進展到「末期」，大約只剩一年的時間可活。琳達同樣拒絕化療和放療，只把焦點放在更正面的方法，包括瑜伽、禱告、素食飲食、淨化她的器官、冥想，以及每日的觀想。現在，距離她的死亡宣告已經過了二十二年，她依然非常健康，甚至找不出一點皮膚過敏的跡象。

安和琳達都改變了她們的整個人生態度，從一個無法控制、具侵略性的疾病底下的受害者，到一個創造健康身心的主動參與者。她們的第一步是對自己負起責任，把焦點從「癌症」直接轉移到「創造健康」。

把這類緩解稱為「治療奇蹟」是不適當的。現今，各種癌症以及幾乎每種疾病，從小病痛到疣、甚至是ＡＩＤＳ，都有卓越的發現提出足夠的證據，證明疾病的自然緩解是可能的。事實上，癌症的自然緩解即使在疾病的最後階段，仍可能發生。這個事實顯示免疫系統不只有潛力去快速且有效率地清除身體既有的腫瘤，也能預防新的腫瘤形成，只要它們的成因被處理。從一個「必須」去攻擊並殺死癌細胞的態度，轉變成讓它們寧靜，並降低因能量耗竭而對生命產生的影響，能夠刺激免疫細胞，讓它不要去處理症狀（癌化腫瘤）。去除了根本的原因，癌症就會像簡單的感冒一樣。

像安和琳達一樣的人，不應是例外，她們可以變成規則。所謂的自然緩解很少是自然發生或沒有明顯原因的。對於造成癌症的成因，例如情緒和身體的障礙，可以透過治療危機以及淨化心智和心靈來克服。主動參與治療並對自己負責（對自己表達愛）的人，必然可以治療所有主要的疾病，包括癌症。如果你有癌症，絕不代表你就毫無希望。

當一位患有腎臟癌的塞普勒斯商人喬治來找我時，他正處在其人生中最虛弱的境況中。儘管診斷的結果說他毫無希望，但喬治仍在呼吸。**只要有一口氣在，就有康復的機會**。喬治不但康復了，還開始他全新的人生，有更多的自覺、愛和歡樂。

當談起並釋放了長久以來對生與死的恐懼，癌症就能擁有極大的潛力，在一個人的生命中創造更深層的意義及目的。它能將對生命的悲觀看法轉變成樂觀的，讓面對癌症的人去接受它背後的正面原因，以及接受所有其他發生在生命中的事。這種內在的轉變，不再讓人認為自己是個在腫瘤科醫師和外科醫師的悲憫下，毫無希望的受害者。治癒癌症或其他類似威脅生命的疾病，是一個人在生命中所能達到最強大、最有意義的目標之一。

例如一顆蘋果，只有在開花之後才會長大（自然法則的建設力量），在這之前必須有破壞（自然法則的破壞力量）。能找出癌症發生的目的和意義的人，就能找出治癒的方法。這是本書給予的承諾。重點在於回溯癌症的根源——成因和結果前的各個層面。

可降低毒素、抑制癌症的植物

因為癌症是不健康的生活習慣自然產生的結果，所以若不想成為其中一個統計數字，最合理的方法就是確保你盡你所能的以各種方式滋養你的身體，讓它盡可能在乾淨的狀態下，有效率地運作。不含任何非天然的添加物和糖，並能提供大量養分和纖維的健康有機飲食，是為關鍵，而提升你的維生素D含量和經常運動，也一樣重要。將你暴露於環境毒素的機會盡可能減到最小。此外，還有走到戶外；伸展；跳舞；在陽光下微笑；散步；睡飽一點；平衡生活。身體天生會給自己支持；只有在你讓它別無選擇時，它才會採取像癌症這種極端的方法。真的，這只是常識。

一九九〇年代，我在歐洲行醫期間，檢查了許多癌症病患，我發現他們不管得了哪種癌症，在他們的肝臟和膽囊中都累積了大量的膽結石。透過一連串肝臟淨化法，把所有肝臟或膽囊的石頭全部清除，且在每次肝臟沖洗前後，淨化結腸和腎臟，就能創造出幾乎能讓每種癌症進入自然緩解狀態的先決條件。這也適用在普遍被認為是末期的癌症上。

如果追求健康者因此繼續維持健康的飲食及生活型態，這個治療效果就會是永久的。充分的證據顯示，大量的蔬菜和水果具有治療及防癌效果。由英國食物研究機構（Britain's Institute of Food Research）進行的研究顯示，芸薹屬蔬菜（brassica vegetable），例如甘藍菜、羽衣甘藍、球花甘藍、球芽甘藍含有抗癌成分，會促進或刺激癌細胞進行自殺。這些蔬菜對組織和血液具有強大的淨化效應，經常食用可大大地降低所有的毒素，且抑制身體對癌細胞的需要。

除了這些食物之外，非常多的草藥和植物都擁有強大的淨化和抗癌特性。超過二百五十萬種植物經過測試，大約有三千種證實具有抗癌特性。它們達到效果的機制各有不同。有一些會遏止癌細胞賴以為生的發酵程序（例如，利用乳酸來產生細胞能量）；有些對癌細胞有直接的毒性效應；有些會限制癌細胞分裂，同時讓健康細胞正常地繁殖；最後，還有一些會影響pH值（酸鹼平衡），可以降低或預防癌細胞在身體其他部位生長的風險。幾乎所有植物都有上述的效果。以下列出一部分：

☼ 巴西蘑菇（Agaricus Blasai Mushroom）

☼ 蘆薈（Aloe vera）

☼ 黃耆（Astragalus）

☼ 羅勒（Basil）

☼ 北美升麻（Black Cohosh）（乳癌）（請見後述：北美升麻）

☼ 黑胡桃蒂（Black walnut hull）

☼ 牛蒡根（Burdock root）

☼ 貓爪藤（Cat's claw）

☼ 豆蔻（Cardamon）

☼ 小槲樹（Chaparral）

☼ 佛手柑（Citrus Medica）（請見後述：佛手柑果汁）

☼ 椰子油（Coconut oil）

☼ 太陽菇（Cogumelo do Sol, Mushrooms of the Sun）

☼ 黑種草油（黑色小茴香）（Cumin, black; nigella sativa）（註103）

※蒲公英（Dandelion）（請見後述：蒲公英）
※蒔蘿（Dill）
※鞣花酸（Ellagic acid）
※護士茶草藥（Essiac herbs）
※茴香（Fennel）
※薑（Ginger）（請見後述：薑）
※混合八種印度草藥製成的製癌藥物（阿育吠陀草藥）（Herbal cancer treatment Carctol; Ayurvedic herbs）
※人蔘（Ginseng）（註104）
※枸杞子汁（Goji juice）
※葡萄籽萃取物（Grape seed extract）
※番荔枝（Graviola）（請見後述）
※綠茶（Green tea）（註105）

（註103）費城湯姆士傑佛遜大學（Thomas Jefferson University）的研究人員發現，黑種草油（nigella sativa seed oil）的萃取物——百里醌（Thymoquinone），能用來治療最棘手、最難治的癌症之一——胰臟癌。該萃取物透過阻斷胰臟細胞的成長，並確實增加內建的細胞功能，造成細胞的死亡或凋零。

（註104）人參可以增加細胞的含氧量達百分之二十五，對任何一種癌症都非常有益處。

- 靈芝（Lingzhi mushroom）（註106）
- 甘草根（粉）（Licorice root [powder]）（註107）
- 馬鬱蘭（Marjoram）
- 奧勒岡（也可以用奧勒岡油）（Oregano; oregano oil）
- 巴西利和西洋芹（Parsley and Celery）（請見後述：巴西利和西洋芹）
- 保哥果（Pau D'Acro）
- 紅花苜蓿（Red clover）
- 迷迭香（Rosemary）
- 鼠尾草（Sage）
- 北五味子（Schizandra berry）
- 冬菇／椎茸或舞菇（Shiitake or Maitake mushroom）
- 薑黃（Tumeric）
- 醋及二氧化碳（Vinegar and Carbon Dioxide）
- 胡桃（Walnut）（註108）
- 安德烈莫瑞茲保腎茶（Andreas Moritz kidney tea）
- 安德烈莫瑞茲保肝茶（Andreas Moritz liver tea）

●關於北美升麻

一個刊登在《植物藥學（Phytomedicine）》期刊的法國研究指出，北美升麻的萃取物能夠預防及阻止乳癌細胞的成長。該研究是由國家癌症研究院和蘇珊柯曼乳癌防治基金會（Susan G. Komen Breast Cancer Foundation）贊助。北美升麻在婦科疾病、腎臟病、喉嚨痛以及緩解更年期症狀方面擁有良好的聲譽。現在並不建議完全消除更年期的症狀，因為它們已被證實可以降低乳癌風險至少百分之五十。

禁忌：如果你有使用「小紅莓」艾黴素（doxorubicin）和歐洲紫杉醇（docetaxel）這兩種化學治療藥物，或妳正值懷孕，則不應使用北美升麻。

（註105）最近的研究顯示，經常喝綠茶的婦女，可以顯著地預防結腸直腸癌和口腔癌；如果一天五杯或更多（超過十四年）的男性，可以降低百分之四十八進展成晚期攝護腺癌的機會。

（註106）日本的國家癌症中心（National Cancer Center）將這種菇送去進行藥物學檢測，發現它確實是強力的免疫系統建造者及癌症的戰鬥者。日本醫學大學（Japan's University School of Medicine）的科學家曾在老鼠身上測試蘑菇，他們發現它在二十天之後腫瘤成長的速度減緩了百分之八。有癌症的天竺鼠其復原率超過百分之九十九。許多亞洲市場都可以找到靈芝，在西方的健康商店也有。你也可以買到靈芝的萃取物。

（註107）甘草根粉末不管對癌症或糖尿病來説都是強力的治療藥草。它破壞癌細胞的能力比化療藥物還有效，而且還不會損傷健康的細胞。

（註108）核桃可降低乳癌風險：http://www.webmd.com/breast-cancer/news/20090421/walnuts-fight- breast -cancer

●關於佛手柑果汁

這種阿育吠陀藥草可以用改善所有的肝臟疾病，包括肝硬化、黃疸、肝臟功能受損、病毒性B型和C型肝炎、原發性或次發性肝腫瘤。

●關於蒲公英

這種常見的野草，是良好的肝臟補藥，也是治癌良方。由溫莎大學（Windsor University）生物化學家針對白血病的血液樣本和蒲公英根萃取物所做的研究顯示（註109），它讓白血病細胞被迫進行細胞自殺，而非癌化的細胞則安然不受影響。換言之，蒲公英根萃取物只會把目標對準壞的癌細胞，不像化療藥物會連好的細胞一同殺死。

●關於薑

※薑本身可抑制一種造成發炎和疼痛的酶——COX-2。（《食物化學毒物學》，Food and Chemical Toxicology 40: 1091-97, 2002）

※薑的活性成分——薑油（醇），或稱薑辣素，會妨礙癌細胞的擴散，並讓它無法從健康細

胞中區分出癌細胞。（《癌症研究》，Cancer Research 61: 850-53, 2001）

※薑辣素可阻止發炎，並像阿斯匹靈一樣發揮稀釋血液的作用，但卻不會有使用阿斯匹靈的有害副作用。（《藥學》，Pharmazie 60: 83-96, 2005）。

※薑汁緩解嘔吐症狀的效果，比經常在化學治療時開立的止吐劑ondansetron（譯注：原廠藥品名為Zofran，卓弗蘭）還要好。（Journal Ethnopharmacology 62: 49-55, 1998）。

※在動物實驗中，薑顯示能抑制結腸腫瘤的生長。（Clinica Chimica Acta 358: 60-67, 2005）。

※薑辣素可抑制消化道裡幽門螺旋桿菌的生長，這種菌與胃癌有關。（《抗癌研究》Anticancer Research 23: 3699-702, 2003）

● 關於巴西利和西洋芹

巴西利和西洋芹含有芹菜素，這是一種類黃酮成分，在很多天然食物中都可以發現。在動物實驗中，它可以減緩癌症的發展並縮小癌化腫瘤，即便是致命的、快速增長的乳房腫瘤。注射這種物質是安全的另類療法，可取代有毒的化學治療，因為它並未顯示出有副作用，即使用了高劑量也不會。但研究人員要將此研究繼續用在人類身上時遇到困難，因為製藥公司對於提

（註109） http://www.naturalnews.com/035754_dandelion_cancer_prevention.html

供經費給這個有潛力的天然癌症療方並不感興趣。（註110）

●薑黃——天然的「神奇藥物」

在印度，薑黃常見於飲食中，對於在美國最常見的四大癌症：乳癌、結腸癌、攝護腺癌和肺癌，盛行率低了十倍。這很大部分是因為薑黃含有一種稱為薑黃素的成分，它的抗癌功效大量出現在文獻中。每天只需要九至十二公克的薑黃素，就足以提供抗癌功效。根據研究，薑黃素也有助於降低膽固醇，抑制糖尿病、阿茲海默症、多發性硬化症、腫瘤、風濕性關節炎、HIV；並提升傷口復原能力和促進膽汁分泌等。另外有個額外的優點，它很美味。

更年期症狀事實上可預防乳癌

如果妳是正為更年期症狀所苦或者即將面臨那些症狀，那妳可以鬆一口氣！很多醫生和他們的病人認為更年期是一種「病」，他們不知道的是，更年期相關的不適症狀事實上能防止妳罹患乳癌。

如果妳要求醫生給妳荷爾蒙來抑制妳的症狀，他可能會告訴妳這麼做的話事實上會增加妳的乳癌風險。一份二〇一一年刊登在《癌症流行病學、生物標記及預防（Cancer Epidemiology, Biomarkers & Prevention）》（註111）上的研究，明確地強調更年期發生的熱潮紅、夜間盜汗、失眠、沮喪、陰道乾燥、不規律的月經出血或經量過多和焦慮等有無數潛在的健康效益。

先前的研究已顯示，有更年期症狀的婦女，比那些沒有經歷這些的婦女，擁有較低的雌激素。這個由華聖頓大學（University of Washington）和華聖頓福瑞德哈金森癌症研究中心（Fred Hutchinson Cancer Research Center）的研究團隊所進行的新研究，是首度評估更年期症狀和乳癌風險之間關係的研究。

另一個由國家癌症研究院贊助的研究結果顯示，曾經經歷更年期症狀的婦女，和沒有症狀的婦女相比，其患有侵襲性乳管癌、侵襲性小葉癌和侵襲性管狀乳癌等的風險明顯較低，比率是令人驚訝的百分之四十至六十。

這些風險的降低與使用荷爾蒙療法的時間點、更年期的年齡，以及身體質量指數無關，而這些都是已知的乳癌風險。研究報告進一步指出，曾經有熱潮紅經驗的婦女若熱潮紅的嚴重度

（註110） http://articles.mercola.com/sites/articles/archive/2012/06/04/apigenin-on- breast -cancertreatment.aspx?e_cid=20120604_DNL_art_2

（註111）《癌症流行病學、生物標記及預防（Cancer Epidemiology, Biomarkers & Prevention）》20(2); 1-10; ©2011 AACR

增加了，則也會降低所有三種乳癌的次類型的風險。「特別是我們發現熱潮紅情況嚴重、會在夜裡醒來的婦女，患有乳癌的風險特別低。」一位資深作者，同時也是哈金森癌症研究中心公共衛生科學部門的乳癌流行病學家李博士（Christopher I. Li, M.D, Ph.D.）對媒體表示。

研究人員因而做出以下結論：「這是第一個指出有更年期症狀的女人實質上乳癌的風險會降低的研究報告，以及嚴重的熱潮紅也跟風險呈現負相關。」「如果確認了，」研究人員說，「這些發現可以提升我們對於乳癌病因學，以及可能的預防方法的了解。」

「更年期症狀當然會對生活品質帶來不良影響，然而我們的研究則認為，如果在未來能確認乳癌的風險能因此降低的話，那麼也許是一線曙光。」李博士說。

我們可以從這個研究報告中學到重要的一課。我們不應把那些不舒服的症狀誤解成一定是身體有哪部分不對勁的徵兆，而是要相信身體不會犯錯，即使我們不了解為會出現熱潮紅和夜間盜汗這些不尋常的症狀。

換言之，如果你有這些症狀，是一種祝福，而不是詛咒。把注意力轉向好好照顧你的身體，例如吃得健康、早睡、建立運動習慣、保持身體充足水分，並透過晒太陽來獲取足夠的維生素Ｄ。

陽光：自然的癌症療法

根據刊登在著名的《癌症期刊（Cancer Journal）》上的研究（註112），未能有效地接觸紫外線，可能是西歐和北美地區癌症的主要危險因子。這個研究涵括了北美的癌症死亡率，直接牴觸了官方機構對於陽光的建議。這個研究顯示，生殖和消化系統的癌症死亡率，新英格蘭大約是西南部的二倍，儘管這兩個區域的飲食差異並不大。

一個對於五百零六個地區所做的檢視，發現癌症死亡率和UVB光線量有著密切的反向關係。科學家提出可能的機制指出，這是對陽光的保護性效應，當暴露在UVB下，維生素D就會由身體合成。根據此研究的作者格蘭特博士（Dr. William Grant）的說法，美國北部在冬季的月分因為夠暗，使維生素D的合成完全關閉。

當研究只聚焦在白種美國人時，研究人員發現同樣的地理趨勢影響黑皮膚或暗皮膚的美國人，他們的整體癌症罹患率顯著較高。如同之前解釋的，膚色較暗者需要更多陽光以合成維生素D。

研究顯示至少十三種惡性腫瘤是因為缺乏陽光而引起，多數是生殖和消化系統方面的癌

（註112）《癌症期刊（Cancer Journal）》March 2002; 94:1867-75

症。最強烈的逆向相關，是乳癌、結腸癌和卵巢癌，其次是膽囊、子宮、食道、直腸和胃部的腫瘤。

為了獲得陽光對治療癌症的利益，你一週至少需要有三次待在戶外，一次最少十五至二十分鐘。避免使用防曬產品和太陽眼鏡，否則你將無法得到來自陽光的好處。

如果想要更加了解陽光的療癒力量，為何UV射線事實上能預防並治療皮膚癌，以及為什麼多數的皮膚癌是由防晒霜和防晒乳所造成的，可以參考《健康與回春之祕》一書的第八章。

維生素D營養補充品對於那些生活在寒冷氣候，或者處在缺乏陽光的月份中的人，是必要的，但它並不是絕對必要且最佳的選擇。事實上，數十年來，具有可信度的研究已證實，因為補充品而造成的維生素D過多性佝僂病，可能具有毒性效應，甚至死亡。

我不信任「每日營養素建議攝取量」（Recommended Dietary Allowance, RDA）對維生素的建議，但我個人見過許多維生素缺乏而導致上述副作用的例子。此外，在《神奇的陽光療癒力》一書中，我也討論到有研究顯示，當你補充維生素D營養品時，會抑制免疫系統。雖然我知道營養補充品能快速移除某些疾病症狀，但它們也同時帶來其他同樣嚴重的疾病。

免疫系統受到抑制後，狀況類似打疫苗，身體就不再出現合適的反應，例如發炎、疼痛、虛弱、腫脹等。然而這不應被誤會成是病況獲得改善，而是病況惡化了。陽光或維生素D檯燈所引發的維生素，就不會有這種情形。

把合成的維生素D送進人體內，成了全民運動，而繼之而來的財務利益則讓他們進行更多證明它的價值的研究，就跟操控藥物實驗沒兩樣。我是維生素D（事實上是一種類固醇激素）最大的粉絲，過去十五年來我也寫了很多相關的文章，我不需要任何人來說服我它的重要性。我只是提醒，在攝取類固醇荷爾蒙時要認清，即使是前驅藥物例如D_2也一樣。因為其神奇的效果，類固醇一度被視為是奇蹟藥，但現在我們已知它們帶來的傷害遠大於好處。我只是希望大家不要掉入了另一個陷阱。

八至九小時的睡眠，讓免疫系統充分充電

問一下工作狂或大學學生，他們一天睡多少，他們可能會語帶驕傲地跟你說他們一天只要睡很少的時間就夠，但這個重要、自然、健康的生活方式是不能被忽略的，若你將良好的睡眠視為奢侈，顯然非常危險。睡眠不足與心臟病、糖尿病、肥胖，以及當然還有癌症，都是有關聯的。

有研究發現，每晚睡眠低於六小時的人，會有百分之五十的可能性形成大腸瘜肉，這種癌前的生長物若放著不管，就可能轉成惡性。這讓長期睡眠不足的人成為癌症的主要候選人。所以，只要確保有良好的睡眠，就有助於預防甚至治療癌症。研究顯示人需要八至九小時完全處

在黑暗中的睡眠，免疫系統才能充分充電。一個虛弱的免疫系統無法讓身體進行內部的清理，其導致的阻塞就會威脅細胞生命。

研究顯示人需要八至九小時完全處在黑暗中的睡眠，免疫系統才能充分充電。一個虛弱的免疫系統無法讓身體進行內部的清理，其導致的阻塞就會威脅細胞生命。

日夜的轉變會調節我們自然的睡／醒週期，以及必要的生物化學過程。日間光線的開始，啟動了強力荷爾蒙（糖皮質素）的釋放，其中最主要的兩個是可體松和皮質酮，它們的分泌有著明顯的週期變化。這些荷爾蒙調節身體一些最重要的功能，包括新陳代謝、血糖以及免疫反應。分泌的尖峰出現在上午四點到八點之間，然後逐步遞減。最低的濃度出現在午夜到凌晨三點之間。

藉由改變你每日的睡／醒時間，可體松的尖峰週期也會跟著改變。舉例來說，如果你總是在午夜過後而非在晚上十點之前就寢，且／或在早晨八點或九點而非在六點左右才起床，你將迫使荷爾蒙分泌的時間改變（持續性的時差），導致身體的混亂。廢棄物一般都是在夜間在直腸和膀胱中累積，然後在上午六點至八點排出。醒／睡週期改變了，身體別無選擇，只好繼續保留它們，甚至還可能會吸收它們的一部分。當你干擾了你自然的睡／醒週期，身體的生物節奏與大自然黑暗與光明的全天節率不同步，就會導致非常多的疾病，包括慢性肝病、呼吸疾病、心臟問題以及癌症。

松果體最強大的荷爾蒙之一，是神經傳導素褪黑激素。褪黑激素的分泌開始於晚上九點半至十點半（視年齡而定），包括睡眠。它在凌晨一點至二點達到顛峰，在正午時降到最低。松果體掌控生殖、睡眠和運動神經活動、血壓、免疫系統、腦下垂體和甲狀腺、細胞生長、身體溫度，以及許多其他的重要功能。所有這些都有賴一個平衡的褪黑激素週期。太晚睡（晚上十點之後）或在夜間工作，你會讓它及很多其他的荷爾蒙週期失去平衡。

仍在進行中的護士研究顯示，輪班工作的護士得到癌症的機率多了百分之五十，但血液中褪黑激素卻相當低下，而高濃度的褪黑激素與癌症的低風險相關。舉例來說，眼盲婦女的褪黑激素自然都很高（褪黑激素對黑暗有反應），比起看得見的婦女，其乳癌的發生率低了百分之三十六。補充褪黑激素營養品並沒有防癌的效果，反而會增加風險，因為它限制了身體褪黑激素的自主分泌。

如果你有癌症，或你不希望得癌症，下面這是給你最重要的忠告：每個晚上都充分休息（偶有例外），且在晚上十點之前就開始休息。

伴隨電燈便利性而來的，是讓數以百萬人流失了他們的健康。地球上人類身體和所有的生物，都將自己調整在可預測的明暗模式下，在一個被稱為晝夜節奏的生理週期下。現代化生活不正常的生活型態，不顧且忽視了身體必須與環境每日、每月、每年的改變同步的重要需求。大腦中一個稱為視叉上核（Suprachiasmatic Nucleus, SCN）的部位，透過監測環境光線的明暗來調節你的生理時鐘。因此，光與暗對我們的荷爾蒙系統，以及身體每個細胞的健康與活力，有著重大影響。

當戶外變暗，你的眼睛不再看到亮光，松果體就會開始產生褪黑激素，但當你開燈或看電視時，就會停止分泌。結果，褪黑激素產生的睡眠受到限制，數小時之內你將絲毫感受不到睡意。事實上，晚間這個時候的光線帶來的刺激，會防止你睡著，造成你長時間的睡眠障礙。睡眠障礙是常見的情況，影響著四千七百萬個美國人。如同新的研究所指出的，這個問題十分嚴重，因為它大大增加了他們罹癌的風險。

褪黑激素的功能之一，是減少身體的雌激素在夜間的活動，那會顯著地降低它對抗或治療生長激素相關癌症的能力。讓你自己暴露在夜間的光線下，褪黑激素會下降，同時雌激素會上升（註113）。醫療科學家在知道天然的荷爾蒙，例如雌激素和胰島素可能是致癌因子之後，一開始無法相信，但現在連官方都如此認定。二〇〇二年十二月，國家環境衛生科學研究院（National Institute of Environmental Health Sciences, NIEHS）把雌激素列入已知的致癌因子的清單中。有力的流行病學證據顯示，荷爾蒙與乳癌、子宮內膜癌和子宮癌有其相關性。

肝臟掌控無數的荷爾蒙，包括雌激素和黃體素。荷爾蒙不平衡的女性（註114），會發生性慾降低、子宮內膜疾病、更年期症狀、月經期間不舒服、經前症候群、乳房囊腫、乳癌、子宮肌瘤、子宮內膜異位、情緒障礙、婦女焦慮（female anxiety）、神經疾病、皮膚疾病、掉髮，以及骨骼的病變。但荷爾蒙不平衡，絕對不是肝臟的錯。如果你不讓自己睡覺，尤其是在午夜前二個鐘頭，你同樣在妨礙肝臟從事它重要的工作。

當肝臟功能因你不準時上床睡覺而受影響，你的身體無一處不受折磨，包括肝臟本身。肝臟移除血液中的胰島素，但當你不準時上床睡覺而干擾了它的夜間活動，胰島素就會造成脂肪被丟棄在肝臟中，防止肝臟從血液中移除胰島素。升高的胰島素會導致心臟病、腹部肥胖、糖尿病以及癌症。

除了製造褪黑激素，大腦也會合成血清素。它是非常重要的神經傳導素（荷爾蒙），與身體及情緒的健康狀態相關。它影響日夜節奏、性活動、記憶、食慾、衝動、恐懼，甚至自殺意圖。不像褪黑激素，血清素隨著白天的光線而增加，身體的活動和糖都會刺激它。如果你早上起得晚，由於缺乏足夠、有效地接觸日間光線，結果會降低你一整天的血清素分泌量。更進一步，因為褪黑激素是血清素分解的產物，這就會降低你在夜間褪黑激素的量。任何日夜節奏的脫序，都會造成這些重要的大腦主要荷爾蒙的不正常分泌。換言之，導致生物節奏受干擾，讓整個系統，包括消化、代謝和內分泌平衡的荷爾蒙功能受影響。突然間，你可能會覺得「失去協調」，變得容易感染各式各樣的疾病，從單純的頭痛、浮腫、不消化，到憂鬱症和腫瘤。

注意：超過百分之九十的血清素是在消化系統中製造的，當正午太陽的位置在最高點時，它的濃度會到達高峰。缺乏接觸自然光線，或在日間睡覺，會導致嚴重的腸胃疾病，因而影響身體每個細胞的健康。

（註113）不管男性或女性，都會製造雌激素荷爾蒙。
（註114）潛在的不平衡包括雌激素的過剩，以及黃體素的不足。

生長激素的產生，會刺激兒童的生長，幫助成人維持健康的肌肉和結締組織，但這些都須倚賴適當的睡眠週期。睡眠會啟動生長激素的產生。如果你在晚上十點前睡覺，則在十一點會到達分泌的高峰。這個短暫的期間與無夢的睡眠狀態（通常也稱為「美容覺」）同時發生。這段期間，身體會淨化自己，並從事它主要的修補和再生工作。如果你被剝奪了睡眠，生長激素的生成就會大幅度地下降。要治療癌症，身體必須生產充足的生長激素。在晚間適當的時間獲得足夠的睡眠，是預防和治療癌症的最好方法之一。此外，它不但不會花你任何錢，還能在其他許多方面對你有所助益。（想要了解身體生物節律及理想的每日時間規畫，請見《健康與回春之祕》一書。）

維持規律的用餐時間，減少代謝疾病發生

身體是由晝夜節奏掌控的，它控制身體最重要功能與時間間隔的一致性。睡眠、荷爾蒙及消化液的分泌、排除廢物，以及其他在每天日常的程序下，許許多多的身體功能。如果這些週期性活動被干擾的情況比被遵循的多，身體就會變得不平衡，且無法完成它的必要工作。所有的身體活動都自然地跟隨並倚賴晝夜節奏所支配的行程。

擁有規律的用餐時間，會讓身體能輕易地為產生及分泌適量的消化液以消化每一餐而做準備。另一方面，不規律的飲食習慣則會擾亂身體。進一步，它的消化能力變低，因為它必須不斷適應每一次不同的用餐時間。三不五時跳過一餐不吃、在不同的時間吃，或在餐與餐之間又吃東西，尤其會干擾肝細胞的膽汁分泌，結果就會形成膽結石。

藉由維持一個規律的用餐習慣，身體六百至一千億個細胞就能夠根據時間表來接收日常的營養比例，幫助細胞的代謝順暢且有效率。很多代謝疾病，像是糖尿病或肥胖，都是因為不規律的飲食習慣所造成的，可以藉由配合自然的晝夜節奏來進食，以獲得大大的改善。

最好在大約正午時吃一天的最大餐，早餐（不要晚於上午八點）和晚餐（不要晚於晚上七點）吃得清淡一點。晚上對食物的消化能力是最弱的，在晚上吃主食，會導致腸胃道充滿未消化、發酵以及腐敗的食物。細菌會去分解未消化的食物，因而產生毒物，不僅影響了腸道的健康，同時也是形成淋巴阻塞的主要原因。這會造成不健康的體重增加，並干擾基礎代謝。癌症是一個代謝不良的結果，源頭是經常在晚上吃主食，以及在餐與餐之前或睡前吃東西。

吃得過多通常導致腸道阻塞，具毀滅性的細菌和酵母在繁殖時，都渴望能補充有「能量」的食物及飲料，諸如糖、甜點、白麵粉製品、洋芋片、巧克力、咖啡、茶、碳酸飲料等，但那事實上意味著能量的耗竭。持續渴望食用這些食物或飲料，是細胞飢餓的指標。這種細胞飢餓會迫使體內最虛弱的細胞發生基因突變。

採取嚴格的素食

素食者相信全然的素食能改善健康及生活品質。近來，醫學研究發現，一個適當均衡的素食飲食，事實上可能是最健康的飲食。此乃是由一萬一千名自願參與牛津素食研究（Oxford Vegetarian Study）的人，所展現出來的結果。這個研究進行了十五年的時間，分析了素食對長壽、心臟病、癌症和其他各種疾病的影響。

研究結果震驚了素食界，以及肉品製造產業：「吃肉者，死於心臟病的機率是二倍，死於癌症的機率多出百分之六十，死於其他原因的則多出百分之三十。」此外，肥胖的發生率，在素食者身上也低得多。肥胖是許多疾病的危險因子，包括癌症、膽囊疾病、高血壓，以及成年發病型糖尿病（第二型糖尿病）。在一項針對五萬個素食者所做的研究中，美國國家健康局發現素食者活得比較久，且心臟病的發生率非常低。他們的癌症發生率也明顯比吃肉者低。

我們所吃的東西，對我們的健康有重大的影響。根據美國癌症協會的統計，美國每年將近九十萬個新發生的案例中，有高達百分之三十是可以藉由遵循適當的飲食建議來預防的。研究人員羅素（Rollo Russell）在他的《癌症因果關係筆記（Notes on the Causation of Cancer）》中寫道：「我在二十五個大量吃肉的國家中，發現十九個有較高的癌症發生率，只有一個比較低；而在三十五個吃肉較少或不吃肉的國家中，沒有一個有高發生率。」此外，《救命飲食》

的作者坎貝爾父子（T. Colin Campbell, PhD & Thomas M. Campbell）總結了他們在營養科學領域中劃時代的研究結果：「吃最多動物性蛋白質者，有最多的心臟病、癌症和糖尿病。」不令人意外地，他們建議全食物、以植物為主的飲食。他們的研究指出：「動物性的食物吃得愈少，對健康的好處就愈多——即使熱量只降低了百分之十，甚至零。所以，對動物性食物攝取的最理想比例是零，這個主張不是沒有理由的，至少對那些已出現退化性疾病徵兆的人來說，更是如此。」

如果現代人轉向均衡的素食飲食，那麼癌症會不再出現嗎？根據世界癌症研究基金會（World Cancer Research Fund）以及英國食品及營養政策的醫療觀點委員會（Committee on the Medical Aspects of Food and Nutrition Policy）兩個主要的研究報告，答案是肯定的。這兩個報告都證明了富含植物的飲食，以及維持健康的體重，能預防全球數百萬的癌症病例。兩個報告都強調，增加植物纖維、水果和蔬菜的攝取量，以及將紅肉和加工肉品的消耗量減少到每天八十至九十公克以下，是有其必要性的。

吃均衡的蔬果飲食，是預防癌症最有效的方法。如果你覺得無法只靠蔬菜過活，那麼至少試著以雞肉、兔肉或火雞肉來代替紅肉一段時間。之後，你會有足夠的信心吃全素。所有形式的動物性蛋白質都會減少膽汁的溶解度，而那正是形成膽結石和淋巴及血管壁阻塞的重要危險因子。它們也是細胞突變因而致癌的主因。

運動改善免疫反應，治療癌症

運動對癌症病人是有益還是有害？根據二〇〇七年由約翰霍普金斯大學（John Hopkins University）在網路上發表的一項最新研究報告，不但消弭了這些爭論，更指出用運動來對抗癌症能帶來利益。對接受化療的癌症病患來說，運動是對抗治療所產生的相關疲勞的最佳方法之一。「不建議你在化療期間，從事強烈的、新的運動養生法，但如果你在被診斷出癌症之前就有運動，請試著維持某種程度的活動。」約翰霍普金斯大學腫瘤科、婦科及產科副教授，阿姆斯壯醫生（Deborah Armstrong）說：「如果你不曾運動，嘗試做一些溫和的運動，例如散步或游泳。」

運動的好處並不限於幫助因治療產生的疲勞。事實上，它們能主動地治療癌症。許多突破性的研究表明了這個事實。這幾乎不令人驚訝，因為癌細胞是典型被奪走氧氣的細胞，而運動是一個直接運送額外的氧氣到全身細胞，並改善免疫反應的方法。研究人員也相信，運動能調節特定的荷爾蒙生長，若荷爾蒙未經調節，就會刺激腫瘤成長。**然而，運動不應太過激烈。每天運動半小時，或每週數小時，就能顯著地增加細胞的氧化作用。**

在一個刊登在《美國醫學學會期刊》的研究中，研究人員追蹤了二千九百八十七位乳癌婦女。診斷出癌症後的婦女，每週散步超過一小時，較少因為乳癌而死。其次，在另一個針對五百七十三名婦女的研究中，那些在被診斷出結腸癌之後的人，若遵守適度的運動計畫，每週超過六小時者，比起每週運動少於一小時者，死於癌症因素的機率低了百分之六十一。在所有的案例中，發現運動是個保護性的因素，無論病患的年紀、癌症的階段，或體重如何。第三個，是刊登在《臨床腫瘤學期刊（Journal of Clinical Oncology）》的研究，這個研究檢視了運動對八三二位有第三期結腸癌的男性和女性的效應之後，確認了上述的發現。

恢復你的「氣」：生命的力量

「是生命的力量在治療疾病，因為一個死人不需要醫藥。」——同類療法創始者，哈尼曼（Samuel Hahnemann）

換言之，當生命的力量——也就是氣——被耗盡了，即使最好的藥也無法恢復病人的健康，或讓死者起死回生。這個生命的力量，是身體內唯一能治療疾病的力量。

"Ener-chi Art"是種獨特的治療藝術，以由我創作的、充滿能量的油畫，幫助恢復氣或維生能量的平衡流動，再傳送到身體的器官及系統。在身體淨化和療癒的背景下施行，我認為這個獨特的方法是非常重要且有效的工具，能令所有的治療方式產生更成功的結果。

當身體的細胞體驗到氣的平衡流動，它們就更能移除有毒廢棄物，吸收更多它們需要的氧氣、水分和營養，做必要的修補工作，以及增加它們整體的表現及活力。我認為結合了肝／結腸／腎臟的淨化，是幫助身體功能恢復平衡的最有效方法之一，因為長年累月的阻塞和惡化，會阻礙身體完全地恢復它的氣。十年來我對這個方法詳加研究，也花了近二年的時間去發展，顯示“Ener-chi Art”非常能夠實現氣的平衡流動。它的有效程度在每個接觸這種藝術治療的人身上，截至目前為止是百分之百。由於它們獨特的治療效果，所有的“Ener-chi Art”畫作曾在明尼蘇達州知名的亞培西北醫院（Abbot Northwest Hospital）展示一個月，讓每個病人都能欣賞。我的三件親筆畫作：免疫系統、淋巴系統和血液循環／小腸，被掛在癌症病房中，讓所有的癌症病患有機會去體會它們的治療特性。

“Ener-chi Art”或許是最全然、最立即有效的治療計畫之一，它平衡了下述的身體器官、部位和系統內的生命力量——氣。

- 背部
- 血液
- 大腦和神經系統
- 耳朵
- 眼睛
- 內分泌系統
- 心臟
- 免疫系統
- 關節
- 肝臟
- 大腸
- 腎臟和膀胱
- 淋巴系統
- 肌肉系統
- 頸、肩
- 鼻和鼻竇
- 呼吸系統
- 小腸和循環系統

* 骨骼系統　* 皮膚　* 脾臟
* 胃　* 舌頭

我也為整體的健康創作了一幅畫，另一幅轉變情緒及生理創傷的畫，名為「飛越地平線」（Beyond the Horizon），以及其他的畫作，來平衡我們與水和空氣、石頭和山、動物王國、植物王國，以及自然精神等元素之間的關係。

Sacred Sant?mony：情緒治療系統

"Sacred Sant?mony" 是一個特別的治療系統，利用特定文字的聲音，來平衡深層的情緒／精神失衡。在 "Sacred Sant?mony" 中，這些力量強大的字眼，是靠「全腦利用」（同時包含大腦左右兩個半球）而產生的。古老語言的文字包含基礎聲音頻率，其震動頻率比我們現代語言還高得多。當結合起來成為字時，會產生寧靜與和諧的感覺（Santemony），能平息不安、暴力和騷動，無論是內在或外部的。

二〇〇一年四月，當我自然地開始用美國土著語、藏語、梵語，以及其他古老語言來吟誦。當開始利用這套治療系統的兩個星期之內，我就能透過產生聲音，快速地移除某些情況及某些人、食物、化學物質、思考模式、信念等等的情緒障礙、抗拒或反感。以下是一些透過"Sacred Sant?mony"來改善情況的範例：

- 降低或移除恐懼，包括對過去及未來、死亡、疾病、身體、有害化學物質、父母及其他人、不足、貧困、懼怕，及環境威脅等。
- 清除或降低來自最近或目前，因過去生命中的情緒創傷或負面經驗，帶來的傷害、失望或憤怒而導致的痛苦。
- 清除「生命之書」（Akashic records，也稱阿克夏記錄；指靈魂從所有生命流中收集而來的所有經驗的紀錄）中反覆出現的懼怕元素，包括我們被從心靈、上天或我們的高我分離的想法及概念。
- 建立讓個人解決他／她的業力（karmic issues）的先決條件，不是透過痛苦和折磨，而是透過創造力和歡樂。
- 改善或清除對食物、麩質、化學物質、殺蟲劑、除草劑、空氣汙染物、輻射、藥物毒性、藥物副產品等的過敏和不耐症。
- 減輕包括癌症、心臟病、多發性硬化症、糖尿病、關節炎、腦部障礙、憂鬱及諸如此類的慢性病，其精神與情緒上的根本原因。
- 解決其他生命中的困難及障礙，將它們轉變成有用的祝福。

蔬果療法

現在，大家都知道水果含有抗氧化成分，經常食用可促進健康。其中有些最受喜愛的，甚至含有有助於治癒癌症的成分，例如檸檬和覆盆莓。

檸檬，是強力的抗菌劑和壓力舒緩劑，長期以來是另類醫學最大的祕密之一，而製藥公司也開始重視了。全球最大的製藥廠發現，它可摧毀十二種癌症的惡性細胞，包括結腸癌、乳癌、攝護腺癌、肺癌和胰臟癌。檸檬的成分被證實比化療藥艾黴素（Adriamycin）摧毀惡性細胞的效率高出一萬倍，而且於此同時還不會傷害健康的組織。當然，藥界對於這些發現的反應，是製造出一個可以以高價售出並獲得高利潤的化學成品。但你可以跳過這種產品，直接攝取檸檬。

覆盆莓是另一種被證實對癌症具有強力療效的水果。南加州克萊姆森大學（Clemson University）的研究人員在做測試時發現，覆盆莓的萃取物成功地摧毀了大約百分之九十的胃癌、結腸癌和乳癌細胞。除了強力的抗氧化物，它們也含有鞣花酸，能有助於處理多種不同的癌症，包括皮膚癌、乳癌、食道癌、口腔癌、膀胱癌和肺癌，甚至是白血病（血癌）。

另一種強大的癌症療法，是在**桃子**、**油桃**、**梅子和杏桃的果核**裡。打開這些大型的種子，你會發現裡頭有一個杏仁果狀的果仁。這個果仁含有高濃度的天然化學物質，一般稱之為苦杏仁素、杏素（Laetrile, Amygdaline）或維生素B_{17}。研究顯示苦杏仁素導致癌細胞的死亡，讓健康細胞完整無缺——不會有化學治療的有害副作用。但ＦＤＡ秉持著他們總是妖魔化有效但相對不具獲利的癌症療法的本性，在一九七一年禁止了苦杏仁素。而研究也證明，苦杏仁素是安全的，且絕對比有毒的化學治療還要安全。

此外，某些蔬菜也含有特別強效的有助抗癌的成分，例如**蘆筍**、**花椰菜和高麗菜**。每天兩次、一次吃四湯匙的去皮蘆筍，可以治療許多癌症的症狀，包括何杰金氏症、膀胱癌和肺癌，即使傳統醫療已束手無策。花椰菜也因其抗癌效果而知名。它含有一種芥子酶（myrosinase），可激發綠花椰菜的防癌和抗發炎成分——蘿蔔硫素（sulforaphane）。綠花椰菜必須煮過，才能釋放這些成分。然而，過度烹煮卻會破壞這種酵素，讓身體無法獲得這些益處。研究人員建議**以小火慢蒸綠花椰菜**，**以保持它最大的效益**。他們也建議將其與其他富含蘿蔔硫素的食物混合，例如芥菜、蘿蔔、芝麻葉、山葵和綠花椰菜芽，以達到最佳的吸收效果。

高麗菜和**紫高麗**都是治療癌症的強力十字花科蔬菜。它們含有各種廣為人知的強力分子花青素，已知可以預防及治療人體上的癌症。它們也含有異硫氰酸酯，有助阻礙體內的致癌因子並加速移除它們。此外事實上它們富含有效的抗氧化物。

番荔枝：比化學藥物更有效

如果你正受到癌症的折磨，且覺得你需要一種特殊的治療方式，它不但要是天然的，且至少效果要跟化療或放療一樣，你可以考慮使用番荔枝（Graviola）這種草藥。番荔枝是一種生長在南美和北美、包括亞馬遜河流域，最溫暖的赤道地區的本土植物。

科學家自一九四〇年代就開始研究番荔枝的特性，且發現它有非常多的活性因子及化學物質。番荔枝顯示出對許多不同疾病的廣泛利益，癌症就是其中之一。番荔枝含有一系列的化學物質，稱為乙醯生合成物（Annonaceous acetogenins）。這些成分含在它的葉子、莖、樹皮和種籽中。共有八個臨床研究、七個獨立的研究團隊已經確認，這些化學物質具有顯著的抗腫瘤特性，以及選擇性的毒性來對抗各種形式的癌細胞，卻不會傷害健康的細胞。印第安那州西拉法葉的普度大學（Purdue University）對這些被稱為acetogenins的化學物質，進行了一個大型研究，且獲得國家癌症研究院和／或國家健康局的大力贊助。截至目前為止，普度大學和／或它的成員已為它們在抗腫瘤及殺蟲的特性，以及這些acetogenins的使用，提出了至少九個美國和／或國際專利的申請。

美國有一個數十億美元的藥廠，在發現番荔枝的成分在治療結腸癌上，藥性是一般化學藥物的一萬倍之後，試圖從番荔枝生產抗癌藥。它發現番荔枝可令兩種不同的惡性細胞致命，特別是那些造成肺癌、攝護腺癌和乳癌的細胞，且它還能保護健康的細胞，而不會殺了它們。使用番荔枝，病人不會產生噁心掉髮、明顯體重減輕，或虛弱等現象。番荔枝不會降低免疫系統，事實上，還能增強它。

這家藥廠花了七年的時間，想要用番荔枝的抗癌化學物質來研發專利合成的處方用藥（為自然成分申請專利不符合法令規定），但是所有的嘗試都失敗了，而這個方案也宣告終止。他們未將這些發現公諸於世，反而將它們束之高閣，永遠藏起來。然而，這個事件被流傳出來，而番荔枝現在已在健康專家及研究人員之間，獲得它應該擁有的認同。

許多末期的癌症案例透過使用番荔枝而逆轉，即使病人已經八十五歲或更老。當癌腫瘤被打破，身體會被毒性充滿，均令病人感到非常虛弱。為了讓此治療危機的強度降到最低，每天淨化結腸是重要的，可透過灌腸的方法。腎臟必須靠喝腎臟淨化茶來支持。如果可能，肝臟也該淨化。

注意：番荔枝具有心臟抑制、血管擴張劑及降血壓的效應，劑量須緩慢增加，過量的劑量會造成噁心及嘔吐。應在了解番荔枝的價值、作用，以及它與其他藥物之間可能的交互作用的健康專業人員監督之下，使用此療法。

神奇的礦物補充品

所有的癌症都有三個通性：一、免疫系統是虛弱的，且被耗盡；二、整個身體都充滿了毒性和廢物；三、在癌細胞內和周圍，有大量的病原體（感染因子）出現。這可能包括寄生蟲、病毒、細菌、黴菌和真菌。一種礦物質——亞氯酸鈉（sodium chlorite）——對這些造成疾病的因子有著最平衡及立即的效應。除了先前提到的之外，要治療癌症及多數疾病，無論是嚴重或輕微的，其需求包括：

1. 抵銷會讓免疫系統耗損的及餵養或吸引病原體的有毒物質。
2. 強化免疫系統，以移除所有的病原體，並將它們驅離。
3. 當進行解毒時，滅絕所有的有害寄生蟲、病毒、細菌、真菌、黴菌及酵母菌，並將它們排出體外。

這些作用必須同時發生，才會成功。

神奇的礦物補充品（Miracle Mineral Supplement, MMS），是一個穩定的氧溶液，在蒸餾水中有百分之二十八的亞氯酸鈉（不是「氯化物」）。當小部分的檸檬汁、萊姆汁、或檸檬汁被加入幾滴ＭＭＳ之後，就會形成二氧化氯。一旦被攝取，亞氯酸鈉會在數小時之內立即使有害的物質氧化，例如寄生蟲、細菌、病毒、酵母菌、真菌和黴菌，而這會讓免疫力暴增至少十倍。藉由這麼做，MMS在四十八小時之內，幾乎都令每個受測者，從血液中移除了例如瘧疾和HIV等病毒。

漢伯（Jim Humble）發現了MMS，並寫了一本書《Berakthrough...the Miracle Mineral Supplement of the 21st Century》（中文暫譯為：《突破：二十一世紀的神奇礦物補充品》）。（註115）以下是節錄自此書中的一段話。

「瘧疾的首度發現是在非洲，現在已證實，所有疾病狀態都直接或間接與病原體有關。在非洲已有超過七萬五千個案例被治癒。通常在四小時左右，所有的症狀就會消失，所有的患者經測試後都已不再發現有瘧疾。MMS已知也可用在治療癌症、A、B、C型肝炎、傷寒、多數癌症、?疹、肺炎、食物中毒、結核病、氣喘，以及流感與許多其他的情況。甚至對一些不是與病原體直接相關的情況，似乎也都能因大幅提升身體的免疫力而獲得助益，例如肌肉退化、過敏、狼瘡、發炎性腸道疾病、糖尿病、蛇咬、牙瘡及纖維肌痛症。請注意，MMS沒有治好（cure）任何事，它只是讓我們的身體自我痊癒（heal）。請注意我非常小心地使用『治好』與『痊癒』這兩個詞，雖然那是千真萬確發生的事。」

漢伯說：「馬拉威政府所做的測試顯示，有百分之九十九的瘧疾被治好。在烏干達用MMS治療的AIDS患者中，超過百分之六十在三天內痊癒，百分之九十八在一個月內痊癒。超過百分之九十的瘧疾病患在四至八小時內痊癒。數十種其他的疾病，也因為這個新的礦物補充品而被成功治癒或改善。」

這本書中告訴你這個發現的細節，以及如何製造並使用它。他讓ＭＭＳ成為全世界都可得的東西，其間並無個人的既得利益，他只是想要利用其發現來終止疾病和貧窮。

歐吉布瓦藥草茶（八種藥草的護士茶）可治百病？

歐吉布瓦（Ojibwa）的印第安藥草茶是在一千七百年代由歐吉布瓦印第安人所製造，具有二百八十年歷史的美國印第安植物藥草茶。歐吉布瓦人利用它來治療由早期歐洲移民者帶來、幾乎導致種族滅絕的天花。

美國原住民用這個藥的配方來治療所有的癌症、第一型和第二型的糖尿病、肝臟感染及其他的肝／膽囊的狀況、腫瘤、關節炎、痛風、氣喘，以及其他呼吸問題、肥胖、高血壓、高膽固醇、纖維肌痛症及慢性疲勞症候群、胃潰瘍、腸躁症、腎臟及膀胱疾病、靜脈竇阻塞、流感、支氣管炎、痲疹、腮腺炎、水痘、天花、皰疹、腹瀉、便秘、淋巴水腫（液體滯留）、心

（註115）編註：新版已出到第三版，《The Master Mineral Solution》，二〇一一年出版。

臟病、過敏、皮膚病、自體免疫疾病（例如狼瘡和AIDS）、萊姆病、物質成癮（例如酒精、藥物和菸草）、憂鬱症等。

●八種藥草的護士茶所包含的成分

聖薊草（Blessed Thistle）

用來改善消化問題，例如脹氣、便秘，以及腸胃不適。這種草藥也可以用來治療肝和膽囊的毛病。

牛蒡根（Burdock Root）

一種溫和的利尿劑。它增加尿液與汗的產生，對治療腫脹和發燒有潛在效果。牛蒡根在預防因酒精、化學物質或藥物所造成的肝臟受損上，扮演了重要角色。這種保護效應的確切理由目前還未知，但被認為可以抗氧化，氧化是身體的自然新陳代謝功能。雖然氧化是個自然的過程，但不代表它不會傷害人體。氧化的結果之一是釋放帶氧自由基，這些化學物質會抑制免疫系統。抗氧化物例如牛蒡根，可以保護身體細胞不受氧化的傷害。

昆布（Kelp）

一種海洋植物，是濃縮的礦物質來源，包括碘、鉀、鎂、鈣及鐵。昆布中的碘會幫助製造甲狀腺荷爾蒙，而那是維持身體所有細胞正常代謝功能所必需的。這會提升能量，讓維持健康的體重變得更容易。昆布是所有歐吉布瓦茶的成分中最營養的一個，但在四種藥草的配方裡沒有。（護士茶分成四種藥草及八種藥草兩種，原始護士茶是四種藥草配方，包括：牛蒡根、酢醬草、滑榆皮、土耳其大黃根。）

紅花苜蓿（Red Clover）

含有多種營養，包括鈣、鎂、菸鹼酸、磷、鉀、硫胺素（維生素B_1）及維生素C。紅花苜蓿也是異黃酮（水溶性的化學物質，作用類似在許多植物中可以找到的雌激素）最豐富的來源之一。紅花苜蓿中的異黃酮曾被拿來研究它們在治療某些癌症上的功效，一般認為異黃酮可以預防癌細胞擴散，甚至可以消滅它們。

酢醬草（Sheep Sorrel）

含有豐富的草酸、鈉、鉀、鐵、鎂、磷、β胡蘿蔔素、以及維生素C，是一種溫和的利尿劑、防腐劑及瀉藥。

滑榆皮（Slippery Elm Bark）

被用來當成割傷及擦傷時的外敷藥，對於因為痛風或其他原因造成的關節疼痛也有效。除了被拿來當成護士茶的成分之外，這種藥草通常被用來緩和喉嚨痛。滑榆皮常被製成錠劑，用來減輕喉嚨痛。因為喉嚨痛和感冒通常是相關聯的，所以滑榆皮也被用來當成治療感冒的藥草之一。此外，它調節了消化系統的排泄階段，可以同時緩解便秘和腹瀉。

土耳其大黃根（Turkish Rhubarb Root）

具有解毒效果，是世界知名的藥草。大黃根能藉由刺激膽管，清除膽汁、寄生蟲以及腸子內的腐敗食物，以排出有毒廢棄物。它能藉由淨化肝臟來緩解慢性肝病，可以改善消化並幫助調整食慾，也有助於治療潰瘍，緩解脾臟和結腸的疾病，解決便秘，以及治療痔瘡與上消化道的出血。

西洋水芹（Watercress，又稱水田芥、水甕菜）

有豐富的維生素C，常被拿來當一般的補藥。它的苦味被認為可以調整食慾並改善消化，也被用來緩和神經性疾病、便秘及肝病。西洋水芹是很受歡迎的咳嗽及支氣管草藥。它還含有一種稱為大黃素（rhein）的物質，可以抑制腸道內病原菌的生長。大黃素也具有對抗白色念珠菌（黴菌感染）的功效。

警告：有些食物和草藥例如滑榆皮，含有水溶性纖維，因此同時使用時，歐吉布瓦茶會干擾其他藥物在腸內的吸收。因此，服用處方藥時，不要同時喝這種茶。

重碳酸鹽楓糖漿療法

雖然攝取糖分會強烈地刺激癌細胞生長，但小蘇打（碳酸氫鈉）和楓糖漿的結合卻有完全相反的效應；它讓癌細胞非常難以發揮功能及生存。

癌細胞只會在酸性及氧氣被剝奪的環境中起作用。因為它們天性厭氧，所以無法利用氧氣來代謝葡萄糖（糖）並產生能量，反而必須將它發酵。與利用氧氣和葡萄糖來產生能量的有氧細胞相比，癌細胞需要比健康細胞多用十五倍的葡萄糖來產生相同的代謝能量。癌細胞對於葡萄糖的過度饑渴，剝奪了其他健康細胞取得這種維生的營養，因此令它們變得虛弱、死亡，或也突變成癌細胞。癌細胞不停地從組織液中耗盡營養，造成健康細胞的飢餓或虛弱，大大地阻礙了受影響的器官保存葡萄糖和能量。這就是癌症相關的器官衰竭背後的主要原因。

要製作這個簡單、便宜又有效的藥方，請將五份的百分百楓糖漿（以B級的為佳），與一份的純小蘇打（不要添加鋁）（註116）混合。將混合的東西放在平底鍋裡，用中火加熱五分鐘，迅速攪拌，它會擴散開來並變成泡沫狀。接著，將它置放在涼爽的地方，每天兩次，每次吃一茶匙。對於比較嚴重的情況，每天三次，一次吃一茶匙。吃個至少七至八天不要間斷，通常能有效地縮小腫瘤零點三至零點六公分。你會強烈感受到癌細胞、細菌和毒素組成的東西逐漸死去，並通過腸道排出。如果出現腹瀉狀況，請不要擔心。這是身體釋放自己，不讓自己負荷太多酸性而導致癌症的方式。其他看起來不相關的健康情形也會被改善。

楓糖漿能夠將重碳酸鹽傳送到全身，包括大腦及神經系統、骨骼、牙齒、關節、眼睛及固體腫瘤。它也能有助於其他的酸中毒情況。重碳酸鹽療法是無害的，且因為它極佳的可擴散性，讓它快速發揮效果。

用重碳酸鹽來治療癌症的最偉大擁護者，是義大利羅馬一位傑出的腫瘤科醫師──塞蒙奇尼博士（Dr. Tullio Simoncini）。他的療法的基礎概念，是直接對腫瘤施行重碳酸鹽。他相信癌症是一種真菌，可以透過直接與重碳酸鹽接觸來消滅。

塞蒙奇尼博士認為真菌幾乎在所有癌症上都扮演了一個重要角色，這種想法當然是對的。真菌的種類超過一百五十萬種，其中一個是白色念珠菌，它生長在腸道，幫助未消化的糖或澱粉發酵。這種腸道黴菌會擴散到身體其他部位，在需要分解有機廢棄物的地方建立起菌落。

某些真菌，尤其是「白腐真菌」，會使殺蟲劑、除草劑、五氯苯酚（pentachlorophenol）、雜酚油（creosote）、煤焦油（Coal Tar）以及金屬燃料降解，並將它們轉變成二氧化碳、水和基礎元素。真菌在地球上每個地方都有，在生態系統上扮演了很重要的角色，包括身體的內部生態系統。除了細菌之外，真菌是多數陸地及部分水生生態系統的主要分解者。身為分解者，它們在營養循環、特別是腐生性的和共生上有著不可或缺的角色，它們將有機物質降解成非有機分子。當身體沉積了有機廢棄物、重金屬和化學物質（註117），它們就變成必要的東西。當細胞腐朽、死亡且尚未準備好透過身體的淋巴系統移除出去時，它們也會出現。阻塞的淋巴管幾乎總是造成真菌在器官的細胞及組織中快速繁殖。這些在器官組織中成長的真菌，總是以白色團塊的樣子出現。這也就是為何癌腫瘤總是白色的（雖然在掃描影像上，它們是以黑色團塊或陰影的樣子出現）。

在做它們珍貴的工作時，真菌會產生具有生物性活動的分子。這些分子中很多是有毒的，因此被稱為黴菌毒素，表示它們原來是真菌且具有毒性。最惡名昭彰的是黃麴毒素，它們是隱藏性的肝毒，以及高度致癌的代謝物。換言之，真菌毒性會損傷細胞，並造成它們突變成癌細胞。換言之，真菌助長了內部及外部受汙染的組織，並以有害的毒物和化學物質為生，它們也製造出會進一步損害細胞並造成突變的毒性。因此，當真菌活動幫助移除了原始癌症的原因

（註116）請注意標籤上是否有標示「未添加鋁」的字樣。

（註117）與健康組織相較，癌組織包含了較高濃度的有毒化合物、殺蟲劑及重金屬。一九七三年，一項由耶路撒冷希伯來大學——哈達撒醫學院的職業健康系（Department of Occupational Health at Hebrew University-Hadassah Medical School）所做的研究，發現在同一名乳癌女性的罹癌乳房中，DDT和PCB等有毒物質的濃度，明顯高於正常乳房及鄰近的脂肪組織。

（毒物），而其製造出來的毒物就剛好提供來讓癌症繁殖。

小蘇打的重碳酸鹽可以結合並移除毒物、化學物質、有機酸性廢棄物，且它會快速地提升癌細胞和其環境的pH值。固體腫瘤細胞外的pH值比起正常組織，特別地酸。藉由改變腫瘤的pH值，會讓腫瘤接觸到更多氧氣，而造成它的毀滅。

為了盡可能地接近腫瘤組織，塞蒙奇尼博士放了一根小導管在動脈中，提供營養給腫瘤，而且供應高劑量的碳酸氫鈉（小蘇打）到腫瘤最深處。他聲稱，多數用這種方式治療的腫瘤會在幾天之內分解，類似楓糖漿重碳酸鹽的效果一樣。

有機硫化物結晶

另一個被證實能成功治療癌症的方法是攝取有機硫化物結晶。這個作法是由一位被診斷出末期睪丸癌的研究人員發現的。因為不想放棄，所以他開始每兩天吃一湯匙的硫化物結晶，結果令人驚訝。因為硫化物結晶會產生氧，因此能快速讓身體注入氧氣，創造有氧環境並摧毀厭氧的癌細胞。

一個由英國南安普敦大學在二〇〇六年所做研究指出，除了它們的抗癌功效之外，有機硫化物也能製造所有的必需氨基酸，包括omega-3脂肪酸和維生素B。嘗試它們的糖尿病患者，回報他們的胰島素需要至少降低了百分之二十，有些人甚至完全不需要胰島素了。它們也證明能有效治療高血壓和憂鬱症。參與這項研究的人有超過七千人，花了十二年的間，除了一開始身體在解毒過程中會有些許的不適之外，並未有副作用的抱怨出現。

熱療法

十九世紀時，有個醫師注意到因感染（例如猩紅熱）而發高燒的病患，癌症通常能痊癒。從「癌細胞無法忍受高溫」這個簡單的發現，進而發展出了對癌症的熱療法，這種方式可以摧毀癌細胞，卻不傷害健康的組織。

在治療時，病人的體溫會慢慢上升到超過攝氏四十度，大約就是發高燒時的體溫。這樣的溫度會維持兩小時，期間醫師會小心監控病人的生命徵象及確保病人的水分足夠。這能殺死數以百萬計的癌細胞，而其他殘留的癌細胞則因為已經虛弱不堪，所以簡單的維生素療法，例如維生素C就可以將它們全數消滅。這種療法是有效、安全、無痛的，不像化療或放療，都有一堆致命的副作用。

睡茄：阿育吠陀藥草

埃默里大學（Emory University）的研究人員發現，阿育吠陀醫學的治療者經常使用一種植物成分來預防乳癌細胞的轉移。這種成分就是醉茄素A（Withaferin A），是由睡茄（ashwagandha，學名withania somnifera）的植物根部而來。它同時也被稱為南非醉茄、印度人蔘或者冬櫻桃。它是一種茄科屬的矮灌木植物，會開綠色小花及結橘紅色果實，數千年來在印度使用於醫療用途。這個研究中的人員成功地用它來防止乳癌的擴散。

海洋浮游植物：天然的超級食物

海洋浮游植物被認為是地球上力量最強的食物，因為它含有高能量的超級抗氧化物、維他命、礦物質和蛋白質。它是一種非常微小的植物（大概像一顆紅血球一樣大），自然地生長在海洋中，且是食物鏈的開端，它餵養了一些海洋生物，而這些海洋生物又餵養了更多的生物。它為這個星球產生超過百分之七十的氧氣，且因為它的獨特營養特性及微小體積，因此它被認為可以擴散到身體的細胞內，快速地供應營養到身體的所有器官和系統。如果營養不能到達細胞，癌症和其他疾病就會發生。因為海洋浮游植物含有幾乎所有存在這個星球上的營養素，且不須倚賴消化系統的運作來運送這些營養，因此這個超級食物可以快速供應到身體可能被錯過的部位。

其他有效的癌症自然療法

數百萬人因為數十種其他自然癌症療法而重拾健康，而沒有讓侵犯性的醫療介入。雖然這本書的目的是要揭開癌症的真正原因，並教你處理它們，但我也希望讓各位知道這些自然的癌症療法其極佳的潛在利益。我已經講了其中一些療法，但絕不能忽略其他療法的價值。包括：

- 阿育吠陀的排毒療法（Pancha Karma）以及草藥
- 瑜伽
- 硫酸肼；硫酸聯氨（Hydrazine Sulfate）
- 尿療法（Antineoplaston Therapy）
- 生物電流療法（Bioelectricity Therapy）

- 生物共振療法（Bioresonance Therapy）
- 洛耶萊福頻率療法（Royal Rife Machine Therapy）
- 葛森氏治癌法（TheGerson Therapy）
- 胡克斯療法Hoxsey Therapy）
- 使用槲寄生（Iscador, Mistletoe）、保哥果（Pau D'Acro）、小槲樹（Chaparral）、蘆薈（Aloe Vera）及番荔枝（Graviola）的療法
- 同類療法（homeopathy）
- 柯雷癌症疫苗（Coley Vaccine）
- 嘉士頓納森的樟腦療法（Camphor Therapy of Gaston Naessens）
- 提高免疫療法（Burton's Immuno-augmentative Therapy）
- 李文斯敦療法（Livingston Therapy）
- 艾塞爾醫師的整體療法（Issels' Whole Body Therapy）
- 尼伯醫師的新陳代謝療法（Metabolic Therapy by Hans Nieper, M.D.）
- 活細胞治療（Live Cell Therapy）
- 螯合治療（Chelation Therapy）
- 氯化銫癌症療法（The Cesium Chloride Protocol）
- 夾竹桃療法（Oleander Treatment）

※雙氧水療法（Intravenous Hydrogen Peroxide）
※植酸肌醇六磷酸；六磷酸肌醇（IP6）
※愛德加凱西的蓖麻油療法（Edgar Cayce's Castor Oil Packs）
※塞蒙奇尼博士的蘇打粉療法（Dr. Simoncini's Baking soda treatment）
※巴德威博士的油蛋白飲食（Dr. Budwig Diet
※克拉克博士的寄生蟲／癌症療法（Dr. Clark's Parasite/Cancer Treatments）
※摩爾曼的抗癌飲食（Moerman's Anti-Cancer Diet）
※紅花苜蓿茶（Red Clover Tea）（註118）
※液體細胞的沸石療法（Liquid Cellular Zeolites）（www.mywaiora.com/500006）
※以及其他更多的……

如果癌症病人不把另類療法當成是一個最後的手段，也就是說，在所有的方法都失敗之後才尋求另類療法，則它的成功率會大得多。不幸地，幾乎每個被診斷出癌症的人，都選擇了主

（註118）雖然紅花苜蓿的抗癌效應是傳聞軼事，但它們仍被認為是傳統癌症草藥。患有乳癌的女性能藉由飲用紅花苜蓿茶來代替水，而停止癌症的生長。把一杯的苜蓿草藥放入一加侖的滾水中；讓它浸泡二十分鐘使其成分滲出，過濾後並冰鎮。喝的時候以室溫或微溫，每天喝六至八杯（二百五十西西左右）。

流醫療方法。大多數癌症病人相信，醫生給的主流醫療，提供他們百分之四的機會可以「打敗那個東西」。然而，真正從癌症中存活的，事實上低於百分之三（註119）。但也不保證，那百分之三存活下來的人將來不會再有另一個新的癌症，或一個不同的、一樣會使人衰弱的疾病。

主流的癌症療法造成的副作用非常嚴重，以致於那些之後選擇另類癌症療法的病患，會對新的、自然的療法感到失望，因為它們「沒作用」。問題在於，超過百分之九十五尋求自然療法的癌症病患，都已經被主流醫療傷害了。之前的治療已對他們的身體造成某種程度的傷害，導致後續的治療非常難達成。他們的免疫系統嚴重地受到牽連，肝功能也已受損，消化系統太過虛弱以致於無法適當地利用所吃的食物。除非一個有效的另類療法包括恢復這些重要的部分及功能，否則要它帶來完全的痊癒，其機會是渺茫的。利用自然方法治療的機率事實上可達百分之九十，只要身體主要的自癒系統沒有被先前的治療嚴重傷害或破壞。這些治療造成的破壞愈少，復原的可能性就愈大。

在我告訴你上列的另類、自然療法的同時，我也建議你不要忽略去了解癌症及一般疾病真正自然、原始及進展的階段。

當身體出現某些狀況，癌腫瘤成為事實，人很容易變得不知所措，因而開始焦躁地把注意力都放在尋求「治療」，而不去尋找最終的、較不明顯的癌症成因。癌腫瘤是身體去治療真正癌症的行為。對抗癌症的企圖，即使是用上述相關的自然療法，就類似用發起一場戰爭的方式來帶進和平一樣。但我們都知道這個策略很少成功。如果你選擇這些方法中的一個或一個以上，須確認你不是用它們來試圖殺死某個東西，尤其是腫瘤。這些方法或許會、也或許不會有效地支持身體痊癒，你絕不可以忘記，最後的治療是在身體裡並由自身完成，且是由你心中和腦中進行的想法來決定。

你的決定的背後意圖，比你選擇的治療工具更具有力量。如果恐懼驅使你做決定，你最好不要有任何行動，直到你能面對、擁抱恐懼，並將恐懼轉換成信任和信心為止。恐懼擁有癱瘓的效應，會妨礙身體的療癒能力。眾所皆知的，身體在壓力下，是無法痊癒的。壓力荷爾蒙抑制了消化功能、排泄功能、免疫系統，以及到重要器官的血液循環。認為癌症威脅你的生命，會產生壓力。認為它是身體自我的治療企圖，或根本上未被解決的衝突的解決之道，會讓它具有意義及目的，因此它不會產生壓力反應。最終，當時候到了，當你不再認為胸部的腫塊，或結腸、腦部的腫瘤是個問題，而是一個解決你生命中埋藏已久、甚至連你都不知道的、更深層的問題的必要部分時，癌症可讓被塵封已久的問題浮上檯面，讓你與它和平共處，接受它、甚至擁抱它。胸部的腫塊或腦中的腫瘤，只是一種抗拒的顯現，抗拒你自己、抗拒其他人，或抗拒整個情勢和環境。當你不在乎腫瘤變大或變小，將能停止用你的能量餵養它。

當你不再需要去修補你所認為已經損壞的東西時，痊癒就會發生。去修補它，反應出你自

（註119）這是所有主流醫學治療癌症的五年平均存活率。它可能會更高或更低，視癌症的種類而定。它不包括數以百萬不會致命的皮膚癌，但主流醫學把它們包含在他們的統計數字中，以大幅提高他們的成功率。

己不完全的觀點及接受度，是基於恐懼不夠好、不夠強壯、或不夠值得。腫塊或腫瘤幫助你碰觸那些不安全感及弱點，且將它們轉換成勇氣和信心。它挑戰你，讓你即使患有癌症，仍能活得快樂，並享受你的人生。當你簡單地透過接受這個挑戰的深層意義及目的，開始去面對它，癌症的需求就會跟著不安全感一同遠離。

重複一次，腫塊或腫瘤並不是問題。重點在於你如何回應它。如果你能舒服地與它共處，而不對它太過注意或一心想毀了它，那麼你距離自然痊癒就很近了。腫瘤的大小一點也無關緊要。事實上，當在治療過程中，因為增加了淋巴細胞的活動，腫瘤可能變大。接著它會快速縮小。我曾經在超音波的影像上，親眼看到一個柳丁大小的膀胱腫瘤，在十五秒之內完全瓦解並消失。你要知道身體永遠都站在你這邊，從來不會違抗你，不管情況看起來有多糟。事實上，你生命中沒有一件事會違抗你，即使是疼痛，也是一種讓你不再抗拒對你有好處的事的方法，只是你看不出來。你可以從任何發生在你身上的事學到東西，包括癌症。

在所有的案例中，去確認並處理所有阻止身體痊癒的事，或甚至去供應所有能幫助去感覺身體的整體性及活力，比起去處理癌症出現的症狀，重要得多。

結語：治療最根本的原因

我寫本書的目的，在於提供一個對「癌症是什麼」的另類觀點，一個可以反應自然法則的智慧及目標的觀點。重要且常識性的理由管理著自然定律的建構力量，同樣地，也管理它的毀滅力量。否則，成長不會發生，而我們所知的宇宙也會在很久之前就消失。每件事物都有其意義，不管它看起來是多麼不具意義。一顆蘋果之所以能生長（自然定律的建構力量），是因為之前的花凋零了（自然定律的毀滅力量）。能夠找出癌症發生的目的和意義的人，也將會尋得治療的方法。這是本書的承諾。它回溯癌症的源頭——在原因和影響之前的各種層面。

癌症最根本的原因是害怕——害怕不夠好、害怕失去、害怕受傷害、害怕傷害別人、害怕愛、害怕愛得不夠、害怕沮喪、害怕成功、害怕死亡、害怕食物、害怕被失望，以及害怕生命與存在。這裡的每一種害怕都是「害怕未知」的產物。

對未知的恐懼，不是一個你決定要擺脫它，就能做到的有形物體。多半的情形是，你操縱著你害怕的事。負面的期望是自我實現的預言，當這些預言或期望實現時，會讓你覺得反正它們已經發生，你好像別無選擇。然而，你永遠擁有選擇權。你從來不是任何事或任何人的受害者，即使它感覺起來是如此，這是重點。只有在你覺得自己是個受害者時，你才會變成受害者。雖然我們常透過潛意識而創造出所害怕的事物，但我們仍可以輕易地改變所呈現出來的東西，並創造出我們所愛的事物。

要治療癌症，你首先必須深刻了解到，你的身體沒有能力做任何傷害你的事。因此，你不需要害怕它。透過接受的雙眼，你將能看到所有生命中的負面情況，例如癌腫瘤，都有其正面的光。（註120）這個內在的觀點轉變，能立即驅散對未知的恐懼。一旦你接受傷害或疾病是能夠讓你獲得利益的，例如可以增強你之前覺得生命中虛弱、無能或緊張的部分，你將開始與它產生連結。與「問題」的連結，接下來會讓你的能量和情緒釋放對自然痊癒的阻礙。

如同先前所提的，當缺乏生命的力量時，痊癒就不會發生。當你「缺席」，當你把自己與身體的困境和疾病分開時，生命的力量是不可得的。你會這麼做，是因為你認為或想像它將反過來對抗你，或甚至殺了你。只要你害怕你的身體，那麼你不是會試著保護你自己，就是會起而抗之。無論是哪一種，這種被從身體孤立的強烈感受，會吸光每個細胞的生命力。你的細胞會進入保護或抗爭模式，就是大家常說的「打或跑反應」。因此，它們的生命能量會浪費掉，造成它們無法成長、治療或重生。

所有的腫瘤都是恐懼的表現形式，恐懼和分離及防禦具有同樣的意義。癌細胞不喜歡它們變成的樣子，但你對它們的抗拒讓它們一直維持那樣的狀態。當你的抗拒消失了，而你用接受及愛來代替這種態度，它們就會自然痊癒。

當你有意識地接受並擁抱你生命中抗拒的人或事（你所抗拒的人事物，只是反應出你自己）（註121），你將不只會拋掉恐懼，身體細胞也會回到它們正常、平衡的成長模式。平衡的生長能形成和諧與健康。淨化、休養並滋養身體，是為發生在你身上的事負責任的行動。取回你的力量，回到它屬於的地方，放棄外在的支撐物，例如抑制性的藥物、侵犯性的治療及手術等等，是治療你自己、你的身體、心智及情緒的必要條件。

思想、感覺和情緒的力量，比任何生理上的影響還要大上好幾倍。是的，你可能在胸部或腦部有個腫瘤，但你仍比那個腫瘤還有力量和影響力。事實上，是你自己的恐懼和抗拒，創造並支持它。你用同樣的方式餵養那個腫瘤，而你的愛與接受的力量，可以摧毀它的根基並消滅它。請不要落入相信身體造成你無法痊癒的問題的陷阱中。「癌症是個威脅生命的疾病，且擁有比你自身還強大的力量」這個理論，只是一個口耳相傳的信念，卻不是一個能反應真實的信念。身體沒有能力造成你任何不舒服；相反地，它總是警戒地用所有可能的方式來解決它們，只要環境許可。

你就是你的環境的創造者。當你每天早晨起床時，你能決定是要花一整天重新數一遍你身體裡不再好好運作的部分所造成的問題，還是去感謝運作正常的部分。你生命中的每個問題，都適用於上述的說法。是選擇為一株枯萎植物的根部澆水，還是為它掉落的葉子感到傷悲，掌控權都在你手上。

（註120） 若想培養這種能力，請見我的著作，《一切都是最好的安排》。
（註121） 詳見《一切都是最好的安排》。

你可以為之前從未想過的「自我療癒」做很多事。向你的身體展現你並不怕它。把你的雙手放在你不舒服的器官或腺體上，感謝癌細胞為你做了珍貴的事。感謝所有安排良善的細胞讓你存活，儘管毒物和阻塞妨礙了它們的工作。用你內在的生命力去鼓舞、感謝並接受它們，讓它們回到你的意識中及眼前。你細胞的ＤＮＡ可以聽到你說話，就像你可以聽到別人跟你說話一樣，這是俄國ＤＮＡ研究證實的。身體主要靠震動來運作。表達對身體細胞的感激，且為了生命呈現的挑戰和祝福，會像你所有產出的最有力的震動一樣行動。「謝謝你」的能量，事實上可將你和你已分離的部分重新連結。這讓感恩成為治療癌症的重要祕訣及先決條件。

以一個全新的、更多愛和熱情的態度，來對待你的癌細胞——記住，它們仍是你身體內的細胞——你就可以真正開始去治療癌症在生理上及非生理上的原因。你自己就可以證明，癌症根本不是病。

悅讀健康系列 50X

癌症不是病〔暢銷經典完整版〕

（Cancer Is Not A Disease: It's a healing mechanism）

作　　者／安德烈・莫瑞茲（Andreas Moritz）
譯　　者／皮海蒂
選　　書／林小鈴
責任編輯／潘玉女

行銷經理／王維君
業務經理／羅越華
總 編 輯／林小鈴
發 行 人／何飛鵬
出　　版／原水文化
台北市南港區昆陽街16號4樓
電話：02-25007008　傳真：02-25027676
E-mail：H2O@cite.com.tw　Blog：http://citeh2o.pixnet.net
發　　行／英屬蓋曼群島商家庭傳媒股份有限公司城邦分公司
台北市南港區昆陽街16號5樓
書虫客服服務專線：02-25007718・02-25007719
24 小時傳真服務：02-25001990・02-25001991
服務時間：週一至週五09:30-12:00・13:30-17:00
郵撥帳號：19863813　戶名：書虫股份有限公司
讀者服務信箱 email：service@readingclub.com.tw
香港發行所／城邦（香港）出版集團有限公司
地址：香港灣仔駱克道 193 號東超商業中心 1 樓
Email：hkcite@biznetvigator.com
電話：(852)25086231　傳真：(852) 25789337
馬新發行所／城邦（馬新）出版集團
41, Jalan Radin Anum, Bandar Baru Sri Petaling,
57000 Kuala Lumpur, Malaysia.
電話：(603) 90563833　傳真：(603) 90576622
電郵：service@cite.my

美術設計／江儀玲
內頁排版／游淑萍
製版印刷／卡樂彩色製版印刷有限公司
初　　版／2009年5月21日
初版42.5刷／2017年6月23日
增訂一版／2017年10月17日
增訂一版6刷／2024年4月11日
定　　價／450元

城邦讀書花園
www.cite.com.tw

Published by agreement with Ener-chi Wellness Center, LLC through The Yao Enterprises, LLC.

ISBN　978-986-94517-9-6

國家圖書館出版品預行編目資料

癌症不是病／安德烈・莫瑞茲（Andreas Moritz）
著；皮海蒂譯. -- 初版. -- 臺北市 : 原水文化出版
：家庭傳媒城邦分公司發行, 2017.10
面；　公分. --（悅讀健康系列；50X）
譯自：Cancer is not a disease

ISBN 978-986-94517-9-6（平裝）

1.癌症

417.8　　　　106015981